Für die Schilddrüse –
Gegen den Starrsinn –
Stop the Thyroid Madness!

Für die Schilddrüse –
Gegen den Starrsinn –
Stop the Thyroid Madness!

Eine Patienten-Revolte gegen die seit Jahrzehnten
mangelhafte Schilddrüsentherapie
Zweite Auflage

JANIE A. BOWTHORPE, M.ED.

Laughing Grape Publishing, LLC

Dieses Buch soll informieren und Ihr Wissen erweitern. Veröffentlichung und Kauf ersetzen nicht die Zusammenarbeit mit einem Arzt, einem medizinischen oder pharmazeutischen Fachmann sowie deren Beratung und jegliche medizinische Anwendung. Der Herausgeber, die Autorin, die erwähnten Patienten sowie auch das in diesem Buch genannte medizinische Fachpersonal, die Gesundheits- und Wellness-Experten übernehmen keinerlei Verantwortung für etwaige Folgen, die im Zusammenhang mit Behandlungen, Vorgehensweisen, gesundheitlichen Veränderungen oder Anwendungen der hier vorgestellten Methoden, durch das Lesen und Befolgen der in diesem Buch vermittelten Informationen stehen.

Autorin sowie Herausgeber empfehlen, vor Beginn der Behandlung und vor verändernden Maßnahmen einen Arzt oder medizinischen Fachmann bezüglich verschreibungspflichtiger Medikamente, Vitamine und Mineralien, zu Nahrungsergänzungen oder anderen auf Ihre gesundheitliche Situation abgestimmten Behandlungen und Therapien oder empfehlenswerten Dosierungen zu konsultieren.

Es wurden sämtliche Anstrengungen unternommen, dieses Buch so umfassend und präzise wie möglich zu gestalten. Drucktechnische oder inhaltliche Fehler sind dennoch nicht auszuschließen. Daher sollten Sie vorliegendes Buch nur als Leitfaden betrachten, nicht als allumfassende Informationsquelle zum Thema Schilddrüse, Nebenniere und damit zusammenhängenden gesundheitlichen Problemen. Die in diesem Buch enthaltenen Informationen entsprechen dem zur Zeit des Drucks aktuellen Kenntnisstand.

Copyright @ 2008, 2012 by Janie A. Bowthorpe, M.Ed.
Laughing Grape Publishing, LLC
P.O. Box 984
Fredericksburg, Texas 78624, USA

Library of Congress Cataloging-in Publication Data
Bowthorpe, Janie A.
Titel der englischen Originalausgabe: Stop the Thyroid Madness: A Patient Revolution Against Decades of Inferior Treatment /Janie A. Bowthorpe. M.Ed.

Enthält bibliographische Hinweise und Index.
ISBN 978-0-9856154-0-6

1. Hypothyroidism - Popular Works I. Title
LCCN: 2011906208
LOC Klassifizierung: RC648-665 Dewey: 616.4/44

Das Titelfoto zeigt Leon, Samantha, Andrew, Janie, Jamie, Gregory und JoAnne.

Mein Dank gilt den zahlreichen Schilddrüsen-Patienten weltweit, die mir in E-Mails ihren Dank für die „Stop the Thyroid Madness-Revolution" ausgedrückt haben. Sie sind meine Inspiration!

Ich widme dieses Buch der „Miserable Mom" – so der Username einer Frau, die auf einer Gesundheits-Website einen Beitrag postete. Diese Frau erhielt von einem Arzt eine völlig unbrauchbare Antwort, die ihren Gesundheitszustand nicht im Geringsten verbesserte. Sie war der entscheidende Impetus für mich, mit meiner Revolution „Für die Schilddrüse – Gegen den Starrsinn – Stop the Thyroid Madness" süße Rache zu nehmen. Miserable Mom, ich hoffe, dieses Buch erreicht Dich.

DANKSAGUNG
(AUS DER ERSTEN AUFLAGE)

Nicht ein Bruchteil dieses Buches wäre möglich gewesen ohne die vielen Schilddrüsenpatienten weltweit, die sich in Internet-Gruppen treffen, Fragen stellen, ihre Ärzte zu einer Veränderung auffordern, in ihrer Behandlung offen sind für Neues und sich mitteilen, so dass wir gegenseitig voneinander lernen können. Ich war einer dieser Patienten, und ich hatte das große Glück, mit unzähligen weiteren zusammenarbeiten zu können.

Das Internet ist für Schilddrüsenpatienten ein Geschenk des Himmels – es führt uns vor Augen, dass wir mit unserem eingeschränkten Leben nicht allein sind. Immer wieder werden die gleichen körperlichen und emotionalen Symptome beschrieben, die auf eine nun schon fünf Jahrzehnte während tatsächlich skandalöse Behandlungsweise von Schilddrüsenerkrankungen zurückzuführen sind, das hat uns erstaunt und maßlos verärgert. Erst das Internet bot uns die Möglichkeit zu eigener Recherche, mit seiner Hilfe konnten wir von zu Hause aus zugleich unser Wissen erweitern sowie eine Veränderung in der Schilddrüsenbehandlung erwirken. Ein Hoch auf das World Wide Web und alle Patienten, die es nutzen!

Aus dieser noch so jungen Patienten-Revolte sind zahlreiche beachtenswerte Schilddrüsenpatienten hervorgegangen. Mit den folgenden habe ich besonders eng zusammengearbeitet. In völlig zufälliger Reihenfolge (da alle einfach großartig sind): Kerry

Bergus, eine Schilddrüsenpatientin, die besonders durch ihr Wissen im Bereich kindliche Schilddrüsenerkrankungen hervorragt; Phil Georgian, ein Schilddrüsen-/Nebennierenpatient, der an einer Unterfunktion der Hirnanhangdrüse leidet, sich auf männliche Erkrankungen spezialisiert hat und sehr detailorientiert ist; Missy Hartman, eine Fürsprecherin für Schilddrüsen-/ Nebennierenpatienten, die viel Zeit investiert hat, um sich genauer mit Eisenmangel, Ferritin und B12 zu befassen, und Perry Ross, ein Schilddrüsen-/ Nebennierenpatient, der sich insbesondere für männliche Schwerpunkte interessiert, und dessen Witz, Wissen und Kreativität uns alle zum Lachen brachten.

Weiter ist Joyce Bickford zu nennen, eine Schilddrüsen-/ Nebennierenpatientin, die ihre wichtigen Erfahrungen und ihr Wissen anderen RIT (Radioiodtherapie) -Patienten mitteilt; Bob Harvey, ein Schilddrüsen-/ Nebennierenpatient mit Unterfunktion der Hirnanhangdrüse, der sich intensiv mit männlichen Fragestellungen auseinandergesetzt hat, u.a. mit dem Problem eines niedrigen Testosteronspiegels; Lisa, eine Schilddrüsenpatientin, die sich mit ihrem freundlichen Wesen in das Thema Schilddrüsenerkrankungen und psychische Störungen eingearbeitet hat; Stephanie Buist, eine Schilddrüsentumor-/ Nebennierenpatientin und Doktorandin in Naturheilkunde, als Patientin eine Top-Expertin im Gebiet Iod-Anwendung; und Lynda, unsere britische Schilddrüsenpatienten-Fürsprecherin, die, wie Linda und Tracy, das Ruder für die Gruppe Natural Thyroid Hormones („Natürliche Schilddrüsenhormone") übernahm, um alle bei der Stange zu halten.

Ein Schulterklopfen geht an Deborah, die die Real Thyroid Help-Foren („Wirkliche Hilfe für die Schilddrüse") übernommen hat, und die dabei auf brillante Weise von einem Team freiwilliger Patienten als Moderatoren der Foren unterstützt wird. Sie liefern anderen Patienten beispielhafte Feedbacks, damit diese ihrem Arzt vernünftig, informiert und zuversichtlich entgegentreten können.

Freundschaft, herzhaftes Lachen und geteiltes Wissen sind einem sicher mit Freunden und Hypothyreose-Gefährten wie Sandy, Kirsty, Helen Trimble, Kiki und Betty.

Ich bin Chantell Griffin-Boudreau aus Kanada sehr zu Dank verpflichtet für ihre Kreativität, mit der sie ihr großes Talent in Graphik-Design für die Aufmachung und Gestaltung dieses Buches eingesetzt hat; Kerry Bergus, deren Fähigkeiten im Editieren die Transkripte verfeinert haben; Valerie danke ich für ihre Hinweise in den Kapiteln über T3 und die Nebenniere, außerdem Percy, der frühzeitig die Abschnitte zum Thema Nebenniere kommentierte.

Kein Schilddrüsenpatient hätte so viel erreicht ohne das Fachwissen von Ärzten wie Dr.med. David Derry, Barry Durrant Peatfield, Lizenziat des Royal College of Physicians (LRCP) sowie Mitglied des Royal College of Surgeons (MRCS), Dr.med. John Dommisse, Joseph Mercola, Doktor der Osteopathie (DO), Dr.med. Bruce Rind, Dr.med. Michael Lam, Gina Honeyman, Doktor der Chiropraktik (DC) und John C. Lowe, ebenfalls Doktor der Chiropraktik (DC). Zu den Büchern, die uns unsagbar inspiriert haben, gehören The Great Thyroid Scandal and How to Survive it von Dr. Barry Durrant Peatfield sowie Safe Uses of Cortisol von Dr. William McK. Jeffries und, last, but not least, das Buch, das allem als Katalysator diente: Hypothyroism: The Unsuspected Illness.

Schließlich und nicht minder dringend möchte ich meinem Mann danken, der mir unzählige Mahlzeiten zubereitet und sich dabei niemals beschwert hat, wenn seine Frau zahllose Stunden vor dem Computer verbrachte (wahrscheinlich, weil er dadurch ungestört Poker, Boxen und Jagdsendungen schauen konnte), und der stets geduldig meine Schimpftiraden ertrug, wenn ich frustriert war; meinen Söhnen Aren, Micah und Leigh für ihre Unterstützung in Software-Dingen und technischen Fragen, wenn ich kurz davor stand, mit dem Kopf gegen die Wand zu rennen; und meinem Kater Hershey, der unermüdlich versuchte, sich auf meinen Schoß zu kuscheln, auch wenn ich ihn dort gerade nicht haben wollte.

DANKSAGUNG
ZWEITE AUFLAGE

Gutes wurde beibehalten.

Genau der gleiche Impetus, der mir dabei half, die erste Auflage herauszubringen, lieferte mir zusätzliche Informationen für die zweite. Schließlich hören wir niemals auf zu lernen! Insbesondere möchte ich an dieser Stelle diejenigen Patienten würdigen, die auch weiterhin für eine bessere Behandlung ihre Entdeckungen in Patienten-Gruppen oder Foren, per E-Mail oder auch telefonisch mit anderen geteilt haben. Wir wissen alle, es liegt an uns, wir müssen zusammenarbeiten, um einen Bestand an Informationen und Erkenntnissen zu neuen Behandlungsmethoden aufzubauen.

Als Botin dieser gemeinsam erworbenen Informationen könnte ich auch dieses Mal viele Einzelne für ihr Engagement loben! Ich bin all denen dankbar, die neue Erkenntnisse weitergegeben haben, die mich beim Hinarbeiten auf mein Ziel, die Erfahrungen von Patienten einem breiten Kreis von Betroffenen zugänglich zu machen, so tatkräftig unterstützt haben. Diejenigen, die sich in Patientengruppen wirklich herausragend um andere Patienten kümmern, und die mir in Facebook-Gruppen so viel Nettes und Hilfreiches mitgeteilt haben, waren mir gute Ratgeber, sind wahre Freunde und Kollegen. Die Liste könnte unendlich anwachsen, und ich würde weiterhin fürchten, jemanden nicht erwähnt zu haben.

Daher einfach Ihnen allen: *ein herzliches Dankeschön!*

Ich danke Ihnen dafür, dass Sie so sind wie Sie sind, dass Sie zur Informationsgewinnung für diese Patientenbewegung beigetragen haben, und ich danke Ihnen für das, was Sie mir persönlich bedeuten. Manche wissen, ich spreche von ihnen; andere hätten vielleicht niemals gedacht, dass ich mit diesen Worten auch sie meine. Aber das tue ic

Inhaltsverzeichnis

Anhänge

VORWORT

Tatsächlich kann Empörung Gutes bewirken. Es war im Sommer 2005. Ich hatte schon seit einigen Monaten eine groß angelegte Gesundheits-Website beobachtet. Im Schilddrüsen-Forum sah ich, wie gewisse Teilnehmer, einer nach dem anderen, verschwanden und keine Beiträge mehr verfassten. Warum? Die Tendenz war offensichtlich. Wenn sie es wagten, von natürlichen Schilddrüsenhormonen zu sprechen, anstatt von dem von ärztlicher Seite so hochgelobten Synthroid (Levothyroxin); wenn sie es wagten, dem Arzt darin zu widersprechen, dass TSH eine gute Richtlinie für die Behandlung sei; wenn sie es wagten, zu äußern, der kostenlose T3-Test könnte der bessere Labortest sein, dann wurden sie rausgeschmissen. Es war einfach empörend.

Hier fielen mir auch zum ersten Mal die Worte der Frau auf, die sich Miserable Mom nannte. Sie beschrieb eine Menge belastender Symptome, nur um von einem wohlmeinenden, aber scheinbar uninformierten Arzt zu hören, dass ihre zwei Gran Armour (~ 130mg) angemessen seien, und dass man, was die Schilddrüse angeht, eben nicht mehr machen könne. Ich war entsetzt. Sie war eindeutig zu niedrig eingestellt, fühlte sich nun schon seit zehn Jahren elend, und mit diesem Forumsbeitrag würde es ihr auch weiterhin so ergehen.

An eben jenem Tag kam vor lauter Wut und Empörung der „Für die Schilddrüse – Gegen den Starrsinn"-Ball in meinem Kopf ins Rollen. Wenn Ärzte weiterhin so borniert waren – ihre Patienten in einem solchen Zustand, krank, verwirrt und erschöpft, beließen – musste ein neuer Weg eingeschlagen werden: Patienten mussten Patienten anleiten, und diese Informationen mussten ausdrücklich und selbstbewusst in der Arztpraxis vorgebracht werden.

Die Inhalte dieses Buches sind nicht meine Meinung, meine Beobachtung, mein Weg. Es ist eine Zusammenstellung der Meinungen, Beobachtungen und Wege hunderttausender Patienten, die sich zusammengerauft haben, um mit Hilfe zahlreicher Internet-Gruppen und Foren Antworten zu finden. Ich bin nur die Botin, die der Revolte zu ihrem Namen verhalf, und die die Glanzstücke dessen zusammengetragen hat, was Schilddrüsenpatienten erkannt haben.

Ich möchte behaupten, dass nichts in diesem Buch perfekt das Ziel erreicht. Aber das meiste ist extrem nah dran, und der Rest wird sich mit unserer Revolte weiter entwickeln.

Welche Hoffnung verfolgt dieses Buch? Sie sollen durch das hart erarbeitete Wissen und die Erfolge, die die folgenden Seiten Ihnen vorstellen, aufgeklärt und gestärkt aus der Lektüre hervorgehen, mit diesen Informationen Ihren Arzt aufsuchen und einen bei weitem besseren Behandlungsplan sowie Respekt gegenüber Ihrem Wissen und Ihrem Empfinden fordern. Wenn Ihr Arzt nicht bereit ist, Ihnen das zu geben, werden Sie zum nächsten gehen...und zum nächsten, bis Sie das erhalten, was Sie fordern. Wir Patienten werden mit unserem Wissen, unserer Beharrlichkeit und unseren Büchern das respektlose medizinische „Monster" Schilddrüsentherapie von Grund auf verändern.

VORWORT ZUR ZWEITEN AUFLAGE

Bereits kurz nach Erscheinen der ersten Auflage von *Stop the Thyroid Madness* konnten Patienten weitere Informationen sammeln und sich online miteinander austauschen. Man stellte beispielsweise fest, dass einige Patienten optimale Ferritinwerte haben können, und dennoch deuten die Laborergebnisse in einer kompletten Eisentabelle auf ein Problem, wie niedrigen Serumeisenspiegel oder geringe Sättigung, hohe EBK (Eisenbindungskapazität) usw. Es zeigt sich, dass bei Einzelnen das Eisenlevel durch eine Entzündung ansteigen kann. Daher sollte Ihr Arzt auf jeden Fall eine komplette Eisentabelle inklusive Ferritin erstellen lassen (s. Kapitel 13).

Ich verwende in diesem Buch den Schirmbegriff „Nebennierendysfunktion", sowohl für ein Schwanken zwischen hohen und tiefen Werten als auch für dauerhaft erniedrigte Level. Letzteres beschreibt der Terminus „Adrenal-Fatigue" (Nebennierenerschöpfung oder adrenale Müdigkeit) in passender Weise.

Für die Nebennierendysfunktion konnten wir eine wahrscheinliche Ursache entdecken: ein niedriger T3-Level gerade dann, wenn die Nebennieren verstärkt auf T3 angewiesen sind – in den frühen Morgenstunden, kurz vor dem Aufwachen. Daher werde ich in Kapitel 6 näher auf die T3-Zirkadiane (Tagesrhythmus)-Methode eingehen. Für diejenigen, denen kein Behandlungsplan hilft und deren Speichel vermehrten HC (Hydrocortison)-Bedarf aufweist, ist es möglicherweise ratsam, statt sich langsam dorthin zu steigern, gleich mit 20 – 30 mg HC zu beginnen, um einen unangenehmen Adrenalinanstieg zu vermeiden.

Wir fanden heraus, dass, nachdem Armour eine neue Zusammensetzung erhalten hatte, die Patienten eine stärkere Wirkung verspürten, wenn sie die Tablette zerkauten – es scheint als müsse der nun höhere Zelluloseanteil zur besseren Absorption der getrockneten Schilddrüse erst aufgebrochen werden. Das könnte auf sämtliche Darreichungen von getrockneten Schilddrüsenextrakten in Tablettenform zutreffen, sofern sie nicht sublingual einzunehmen sind.

Vorliegende Ausgabe liefert Ihnen noch bessere Informationen, um das eigene T3/rT3-Verhältnis festzustellen. Dessen Kenntnis ist von großer Bedeutung, da eine Nebennierendysfunktion oder ein niedriger Ferritin-/Eisenwert für ein zu hohes rT3 verantwortlich sind.

Die Informationen bezüglich der verschiedenen Hersteller von getrocknetem Schilddrüsenextrakt, fT3 und Hydrocortison wurden aktualisiert.

Auch das Kapitel „Wichtige Details" wurde erweitert, dort finden Sie Zusätze zur Unterfunktion der Hirnanhangdrüse und zu Schilddrüsentumoren.

Kapitel 15 ist der Bedeutung qualitätsvoller Nahrungsmittel und Nahrungsergänzungen gewidmet. Diese Informationen beruhen auf Angaben von Schilddrüsen- und Nebennierenpatienten zu der Frage, was sich in ihrem neuen Gesundheitszustand für sie als wichtig erwiesen hat und weshalb.

Am Ende jeden Kapitels werden Sie kleine „Schmankerl" entdecken, die die gegebenen Informationen weiter bekräftigen oder neue präsentieren.

Der Anhang liefert zusätzliche Informationen dazu, wie Laborergebnisse zu verstehen sind, wie man sich für Laboruntersuchungen vorbereitet, plus Wege zur Umstellung.

Genau genommen wurde beinahe jedes einzelne Kapitel sowie der Anhang um aktuelle Informationen erweitert. Die zweite Auflage erforderte daher beinahe ebenso viel Arbeit wie die erste. Ist mein Buch jetzt perfekt? Nein. Aber wie ich im vorigen bereits sagte – es basiert auf der Erfahrung von Patienten, daher sind manche Informationen ein Treffer, andere sind nah dran, und der Rest wird sich noch weiter entwickeln.

Was bereits für die erste Auflage galt: Dieses Buch von Patienten für Patienten soll Sie anleiten und inspirieren, damit Sie als Patient Ihrem Arzt informiert und selbstsicher entgegentreten können. Arbeiten Sie daran, einen Arzt ausfindig zu machen, der zugleich informiert ist und offen dafür, auf diesen Informationen aufzubauen, einen Arzt, der Ihr Wissen und Ihre Schulung wertschätzt.

LEITUNG

Selbst wenn auf unserem Weg zur Wahrheit tausend alte Überzeugungen vernichtet werden, wir müssen dennoch weitergehen.

~ Stopford Brooke

Meine Geschichte

Es ist erst wenige Jahre her, da saß ich auf der Zedernholzveranda vor meinem Haus, betrachtete die rote Tönung der Spätnachmittagswolken...und weinte. Dabei bin ich glücklich verheiratet mit einem großgewachsenen Cowboy, und der Ausblick auf die Berge und Täler von der Veranda vor und hinter meinem Haus aus ist einfach umwerfend. Wenn man wie ich die meiste Zeit seines Lebens auf dem texanischen Flachland verbracht hat, ist die Aussicht von meinem jetzigen Haus aus einfach unschlagbar.

Aber mit meiner Fähigkeit, mein Leben physisch zu leben, ging es stetig bergab.

Die letzten 20 Jahre waren eigentlich schon schlimm genug gewesen, auch wenn ich beinahe die ganze Zeit über Synthroid und später auch Levoxyl eingenommen hatte. Doch irgendwie war es mir gelungen, das Beste daraus zu machen, selbst wenn ich frustriert und eingeschränkt war und ich mich oft elend fühlte.

Seit zwei Jahren aber musste ich einen noch lähmenderen Niedergang feststellen. Es war mir unmöglich, länger als 30 Minuten auf meinen Füßen zu stehen ohne eine extreme Müdigkeit zu verspüren und ohne dass meine Fußsohlen so schmerzten, als stünde ich auf Glasscherben. Wenn mein Mann und ich nun Veranstaltungen besuchten, bei denen man stehen musste, war ich gezwungen, einen kleinen Klappstuhl mitzubringen, um mich zwischendurch hinzusetzen.

Was noch schlimmer war falls ich es wagte, meine bereits sehr eingeschränkten Energiereserven auszureizen, trat immer wieder dieselbe seltsame und lähmende physische Überreaktion ein, mit der ich bereits seit zwei Jahrzehnten lebte. Noch am Tag zuvor hatte ich dagesessen und mit Sandpapier die Kanten eines Holzobjekts geglättet. Am Ende war ich so erschöpft gewesen wie ein Marathonläufer. Mein Herz schlug wie wild in meiner Brust. Die Müdigkeit war einfach abstoßend. In jener Nacht konnte ich keinen Schlaf finden und war am folgenden Tag arbeitsunfähig.

Als mein Mann nach draußen kam und sich neben mich auf die Veranda setzte, blickte ich mit Tränen in meinen Augen direkt in die seinigen und sagte: „Ich benötige deine Hilfe, ich muss eine Invaliditätsversicherung beantragen." Ich wusste, ich würde sogar auf meinen Mann angewiesen sein, um meine Familie zu versorgen. Für mich war das ein sehr, sehr schwarzer Moment.

Wie alles begann

Es war im Jahr 1979. Ich war mit meinem zweiten Kind schwanger. Um den achten Monat herum fing es an, dass ich mental eigenartig verwirrt war. Manchmal wachte ich auf und fühlte mich nicht mehr mit meinem eigenen Körper verbunden, als wären meine Gedanken weit, weit weg und unverständlich. Das war tatsächlich furchteinflößend, aber nach der Entbindung hörte es zunächst auf.

Dann aber, in der Zeit als ich meinen Sohn stillte, begann für mich ein neunmonatiges Martyrium. Ich durchlebte eine Vielzahl von Krankheiten, darunter mindestens vier Erkältungen (wenn die eine vorbei war, war die nächste im Anflug), eine Bronchitis, eine grippeähnliche Erkrankung und schließlich virale Pneumonie. Zweieinhalb Jahre später machte ich das gleiche durch, als ich meinen dritten Sohn stillte: Ich hatte virale Erkrankungen, darauf eine bakterielle Pneumonie und einige Monate später die schlimmste Grippe, die ich je erlebt habe.

Irgendwann gingen diese Krankheiten vorüber, aber das war der Beginn eines neuen frustrierenden Kapitels. Ich konnte meine Babies oder Kleinkinder nicht länger als ein paar Minuten halten. Meine Arme fühlten sich jedesmal wie tote Gewichte und extrem schwach an. Ich musste meine kleinen Kinder immer an meinen Mann weiterreichen.

Zu der Zeit war ich 29 und hatte drei gesunde Söhne. Ich vermutete, meine Arme ermüdeten so leicht, weil ich einfach nicht mehr in Form und meine Kondition so schlecht war. Ich entschloss mich, eine Karriere als Fitness-Trainerin zu beginnen und bekam die höchsten Auszeichnungen vom Aerobic-Institut in Dallas. Mit 30 eröffnete ich im Untergeschoss eines Kirchengebäudes mein eigenes Fitness-Studio und gab fünfmal die Woche je eine Stunde Unterricht.

Doch nach jeder Stunde geschah etwas Merkwürdiges. Anstatt sich von dem Workout zu erholen, blieb meine Herzfrequenz hoch und gegen 8 – 9 Uhr jeden Abend war ich nur noch ein Nervenbündel. Eine tiefe, lähmende Müdigkeit ergriff mich. Wenn ich dann nachts ins Bett ging, schlug mir das Herz wie ein Hammer in der Brust. Ich fühlte mich so schwach, als hätte mir jemand oder etwas sämtliche Energie aus dem Körper gesogen. Die Müdigkeit war so ausgeprägt, dass mir furchtbar elend zumute war. Ich lag stundenlang wach und hatte extreme Schweißausbrüche. Am nächsten Morgen fühlte ich mich, als wäre ich von einem Neunachser überrollt und dann gegen eine Betonwand gepresst worden.

Irgendwie hielt ich durch, weil ich dachte, diese eigenartige Reaktion würde vorübergehen. Ich baute mein Geschäft auf und entwarf einen Newsletter für meine Klienten. Doch es ging nicht vorüber. Ich gähnte mich durch jede Schulveranstaltung meiner Söhne und litt.

So ließ ich mir einen Termin bei meinem Arzt geben, und über einen TSH-Labortest stellte er fest, dass ich mit einem Ergebnis von 5.2 mU/l eine „grenzwertige Hypothyreose" aufwies. Er verschrieb mir Synthroid und stellte mich auf 100µg ein. Als mein TSH in den Zweierbereich gesunken war, hieß es, ich sei adäquat eingestellt und würde keine weiteren Beschwerden mehr haben! Ich muss wohl nicht extra sagen, dass ich begeistert war. Ich li-

ebte meinen neuen Beruf als Fitness-Trainerin und freute mich
darauf, mein Geschäft noch weiter auszubauen.

Falsch.

Nachdem ich zwei Jahre lang Fitness-Kurse unterrichtet
hatte, musste ich meine geliebte Karriere aufgeben, da mein
Körper auch weiterhin seltsam und extrem lähmend auf jeden
einzelnen Unterricht reagierte. Ich war schlicht und einfach
müde bis auf die Knochen, und meine Fähigkeiten als Mutter
litten ebenfalls darunter.

Beinahe zwei Jahrzehnte lang Probleme

In den kommenden 17 Jahren, in denen ich mit Synthroid
und später mit Levoxyl „adäquat auf ein „Ziel-TSH" eingestellt"
war, sollte ich noch weitere periodische Höllen durchleben.

- Aufgrund meiner fehlenden Kondition konnte ich mit
meinen Freundinnen keine langen Spaziergänge mehr
machen oder einfach mal Shoppen gehen.

- Aufgrund meiner schlechten Kondition und meiner
Reaktionen auf Bewegung und Sonneneinwirkung war
ich im Urlaub mit meiner Familie sehr eingeschränkt.

- Wegen der lähmenden Schwäche in meinen Armen
konnte ich als Mitglied unseres örtlichen Teams nie länger als 15 Minuten Volleyball spielen.

- Meine Jobs musste ich besonders bewusst wählen, um
längeres Stehen und übermäßige Bewegung zu vermeiden.

- Obwohl ich „adäquat eingestellt" war, litt ich unter chronischer leichter Depression.

- Ich musste mich zwischendurch öfter hinlegen, um über
den Tag zu kommen.

- Bei auswärtigen Aktivitäten benötigte ich im Anschluss
grundsätzlich mindestens einen freien Tag, um mich von
der Kraftanstrengung zu regenerieren.

Ich erinnere mich noch gut daran, wie ich mit meiner Familie im Urlaub war und wir eine große archäologische Ausgrabungsstätte durchwanderten. Es war ein schöner, heißer und sonniger Tag, und das Gelände war eben. Als wir eine Stunde später zum Auto zurückkehrten, um weiterzufahren, nahmen meine Erschöpfung und meine Überreaktion solche Ausmaße an, dass ich meinen Mann bat, mich ins Krankenhaus zu bringen. Ich fühlte mich wie eine wandelnde Leiche – ich konnte meine Augen einfach nicht aufhalten. Dennoch fuhren wir statt dessen zu unserem Motel, und ich fiel wie tot aufs Bett.

Im Laufe der Jahre investierte ich Tausende von Dollar auf meiner Suche nach der Ursache, der Stapel an Papieren und Laborergebnissen wuchs und wuchs, ohne jeden Erfolg. Die ganze Zeit über war ich „adäquat eingestellt".

Tests, Behandlungen und zu viele Diagnosen

In diesen 17 Jahren fuhr ich Tausende von Meilen, ich konsultierte unzählige Ärzte und wurde auf jede erdenkliche Erkrankung hin getestet sowie verschiedenen Untersuchungen unterzogen:

- ich wurde auf Hypoglykämie getestet;
- ich war das Versuchskaninchen für die Hormonbehandlung eines Arztes;
- ich musste mich einer schmerzhaften Muskelbiopsie unterziehen;
- ich ließ den adrenalen ACTH-Stimulationstest durchführen;
- ich probierte homöopathische Mittel;
- für jedes erdenkliche hormonelle Problem wurde mir Blut entnommen;
- ich ließ eine Laufbandanalyse durchführen;
- ich nahm Betablocker;
- ich trug einen Herzmonitor;
- ich wurde obskuren und schmerzhaften neurologischen Tests unterzogen

Man sagte mir, ich sei depressiv. Es hieß, ich hätte das Chronische Er-schöpfungssyndrom (CFS). Ich hätte eine ungewöhnliche „Energiestoff-wechselstörung". Ich wurde auf eine Glykogenspeicherkrankheit hin getestet. Weiter meinten die Ärzte, ich hätte eine ernstzunehmende, aber unbekannte „Mitochondrienstörung" – eine Prognose, derzufolge es sich nur noch verschlimmern würde. Ich selbst entdeckte Ähnlichkeiten zur Dysautonomie, einer Überreaktion des vegetativen Nervensystems und bezeichnete meinen Zustand als „post-Bewegungs-Dysautonomie". Doch niemals erhielt ich eine definitive Diagnose meines Zustands – und „es lag niemals an meiner Schilddrüse".

Als schließlich mein Haar immer dünner wurde, hieß es schlicht, ich habe Alopezie (Haarausfall), und dagegen könne man nicht viel tun. Wie Millionen anderer schweigender Patienten wurde ich Mitglied im „Gaga-Hypo-Psycho-Club" (s. Kapitel 10) – weil ich davon ausging, dass für all das ein psychisches Problem verantwortlich sein MUSSTE. Was für ein Quatsch – alles nur rausgeschmissenes Geld.

Die Maske der Normalität

Was besonders erstaunlich an alldem, was ich bisher berichtet habe, war: Ich bezweifele, dass irgend jemand behauptet hätte, ich wirkte nicht normal. Denn obwohl das alles genau so geschah, wie ich es geschildert habe, habe ich drei Kinder großgezogen, ich brachte eine Schmuckserie heraus, führte einen großen Haushalt, machte jedes Weihnachtsfest zu etwas Besonderem, jede Geburtstagsfeier zu etwas Unvergesslichem, machte einen Master-Abschluss, leitete zahlreiche Fortbildungs-College-Kurse in Selbsthilfe, unterrichtete einige Jahre in der staatlichen Schule, nahm an archäologischen Ausgrabungen teil und hielt mich durch Spazierengehen in Bewegung. Doch oft und immer im Privaten musste ich einen hohen Preis dafür bezahlen und passte mein gesamtes Leben daran an, all das Genannte irgendwie möglich zu machen. So geht es vielen von uns, deren Unterfunktion mit einem T4-Monopräparat wie Synthroid, Levoxyl oder irgendeiner anderen Levothyroxin-Marke, darunter beispielsweise Oroxin oder Eltroxin, rund um die Welt substituiert wird.

Bis 2002 verschlimmerten sich meine physische Erschöpfung und meine körperlichen Überreaktionen so immens, dass es zu dem Gespräch mit meinem Mann auf der Veranda bei dem herrlichen Sonnenuntergang kam, im Verlauf dessen ich ihn bat, mir bei der Antragstellung auf Invaliditätsversicherung zu helfen. Ein langer Weg lag hinter mir, auf dem ich zeitgleich meinen Freunden und Bekannten gegenüber völlig normal und gesund erschienen war. Ich bin mir recht sicher, dass jeder, der mich damals kannte, erstaunt gewesen wäre, wenn er erfahren hätte, was ich durchmachte. Aber mein Leben war elend, typisch für eine unerkannte Krankheit. Und soweit ich wusste, stand ich mit einem Fuß im Grab.

Der Wendepunkt

Das Jahr 2002 aber sollte für mich ein Neubeginn sein. Da ich nichts anderes tun konnte, war ich besessen davon, zu recherchieren, ich war süchtig nach meinem Computer. Ich denke immer an die fünf Stufen der Trauer, wie Elizabeth Kübler-Ross sie beschreibt: Nichtwahrhabenwollen (denial), Wut (anger), Verhandeln (bargaining), Depression und Akzeptanz. Glücklicherweise verharrte ich nie lange in der „Akzeptanz"-Phase. Innerlich weigerte ich mich anzunehmen, dass mir die Invalidität unweigerlich bevorstünde.

Es dauerte zwar einige Monate, doch in einer kleinen Yahoo-Gruppe stieß ich auf einige Patienten, die ein verschreibungspflichtiges Medikament erwähnten, das sich „natürliches Schilddrüsen-Trockenextrakt" (natürliche Schilddrüsenhormone oder getrocknete Schilddrüse) nannte. Sie sprachen von ihren Problemen mit der Thyroxin-Monopräparat-Behandlung und den unzureichenden TSH-Tests. Wie im Cartoon fielen mir fast die Augen aus dem Kopf. Ich hatte eine mögliche Antwort gefunden! Was ich da las, schien zu bedeuten, dass dieses getrocknete Schilddrüsenextrakt, so der damals bekannte Name von Armour, das Leben dieser Patienten verändert hatte.

Ich probierte es aus. Ich fand eine Heilpraktikerin [in den USA berechtigt, Rezepte auszustellen - Anm. der Übersetzerin], die über eine Stunde entfernt von mir praktizierte, und mich im

Juli 2002 auf Armour einstellte. Leider behielt sie meine Anfangsdosis von einem ¾ Gran (1 Gran ~ 64,8mg) neun Wochen
lang bei, dadurch kehrten die Symptome meiner Unterfunktion
zurück. Ich suchte mir einen neuen Heilpraktiker, der mehr
davon verstand und die Dosis erhöhte. Und tatsächlich begann
mein Leben, sich um 180 Grad zu wenden!

Zunächst stellte ich fest, dass ich nicht mehr diese seltsame,
lähmende Reaktion auf Bewegung zeigte. Sie war weg! Verschwunden! Ich musste mich selbst kneifen – war das Wirklichkeit? Würde sie sich wieder einschleichen, wenn ich nicht darauf
achtete? Nein, das tat sie nicht. Und wenn man bedenkt, wie
paralysierend meine Reaktionen auf körperliche Betätigungen
so lange gewesen waren, grenzte allein das schon an ein Wunder.

Während ich die Dosis meines getrockneten Schilddrüsen-
Extrakts steigerte und dabei mehr auf das Bekämpfen der Symptome als auf einfache Laborwerte achtete, konnte ich geradezu
beobachten, wie mein Haar kräftiger wurde und meine Haut
weicher. Ich hatte nun weiches, kämmbares Haar es fühlte sich
nicht mehr an wie ein Akkupad. Es fettete nun ganz normal und
war nicht mehr so trocken, dass ich es nur einmal in der Woche
hätte waschen müssen.

Als nächstes stellte ich ein Nachlassen meiner leichten Depression fest. Mein inneres Lächeln, das ich seit Jahren nicht
mehr gekannt hatte, war zurückgekehrt. Meine Verdauung verbesserte sich, meine schwachen Arme und Beine wurden kräftiger, und die Schmerzen in meinen Füßen verschwanden – ich
konnte stundenlang stehen ohne vor Qual umzukommen!!

Ich war wieder aktiv und musste nicht auf dem Sofa liegen,
die 17.30 Uhr-Nachrichten schauen und in einen Halbschlaf ver-
fallen. Jetzt kam ich von einem aktiven Tag nach Hause und
konnte mich um die Hausarbeit kümmern! (Eine fragwürdige
Freude, aber dennoch machte es mich glücklich.)

Einige Verbesserungen stellten sich später ein als andere, es
dauerte etwas, bis mein Haar wieder so dick war wie früher, aber
es wurde besser! Das beste war die Rückkehr meiner Energie
und meiner Kondition.

Ein Jahr später, 2003, war ich eine völlig neue Person, und es
war herrlich. Problemlos konnte ich über einen langen Zeitraum

stehen. Problemlos konnte ich Sport treiben. Problemlos konnte ich einkaufen gehen. Problemlos konnte ich LEBEN.

War der Übergang zu besserer Gesundheit und erneuerter Energie einfach? Nein. Als ich beinahe alles erreicht hatte, musste ich feststellen, dass ich unter Ferritinmangel litt, ich hatte sogenannte geringe Speichereisenwerte. Dadurch glitt ich zweimal in Eisenanämie mit ähnlich üblen Symptomen wie bei der schlimmsten Schilddrüsen-Unterfunktion. Ich musste diesen Mangel zweimal ausgleichen und für weit bessere Ergänzungsmittel sorgen, um den neuen Energieansprüchen meines Körpers gerecht zu werden. Auch Probleme mit den weiblichen Hormonen musste ich korrigieren, die möglicherweise im Zusammenhang mit meiner langjährigen Unterfunktion standen. Meine Nebennieren waren stark angegriffen. Auch niedrige Kalium- und Magnesium-Werte mussten verbessert werden. Doch ich bewältigte all diese Hindernisse auf dem „gelben Ziegelsteinweg" meiner Schilddrüse [im Zauberer von Oz erreichen die vier Helden der Geschichte über diesen Weg den Zauberer, der ihnen ihren jeweiligen Herzenswunsch erfüllen soll – Anm. der Übersetzerin]..

Bevor Sie nicht ganz unten waren und sich von dort aus hochgekämpft haben, können Sie nicht wissen, wie es ist, sich wieder wie ein Mensch zu fühlen...stundenlang das tun zu können, was Sie lieben, an Orte zu wandern, von denen Sie sich immer nur wünschen konnten, Sie könnten sie sehen, draußen zu sein und danach die Erinnerung daran zu genießen, ein Geschäft zu führen, an Gruppenaktivitäten teilzunehmen, und schlicht und einfach zu LEBEN. Ich kann jetzt auf jener Veranda sitzen, die Schönheit um mich herum genießen, dann die Stufen hinabgehen und ohne grässliche Folgen einfach tun, was ich möchte!

Unsere gemeinsamen Erfahrungen

Meine Geschichte hat ihre einzigartigen, individuellen Facetten. Mit manchen können Sie sich vielleicht identifizieren, mit anderen vielleicht nicht. Trotzdem gibt es immer noch Punkte in meiner Geschichte, die ich und die meisten Patienten mit einer Schilddrüsenunterfunktion gemein haben:

1. Zu Millionen sind wir, wenn wir allein mit T4 substituiert werden, nicht adäquat versorgt und mit zunehmendem Alter wird es schlimmer.

2. Die meisten von uns haben oder hatten laborfokussierte Ärzte, die einfach nicht darauf achteten, dass wir ihnen das Scheitern der Behandlung klinisch zeigen konnten.

3. Wenn sich Symptome zeigen, werden sie mit einem Medikamente- „Pflaster" abgedeckt, damit wir sie nicht mehr sehen, oder man empfiehlt uns einen Psychiater/Psychologen.

4. Wir sind alle Geiseln ungeeigneter TSH-Tests und ihrer Normbereiche, und

5. wir alle werden aufgrund der minderwertigen Therapie mit verschiedenartigen, verschieden starken Symptomen allein gelassen, die zu Nebennierendysfunktion und anderen Erkrankungen führen können, wie niedrigen Ferritin- oder Eisenwerten, B12- oder Vitamin D-Mangel, fehlenden Mineralien, psychischen Problemen und vielem mehr.

Auf der anderen Seite nimmt die Zahl der Patienten zu, die wie ich die gleiche Erfahrung machen durften, zu einer qualitativ angemessenen Verschreibung, zu einem natürlichen Schilddrüsen-Extrakt wechseln zu können und sich nun BEDEUTEND besser zu fühlen. Unter Patienten ist eine Revolution ausgebrochen, ein Aufbegehren für eine bessere Therapie, gegen eine jahrzehntelang minderwertige Schilddrüsenbehandlung, die sich als starrsinnig und einfach dumm erwiesen hat. Ich hebe das Banner, und ich hoffe Sie werden mit einstimmen, wenn ich mit einer wachsenden Zahl anderer Schilddrüsenpatienten weltweit rufe:

Für die Schilddrüse –Gegen den Starrsinn –Stop the Thyroid Madness!

KAPITEL 1

Note sechs für die ausschließliche T4-Behandlung

Genau genommen läuft es so schon seit den 1960er Jahren: Ein Patient wird von seinem Arzt auf Hypothyreose diagnostiziert und erhält als Medikament synthetisches Levothyroxin-Natrium, auch genannt L-Thyroxin oder schlicht T4. Markennamen sind unter anderem Synthroid, Levoxyl, Eltroxin, Oroxin, Unithroid, generisches Levothyroxin und weitere.

Wir waren im Glauben, mit unserer Schilddrüsen-Medikation adäquat und kompetent behandelt zu sein. Warum? Weil unsere Ärzte uns das sagten; weil der TSH-Test uns das sagte; weil Ärzte wissen, was gut für uns ist; weil es „einige" Verbesserungen gab. Pflichtergeben haben wir in der Apotheke unsere Verschreibungen abgeholt und jeden einzelnen Morgen ohne darüber nachzudenken unsere Tablette eingenommen. Wir fühlten uns sicher in unserer Behandlung und vertrauten unserem Arzt.

Doch das alles war töricht und skandalös falsch.

Wie es geschah

Seit es in Tablettenform hergestellt wird, stürzt sich T4 wie eine Bulldogge auf den Weltmarkt und Millionen von blauäugigen, vertrauensseligen Hypothyreose-Patienten. Es wird in Studien verwendet und in medizinischen Fachzeitschriften gepriesen. Es wird auf pharmazeutischen Kongressen hervorgehoben und findet Zustimmung bei Fortbildungsveranstaltungen. Ein überaus freundlicher pharmazeutischer Vertreter hat es als kostenlose Probepackung und zusammen mit geschmackvollen Anreizen in unzählige Arztpraxen getragen. Egal welchen T4-Markennamen Sie im Internet googeln, Sie erhalten eine Unmenge an Ergebnissen. Milliarden Dollar wurden in den Werbe-, Verkaufs- und Informationsapparat investiert.

Was für eine Zeit-, Geld- und Energieverschwendung für die Patienten. Trotz der leichten Verbesserungen stehen hinter all diesen pharmazeutischen, verkaufsfördernden Maßnahmen Millionen von Schilddrüsenpatienten, deren Unterfunktion mindertherapiert und mit T4 allein schlecht substituiert sind. Die Behandlung hat zu einem jeweils verschiedenen Grad sowohl ihre Lebensqualität als auch ihre Gesundheit verschlechtert.

Das Versagen der Monopräparat-T4-Behandlung in meiner eigenen Familie

Viele Jahre bevor ich auf die Welt kam, entwickelte meine Mutter, als sie ungefähr 21 Jahre alt war, Hyperthyreose, bevor ihre Schilddrüse schließlich unterfunktionierte, auch bekannt als Morbus Basedow (Graves' disease). Eine Überfunktion deutet auf eine hyperaktive Schilddrüse, die sie ein Übermaß an Schilddrüsenhormonen bilden lässt. Meine Mutter wurde dünn wie eine Bohnenstange. Ihr wurde ein operativer Eingriff empfohlen, bei dem ein Großteil ihrer Schilddrüse entfernt werden sollte. Jahre später, als sie verheiratet war und zwei kleine Kinder hatte, kehrte die Überfunktion zurück, inklusive – ein sehr häufiges Symptom – vorstehenden Augen. (Als Kind dachte ich, meine Mutter verwandle sich in ein großes Insekt.) Dieses Mal sollte mit Hilfe

–

einer Radioiodtherapie [1](RIT) der kleine, verbleibende Rest ihrer Schilddrüse abgetötet werden, damit ihre Überfunktion nicht noch größeren Schaden anrichtete.

Einige Zeit nach der RIT, als meine Mutter durch die Unterfunktion langsam schwerfälliger wurde, wurde sie mit Levothyroxin Natrium substituiert, auch genannt L-Thyroxin oder einfach T4...eine „neue und moderne" Hypothyreose-Behandlung mit dem Markennamen Synthroid. T4, das Schilddrüsen-Speicherhormon, macht den größten Anteil der von der Schilddrüse produzierten Hormone aus. Seine Hauptaufgabe besteht darin, sich in das aktive, lebensspendende T3 zu verwandeln. Geplant war eine Geschichte mit Happy End.

Doch es entwickelte sich zu einem Levothyroxin-Alptraum

Im Laufe der Zeit entwickelte meine Mutter eine chronische, lähmende Depression und wurde Mitglied im Gaga-Hypo-Psycho-Club (s. Kapitel 10). Sie verbrachte Stunden damit, entweder Experten zu konsultieren, die ihr Arzt ihr empfohlen hatte, oder mit einem qualifizierten Seelsorger zu sprechen.

Zu der Zeit war ich zehn Jahre alt. Ihre Depression war mittlerweile so gravierend, dass sie sich selbst einer Elektroschocktherapie unterzog, einer offensichtlich barbarischen Prozedur, von der man erwartete, dass sie das Gehirn beeinflusste und eine Depression linderte. Eine Behandlung war noch nie so sinnlos. Nicht nur lähmte sie ihren scharfen Verstand, überdies war meine Mutter weiterhin depressiv und musste den Rest ihres Lebens Antidepressiva zu sich nehmen.

Über die Jahre, während ihre Unterfunktion mit T4 substituiert wurde, nahm sie an Gewicht zu, keine Diät wollte gelingen. Täglich musste sie sich zwischendurch hinlegen und benötigte viele Stunden Schlaf. Ihre Kondition war niemals so gut wie die ihrer Freundinnen. Sie konnte nicht lange auf ihren Füßen stehen. Sie musste auf einige Aktivitäten verzichten. Ihr Haar war

---

1. 22 Gründe, sich nicht einer solchen Therapie zu unterziehen, finden Sie unter http://atomicwomen.org/Top20Reasons.htm

dauerhaft trocken. Später entwickelte sie einen hohen Cholesterin-Spiegel und bekam eine Therapie mit einem Ballonkatheter im Herzen. Sie wurde zwar 83 Jahre alt, und sie konnte auch auf schöne Momente zurückblicken, dennoch war ihr gesamtes Leben voller Zugeständnisse an die Krankheit und voller Kompromisse. Und obwohl es damals noch niemand wusste und meine Mutter ahnungslos starb...All das lag an ihrer unzureichenden Monopräparat-T4-Behandlung: ihre medikamentös behandelte Depression, ihre Gewichtszunahme, ihre geringe Ausdauer, ihre Herzprobleme und ihr hoher Cholesterin-Spiegel, die Kompromisse, die sie in ihren Aktivitäten eingehen musste...alles. Es war eine Behandlung, die auch heute noch Millionen von uns zu unterschiedlichen Graden hypothyreot belässt.

Millionen Patienten, die ausschließlich mit T4 substituiert werden, geht es ebenso

Die Details und die Schwere mögen verschieden sein, aber das Ergebnis ist dasselbe: ein Leben, das bis zum Ende mit den Folgen von einer inadäquaten Thyroxin-Behandlung zu kämpfen hat. Beinahe ebenso schlimm sind die unzähligen Male, bei denen wir hier und da ein Symptom entdeckt haben, unserem Arzt davon berichteten, nur um zu hören, das habe nichts miteinander zu tun, und er könne uns ein Medikament dagegen verschreiben.

„Aber mir geht es doch gut!", behaupten Sie jetzt vielleicht, wenn Sie dies lesen. Und ich glaube Ihnen. Doch ich kenne aus eigener Erfahrung und weil ich jahrelang mit Zehntausenden von T4-Monopräparat- behandelten Patienten kommuniziert und sie beobachtet habe, drei Tatsachen:

1. Ganz gleich, wie gut es Ihnen geht, es kann sein, dass Sie mit Symptomen leben, die auf eine inadäquate Behandlung zurückzuführen sind.

2. Sich wohl zu fühlen ist subjektiv, und Thyroxin-behandelte Schilddrüsenpatienten senken ihren Anspruch, den man an das „Wohlfühlen" stellt.

3. Der Körper ist nicht dazu konzipiert, allein mit einem Speicherhormon auszukommen.

T4 ist schlicht und ergreifend das – ein Speicherhormon, das für spätere Verwendung zur Verwandlung in T3 in Ihren Zellen gelagert wird, genau wie Sie Großmutters Marmelade zum späteren Verzehr in der Speisekammer lagern. Eine gesunde Schilddrüse jedoch produziert nicht nur das Speicherhormon T4, sondern auch direktes T3, T2, T1 und Calcitonin. Gewöhnlich hat ein Haus mehr zu bieten, als nur den Speicher.

Weiter anhaltende Symptome bei ausschließlicher T4-Behandlung

Als sich herausstellte, dass getrocknete Schilddrüse mit ihrer Kombination aus T4, T3, T2, T1 und Calcitonin Leben veränderte, befragte ich eine Vielzahl von Schilddrüsenpatienten, welche Symptome sie aufwiesen, als sie mit synthetischen T4-Medikamenten wie Synthroid, Extroxin usw. „optimal eingestellt" waren. Die Ergebnisliste war niederschmetternd: Sie ist nicht nur immens groß, sondern, wenn man die Implikationen bedenkt, ist sie geradezu empörend. Nicht nur sind es unzählige Symptome aus der Erfahrung von Patienten mit Thyroxin-Substitution, sondern beinahe alles sind Symptome, die auch eine unbehandelte Hypothyreose aufweist! Anders ausgedrückt, zeigen die Symptome ganz deutlich, dass die ausschließliche Levothyroxin T4-Behandlung sie weiterhin in einem Unterfunktions-Zustand belässt! Und trotzdem erklären die meisten TSH-fokussierten Ärzte, sie seien „normal"! Eine weitere ironische Bedingung: Sie sollten NUR die Symptome aufzählen, die sie während ihrer ausschließlichen T4-Behandlung hatten und die sich nun auffällig verbessert haben oder verschwunden sind, seit sie getrocknete Schilddrüse einnehmen. Ja, all diese Symptome hatten nachgelassen, sich verbessert oder waren fort, seit diese Patienten zu natürlichen Schilddrüsenhormonen übergegangen und in erster Linie entsprechend ihrer Symptome und nicht nur nach den Laborwerten eingestellt worden

waren. Wir werden im nächsten Kapitel näher auf getrocknete Schilddrüse eingehen.

Anhaltende Symptome während der ausschließlichen T4-Substitution

- Geringere Kondition als andere
- Geringere Energie als andere
- Starke Erschöpfung
- Lange Erholungsphasen nach Aktivitäten
- Schlechte Reaktionen auf Sport
- Häufiges Schlafbedürfnis
- Unfähigkeit, Kinder lange zu tragen
- Arme fühlen sich nach Aktivität schwer an
- Chronische leichte Depression
- Chronische schwere Depression
- Bedarf an Antidepressiva
- Suizidgedanken
- Kältegefühl
- Kalte Hände, Füße
- Hoher Cholesterinspiegel
- Bedarf an Statin
- Kolitis
- Reizdarmsyndrom
- Verstopfung
- Harter, kleinteiliger Stuhl
- Blasenschmerzen
- Keine oder dünne Augenbrauen
- Trockenes Haar
- Trockene Haut
- Rissige Fersen
- Rillige Fingernägel
- Haarausfall
- Neuer, weißer Haarwuchs
- Haare brechen schneller als sie wachsen
- Sekundenschlaf
- Schlafbedürfnis am Nachmittag
- Schlafapnoe
- Atemnot
- Konzentrationsschwierigkeiten
- Vergesslichkeit, benebeltes Denken
- Übergewichtigkeit
- Schlecht verlieren können
- Beziehungsprobleme
- Fehlende Libido

- Launenhaftigkeit, mürrischer Habitus
- PMS (prämenstruelles Syndrom)
- Starke Regelblutung
- Fehlende Ovulation und/oder ständige Blutung
- Probleme mit dem Schwangerwerden
- Schwellungen
- Schmerzende Knochen/Muskeln
- Osteoporose
- Schlechtes Hautbild
- Nesselsucht
- Erschöpfung jeder Art – physisch, mental, psychisch, emotional
- Zunehmend langsame Bewegungen
- Unlesbare Handschrift
- Jucken im Innenohr
- Brüchige Fingernägel
- Angst
- Ohrgeräusche
- Unfähigkeit, morgens etwas zu essen
- Gelenkschmerzen
- Karpaltunnel-Syndrom
- Appetitlosigkeit
- Herzbedingte Ödeme
- Herzrasen
- Geschwollene Beine, dadurch einge-schränktes Gehvermögen
- Blutdruckprobleme
- Steigender Cholesterinspiegel
- Krampfadern
- Innenohrprobleme
- Geringe Körpertemperatur
- Engegefühl im Hals; Halsschmerzen
- Geschwollene Lymphdrüsen
- Überreaktion auf Erkältungsmittel
- Allergien (können auch mit adrenaler Erschöpfung zusammenhä gen)
- Kaltes Gesäß
- Dysphagische Nervenschäden/Unfähigkeit, lüssigkeiten/Speisen zu schlucken
- Pneumonie
- Leichte Übelkeit
- Sich verschlechterndes PTSD (posttrauma-tisches Stress-Syndrom)
- Unfähigkeit, ganztags zu arbeiten
- Überaktives Vegetatives Nervensystem (Dysautonomie)

Die Geschichte der T4-Verwendung

An dieser Stelle fragen Sie sich möglicherweise: „Wenn die ausschließliche T4-Hypothyreose-Behandlung so inadäquat ist, weshalb wurde sie überhaupt eingeführt?"

Es begann um 1914, als das Schilddrüsenhormon T4 von einem Biochemiker namens Edward C. Kendall zum ersten Mal aus der Schilddrüse isoliert wurde – eine wirklich hervorragende Leistung. In Zusammenarbeit mit der Universität von Minnesota war er an der Graduiertenschule der Mayo-Stiftung Leiter der biochemischen Abteilung. Biographische Informationen über Kendall finden Sie unter www.nobelprize.org/. 1950, so ist dort zu lesen, erhielt er den Nobelpreis für die Entdeckung der Cortison-Aktivität. Seine Arbeit zur Isolierung von T4 wurde im Journal of Biological Chemistry (JBC) besprochen. Dort heißt es, dass die Isolierung aus 6500 Pfund Schweineschilddrüsen stammte.

Zwölf Jahre später, 1926/27 waren Charles Harrington und George Barger die ersten Hersteller und Anwender von synthetischem Thyroxin T4. In einem Artikel von T.R.Ybarra, Britons discover synthetic thyroxin (Briten entdecken synthetisches Thyroxin), berichtete die New York Times in ihrer Ausgabe vom 12. Dezember 1927 darüber. Zusammen verfassten Harrington und Barger 1927 das Buch Chemistry of Thyroxine–Constitution and Synthesis of Thyroxin (Chemie von Thyroxin – Aufbau und Synthese von Thyroxin).

Die ersten erfolgversprechenden Experimente mit Thyroxin

Zunächst fand zunächst bei zwei Patientinnen Anwendung. Die erste war eine 61 Jahre alte Hausfrau, Frau A.S., die bereits Erfolge hatte verzeichnen können, als ihr zuvor im Krankenhaus Schilddrüsenextrakte verabreicht worden waren (heute eher als getrocknete Schilddrüse bezeichnet).

Frau A.S. hatte festgestellt, dass sie mental träge war, sie war übergewichtig, aufgeschwemmt, ihr Gesicht erschien verhärtet und trocken. Thyroxin T4 wurde ihr intravenös verabreicht, daraufhin zeigten sich Veränderungen. Sie „strahlte mehr und war fröhlicher, die Schwellungen ließen nach, und die Fältchen auf den Handrückseiten und unter den Augen wurden wieder sichtbar." Nach Absetzen der Therapie wurde ihre Haut erneut rau und ihre Basalstoffwechselrate sank.

In dem zweiten Fall handelte es sich um eine 35-jährige Hausfrau, Frau M.M., bei der im Jahr 1920 ein Myxödem diagnostiziert wurde (älterer Begriff für Hypothyreose) und die ihr SchilddrüsenExtrakt nicht eingenommen hatte.

Als sie 1926 im Krankenhaus aufgenommen wurde, litt Frau M.M. unter Energiemangel und auffälligen Schwellungen am Körper. Nach drei intravenösen Injektionen synthetischen Thyroxins stellte man fest, dass das Thyroxin ihre Basalstoffwechselrate verbessert hatte und sowohl Temperatur als auch Puls anstiegen. Sie verlor außerdem an Gewicht, da eine „große Menge an Flüssigkeit aus dem System ausgeschwemmt wurde".

Beide Fälle, Frau A.S. wie auch Frau M.M., belegten die positiven Effekte der T4-Anwendung. Doch Thyroxin wurde nicht als geeignete Behandlung anerkannt. Warum? Weil eine intravenöse Behandlung unpraktisch war. Und es war bekannt, dass Thyroxin bei Licht und an der Luft instabil ist. Zudem wirkte natürliches Schilddrüsenextrakt zu der Zeit ohnehin einwandfrei.

Die Tatsache, dass natürliches Schilddrüsenextrakt (über mehrere Jahrzehnte) Erfolge brachte und dass synthetisches T4 intravenös verabreicht werden musste und instabil war, hätte das T4-Experiment eigentlich beenden müssen.

Fünfundreißig Jahre später jedoch sollte das Monopräparat T4 zur Schilddrüsenbehandlung erneut in den medizinischen und öffentlichen Blick rücken. In den späten 50er und frühen 60er Jahren nahm die pharmazeutische Industrie mit Dollarzeichen in den Augen eine verstärkte Vermarktung auf und begann mit der Massenfertigung ihrer Produkte. Zugleich tauchten in zahlreichen medizinischen Artikeln und Fachzeitschriften falsche und negative Behauptungen über das natürliche Schilddrüsenextrakt auf. Dies stellte sich im Nachhinein als Finte heraus, aber der Schaden war unwiderruflich.

1955 dann gelang es dem deutschen Unternehmen Knoll AG das allzeit bekannte Synthroid zu entwickeln, ein Thyroxin, das nun in Tablettenform erhältlich war. In einer E-Mail an mich bestätigte Dr. David Derry, ein bekannter kanadischer Arzt, der 1962 seinen medizinischen Abschluss machte, dass er um das Jahr 1963 einen starken Trend Richtung Thyroxin-Behandlung wahrnahm.

Eine fehlerhafte Annahme

Wenn wir heute auf die frühen positiven Thyroxin-Ergebnisse von Frau A.S. und Frau M.M. zurückblicken und zudem die zahlreichen Studien und Artikel über die Effizienz der Thyroxin-Anwendung lesen, könnte man zu der spontanen Überzeugung gelangen, dass Levothyroxin Natrium, auch bekannt als T4, in der Behandlung von Hypothyreose ein gutes Produkt ist und schon immer war. Warum sonst wohl würde mein Arzt es mir verschreiben? Warum sonst wohl würden Hunderte von Millionen anderer es einnehmen? Auch die Synthroid-Website bestätigt es:

> *Synthroid bietet Patienten wie Ihnen täglich eine sichere und effektive Behandlung. Ihr Schilddrüsenmedikament wurde von Ihrem Arzt sorgfältig für Sie ausgewählt, um eine feine Balance von Schilddrüsenhormonen in Ihrem Körper zu erreichen.*

Zudem werden Sie Patienten begegnen, die sagen, dass sie zufrieden mit ihrer ausschließlichen T4-Behandlung und der Verbesserung einiger Symptome sind.

Rumms!

Dennoch, eine angemessene und zum Nachdenken reizende Frage bleibt: Wieviel Erleichterung bringt Ihnen die ausschließliche T4-Substitution tatsächlich? Sind 15% ausreichend? Sind 30% ausreichend? Was, wenn es keine bemerkenswerte Erleichterung gibt? Denn die Erfahrung von Millionen Patienten führt zu derselben Feststellung: wie die zu Beginn dieses Kapitels vorgestellte Liste von anhaltenden Symptomen belegt, weist die ausschließliche T4-Behandlung bei den meisten Schilddrüsenpatienten ein negatives Verbesserungs- und Ergebnismuster auf..

Mit anderen Worten ist, im Gegensatz zu etwaigen Verbesserungen durch die ausschließliche T4-Substitution, die man in Zeitschriften dokumentiert, in der Forschung behandelt, auf Websites formuliert oder von Patienten bestätigt sieht, weltweit die Bilanz negativer Ergebnisse so verbreitet, dass ich zusammen mit einer wachsenden Zahl an Patienten ohne einen Anflug von Zweifel den Schluss ziehen kann: Die Thyroxin-Behandlung ist im Ganzen ein großer, unglücklicher Fehler!

Ich erkläre es mir so: Die ausschließliche T4-Medikation ist ebenso effektiv wie ein Aufzug in einem 50-stöckigen Hochhaus „effektiv" ist, der nur bis zum 5. Stockwerk geht. Sicher fühlen Sie sich vielleicht etwas besser und stellen einige Resultate fest, aber zu einem gewissen Grad werden Sie doch infolge einer mangelhaften Behandlung mit Ihrer persönlichen Art Hypothyreose-Symptomen alleingelassen. Oder zumindest werden Sie feststellen, dass sich die Symptome mit zunehmendem Alter häufen.

Warum war die ausschließliche T4-Substitution ein großer Fehler?

Weil der menschliche Körper nicht darauf ausgerichtet ist und niemals war, nut mit einem Schilddrüsenhormon zu leben. Sie sollen nicht nur von Wasser leben. Sie sollen nicht nur von Essen leben. Sie sollen nicht nur von T4 leben. Vielmehr soll Ihr Körper optimal mit dem gesamten Sortiment leben, das Ihre Schilddrüse produziert: T4, T3, T2, T1 und Calcitonin.

Insgesamt erhält die ausschließliche T4-Behandlung von der großen Mehrheit eine Sechs auf dem Schilddrüsentherapie-Zeugnis. Millionen von Patienten weltweit geben an, dass sie, während ihre Unterfunktion mit T4 substituiert wird, anhaltende Symptome von Hypothyreose aufweisen, ob sie nun als leicht oder auch als ernsthaft wahrgenommen werden. Wir benötigen keine Forschungspapiere, Doppel-Blind-Studien, medizinische Artikel oder glänzenden Worte in pharmazeutischen Faltblättern, um festzustellen, dass die *ausschließliche T4-Thyroxin-Medikation beinahe komplett versagt hat und dass ihre Anwendung in der Hauptsache die Taschen ihrer Hersteller gefüllt hat.*

Monopräparat T4 – Schmankerl:

• *Sagt ein erfahrener Patient: „Ich habe ein paar Anwendungsmöglichkeiten für eine Flasche voll Synthroid gefunden: 1) als Türstopper, 2) als Stütze für ein DSL-Modem (damit es nicht überhitzt). Aber ich empfehle, es ausschließlich äußerlich zu verwenden."*

• *Unter Schilddrüsenpatienten gibt es für Folgendes überzeugende Hinweise: Viele Fälle von „Fibromyalgie" treten bei ausschließlicher T4-Behandlung auf und verschwinden, wenn die Unterfunktion optimal mit natürlichen Schilddrüsenhormonen substituiert wird*

KAPITEL 2

Was aber haben Schweine damit zu tun?

„Ich habe ein Recht darauf zu denken", sagte Alice scharf, denn sie fühlte sich langsam etwas unwohl. „Das ist ungefähr genauso richtig", sagte die Herzogin, „wie dass Schweine fliegen müssen..."

~Alice im Wunderland, von Lewis Carroll

„Ja, sicher, sobald Schweine fliegen, werde ich mehr Energie haben." Das ist genau der sarkastische Spruch, der von mir gekommen wäre, wenn mir jemand vor langer, langer Zeit, als ich noch mit Synthroid und später Levoxyl substituiert wurde, vorausgesagt hätte, dass ich dank eines Schweines mehr Energie haben würde. Ein Schwein? Nein, ich hätte mir absolut nicht vorstellen können, wie ein Schwein mir helfen sollte. Zu viele Jahre schon lebte ich mit diesen ständigen Kompromissen und meinen elenden Energielevels, auch wenn ein Haufen Ärzte mir sagte, es sei nicht meine Schilddrüse, da ich ja „adäquat substituiert" und mein TSH „normal" sei.

Aber man lernt nie aus. Denn, siehe da, die Schweine flogen nicht nur, sie stiegen sogar noch höher, als ich von meiner ausschließlichen T4-Substitution zu einem Schweine-Schilddrüsenprodukt gewechselt war, das auch als natürlicher Schilddrüsenextrakt bekannt ist.

Mehr als ein Jahrhundert Anwendung natürlichen Schilddrüsenextrakts

Wenn Ihre Vorfahren ein nachweisbares Schilddrüsenproblem hatten, ist die Wahrscheinlichkeit groß, dass die Hormone mit Schilddrüsenextrakt substituiert wurden.

Natürliches Schilddrüsenextrakt sollte sein neuzeitliches medizinisches Debut Ende des 19. Jhs feiern. Wenn sie die eben genannten Daten hinzuziehen, heißt das, dass mehr als fünf Jahrzehnte lang Hypothyreosepatienten erfolgreich dieses Produkt verwendeten, bevor die pharmazeutische Levothyroxin-Industrie in den späten 1950er, frühen 1960er Jahren ihren geldgierigen Angriff startete.

Zu Beginn stammte das Trocken-Schilddrüsenextrakt entweder von Schweinen oder von Schafen. Ich besitze noch so eine sehr frühe, volle und mit einem Korken versiegelte Flasche Armour Schilddrüsenextrakt. Auf dem vergilbten Retro-Label steht SCHILDDRÜSE GETROCKNET und der pulverförmige Inhalt wird als frische Schafsschilddrüse angegeben.

Heutzutage besteht das verschriebene natürliche Schilddrüsenextrakt beinahe ausschließlich aus der ganzen Schweineschilddrüse. Möglicherweise werden Schweine gewählt, da ihr Gewebe mit dem unsrigen einigermaßen kompatibel ist.

„Getrocknet" deutet darauf hin, dass die zugelassene, untersuchte Schweineschilddrüse gefroren, zerkleinert, getrocknet und zu einem feinen Pulver zerrieben wird. Dabei werden zahlreiche Schilddrüsen miteinander vermischt, um ein einheitliches unverdünntes Schweine-Schilddrüsenpulver zu erhalten. Anschließend wird es getestet, um sicherzustellen, dass es den festgesetzten Bestimmungen genügt.

Es gibt auch einige rezeptfreie Schilddrüsenextrakte, die von Rindern gewonnen werden; besonders zu erwähnehn ist das Präparat von Nutri-Med. In meinem Buch werde ich mich jedoch hauptsächlich auf die verschreibungspflichtigen Schweine-Varianten konzentrieren. [Anm. der Übersetzerin: in Deutschland nur auf Privatrezept erhältlich.] Sollten Sie auf Grund Ihres Glaubens oder wegen ihrer vegetarischen Ernährungsweise Bedenken in Hinsicht auf Schweineerzeugnisse haben, lesen Sie bitte Anhang B.

Der Unterschied zwischen Monopräparat-T4- und Schilddrüsenextrakt-Substitution

Im Gegensatz zu synthetischen, T4-Monopräparaten wie Synthroid, Levoxyl, Eltroxin und anderen, liefert natürliches Schilddrüsenextrakt exakt dieselben Hormone, die Ihre eigene Schilddrüse produzieren würde, wenn sie gesund wäre – nicht nur das Speicherhormon T4, sondern direktes T3 sowie T2, T1 und Calcitonin. Nach der U.S. Arzneimittelverordnung wird das Schilddrüsenextrakt nach bestimmten Mengen an T4 und T3 pro Gran gemessen – 38 µg T4 und 9 µg T3 bei amerikanischen Marken, nur geringfügig abweichende Mengen in anderen. Desweiteren wird angegeben, dass es sich zu 80% aus T4 und zu 20% aus T3 zusammensetzt. Auf einer Website[2] heißt es, das Verhältnis sei 4,22 Anteile T4 auf einen Anteil T3.

In letzter Zeit kursieren Gerüchte, das Schilddrüsenextrakt bestehe ausschließlich aus T4 und T3, besonders weil auf dem Beipackzettel nur diese beiden genannt werden. Aber Apotheker werden Ihnen bestätigen, dass T2, T1 und Calcitonin einfach nicht gemessen und nicht angegeben werden...aber dennoch vorhanden sind.

Hier ein paar Beispiele von Markennamen rezeptpflichtiger SD-Extrakte[3] :

- **Armour**
- **Nature-Throid**
- **Westhroid**
- **Generische Marken wie Acellas NP Thyroid**
- **Canadian Thyroid von Erfa**
- **Australiens Trockenschilddrüsenextrakt**
- **Thyreogland in Deutschland**
- **Thyreoideum in Dänemark**

---

2 *http://www.frx.com/pi/Armourthyroid_pi.pdf*
3 *Unter „Anhang A" finden Sie die Inhaltsstoffe dieser Präparate.*

Die US-Marke Armour von Forest Lab ist das älteste Mittel auf dem Markt, und über viele Jahrzehnte war es das bekannteste. Im Jahr 2009 erhielt Armour eine neue Zusammensetzung, indem der Dextrose- und der Zellulose-Anteil wechselseitig verändert wurden – Dextrose wurde reduziert, der Zellulose-Anteil erhöht. Die Patienten waren mit dem Ergebnis unzufrieden, sie stellten eine Rückkehr einiger Symptome fest und konnten Armour nicht mehr sublingual einnehmen. Nature-Throid und Westhroid werden von den RLC Labs hergestellt (früherer Name Western Research Labs). Generisches Thyroid wurde zuvor von Time Cap Labs oder Major Pharmaceuticals hergestellt (die wegen der FDA jedoch im Jahr 2009 ihre Produktion einstellen mussten). Ende 2010 erschien Acellas generisches Schilddrüsenextrakt unter dem Namen NP Thyroid auf dem Markt. Die Patienten sind sehr zufrieden mit NP Thyroid, und es kann sublingual eingenommen werden.

Manche Schilddrüsenpatienten haben zwei verschiedene thailändische Thyroid-Produkte verwendet: Thyroid-S oder Thiroyd, beide mit exzellenten Ergebnissen die den Resultaten verschreibungspflichtiger amerikanischer Marken vergleichbar sind. Gelegentlich wird von schwachen Produkten berichtet. Kanadas Version nennt sich schlicht Thyroid und wird von Erfa vertrieben. Ein Gran enthält 35 µg T4 und 8 µg T3 (im Vergleich zu 38/9 bei amerikanischen Marken). Zur Zufriedenheit der Patienten kann Erfas Thyroid weiterhin sublingual eingenommen werden.

Es wird angegeben, dass Sie durch die Umwandlung von T4 in T3 in der Ein-Gran-Größe letztendlich ungefähr 25 µg T3 erhalten – als Kombination aus direktem T3 und umgewandeltem T3.

Australiens und Neuseelands Schilddrüsenextrakte werden gewöhnlich von den Apotheken selbst angefertigt. Dänemarks Präparat heißt Thyreoidum das deutsche ist unter dem Namen Thyreogland erhältlich..

Einige Hersteller wie Forest Laboratories, Inc. und RLC Labs bieten in Tablettenform gepresstes Schilddrüsenextrakt-Pulver an, bei anderen erhält man es in Kapseln. Gewöhnliche Konzentrationen sind je nach Pharma-Lieferant: ¼, ½, 1, 2, 3, 4

und/oder 5 Gran-Tabletten. Bei den meisten entspricht ein Gran
60 mg, bei anderen sind es 65 mg.

Sämtliche Schilddrüsenextrakt-Pulver, die für verschreibungspflichtige Schilddrüsenmedikamente verwendet
werden, sind als Thyroid USP ausgezeichnet, dementsprechend
genügen sie den hohen und strengen Qualitätsanforderungen des
amerikanischen Arzneibuches (USP – United States Pharmacopeia). USP ist eine unabhängige, wissenschaftlich fundierte Ge-
sundheitsorganisation. Einfach formuliert legt sie die Standards
für Medikamente fest. Ihre Website finden Sie unter: *www.usp.
org/aboutUSP/*. Wenn Ihr Arzt Ihnen das nächste Mal sagt, das
Schilddrüsenextrakt sei instabil und unzuverlässig, erinnern Sie
ihn daran, dass die Hersteller des verschreibungspflichtigen SD-
Extrakts die strengen USP-Richtlinien befolgen, daher können
„instabil" und „unzuverlässig" zu den Attributen eines USP-ge-
normten Produkts gehören.

Australische Hersteller verwenden dieselben Trockenpulver
nach USP-Standards. Laut Sriprasit Pharma Co.Ltd., Thailand,
die ihr SD-Extrakt unter der Bezeichnung Thyroid-S vertreiben,
benutzen auch sie die gleichen Schilddrüsen-Trockenpulver nach
USP-Standard.

Fünf Inhaltsstoffe von Trockenthyroid

In getrockneter Schilddrüse sind die gleichen fünf bekannten
hormonellen Bestandteile enthalten, die Ihre eigene Schilddrüse
produziert:

T4 (auch L-Thyroxin, Levothyroxin oder Thyroxin genannt)
ist ein Tetraiodthyronin (Molekül aus vier Iod-Atomen)-Speicher-
hormon der Schilddrüse. Bisweilen wird es als primäres Hormon
bezeichnet, da T4 ungefähr 80 – 93% dessen ausmacht, was die
Schilddrüse produziert. Die Hauptfunktion von T4 ist es, in das
aktive Hormon T3 verwandelt zu werden, da der Körper mehr
T3 benötigt, als direkt vorhanden ist. Circa 40% des T4 werden
in T3 umgewandelt, der Rest wird größtenteils als Abfallstoff zu
reversem T3 (rT3) umgewandelt. T4 spielt auch eine wichtige
Rolle für Wachstum und Funktion des Gehirns. Das meiste T4

wird durch Transport-Proteine gebunden; ein kleiner Anteil ist „frei", also nicht gebunden und daher verfügbar. T4 passiert die Zellmembranen des Blutes.

T3 (auch Triiodthyronin genannt) ist das aktive 3-Iod-Molekül-Hormon der Schilddrüse und bildet ungefähr 7-20% der insgesamt produzierten Hormonmenge. T3 hat großartige Auswirkungen auf den Energielevel Ihres Körpers und den Allgemeingesundheitszustand und das Wohlergehen. T3 entsteht, wenn T4 eines seiner Teilchen verliert, um sich in T3 umzuwandeln – es handelt sich hierbei um eine periphere (außerhalb der Schilddrüse stattfindende) Umwandlung von T4 in T3. T3 wird jedoch auch direkt produziert. Es kann vier- bis zehnmal aktiver sein als Thyroxin T4. Der Großteil des T3 ist an Transportproteine gebunden; Ein kleiner Anteil ist „frei", d.h. nicht gebunden und daher verfügbar. T3 passiert die Zellmembranen des Blutes.

T2 (auch Diiodthyrin genannt) ist ein 2-Iod-Molekül-Hormon, das möglicherweise im Zusammenhang mit der Produktion des Enzyms Deiodinase steht, das die Umwandlung von T4 in T3 unterstützt. Es scheint auch den Stoffwechsel zu beeinflussen und daher eine Rolle bei der Fettverbrennung zu spielen.

T1 (auch Monoiodthyrin oder einfach Amin genannt) ist ein Hormon, das eventuell daran beteiligt ist, die Funktionstüchtigkeit der Schilddrüse aufrecht zu erhalten und das Herz zu beeinflussen.

T0 wird in manchen Fachtexten als fünftes Schilddrüsenhormon bezeichnet. Die Informationen, die ich hierzu finden konnte, sind jedoch gering. Sollte es existieren, spielt es möglicherweise die gleiche Rolle wie T1.

Calcitonin, das hauptsächlich von unserer Schilddrüse sekretiert wird, reagiert auf einen überhohen Kalzium-Anteil im Blut. Es verhindert die weitere Kalzium-Abgabe der Knochen an das Blut, und entsprechend der Erfahrung einiger Patienten, die auf natürliches Schilddrüsenextrakt umgestiegen sind und hoch genug eingestellt waren, um eine Verbesserung ihrer Symptome zu erreichen, hat es möglicherweise eine gewisse Bedeutung für die Prävention oder das Bekämpfen von Osteoporose.

Die erste dokumentierte Verwendung von Schilddrüsen- extrakt

Zum ersten Mal medizinisch dokumentiert wurde das natürliche Schilddrüsenextrakt (damals auch Drüsenextrakt genannt) 1891 für die 46-jährige Frau S. verwendet. In der März-Ausgabe des *British Medical Journal* wurde es von Dr. George R. Murray[4] beschrieben. Murray wird als erster Arzt genannt, der Tierextrakte verwendete, um Hypothyreose zu behandeln. Schilddrüsenextrakt stammte damals (gut für ihn!) von Schafen, schließlich aber ging man zu Schweinen über.

Als Frau S. Anfang 40 war, stellte ihre Familie fest, dass ihre Sprache und ihre Bewegungen langsam waren, die Hausarbeit fiel ihr schwer. Ihre Körpermerkmale veränderten sich, möglicherweise aufgrund von Wasseranlagerungen. Ihre Ärzte bemerkten, dass sie kein Interesse daran hatte, Fremden zu begegnen, und sie reagierte sensibel auf Kälte. Ihre Körpertemperatur bewegte sich immer in einem sehr niedrigen Bereich zwischen 35,3 und 36,2°C bei einem Puls von 60-70. Ihre Mimik war gering, die Haut trocken und das Haar dünn und stumpf. Ihre Bewegungen waren auffällig langsam und wirkten schwerfällig, ebenso wie ihre Sprache und ihr Gedächtnis. Sie hatte keine Regelblutung mehr.

Die Ärzte jener Zeit diagnostizierten einen fortgeschrittenen Fall von Hypothyreose, damals als Myxödem bezeichnet (vorübergehend auch Gull-Krankheit genannt, nach Sir Dr. William W. Gull, der 1874 seine Beobachtungen an fünf Frauen mit Schilddrüsenunterfunktion veröffentlichte).

Man beschloss, ihr Schilddrüsenextrakt zu injizieren, und innerhalb von drei Monaten konnten erhebliche Veränderungen verzeichnet werden. Ihre Schwellungen waren verschwunden, die Erscheinung ihres Gesichts hatte sich stark verbessert, ebenso ihr Ausdruck. Sie sprach nun schneller, beantwortete Fragen leichter, und ihr Gedächtnis verbesserte sich. Sie konnte in der Nachbarschaft spazierengehen und die Hausarbeit fiel ihr nicht mehr so schwer. Auch ihre Kälteempfindlichkeit hatte nachgelassen. Ihre Menstruation wurde regelmäßiger, und ihre Körpertemperatur normalisierte sich.

---

4 *www.britannica.com/eb/article-9054362 George-RedmayneMurray.*

Frau S. ging später zu oraler Einnahme über (dabei mag es sich um gebratene Schafsschilddrüse gehandelt haben – hört sich appetitlich an, oder?), und ab 1918 erhielt sie Trocken-Schilddrüsenextrakt in Tablettenform. Sie konnte ihren verbesserten Gesundheitszustand die nächsten 28 Jahre bis zu ihrem Tod 1919 aufrecht erhalten. Es wurde dokumentiert, dass sie mehr als 4 Liter flüssigen Schilddrüsenextrakts zu sich genommen hatte, eine Menge, die von umgerechnet 870 Schafen stammte!

In den folgenden Jahrzehnten wurden die Hormone von Patienten mit (Hypothyreose-) Myxödem erfolgreich mit Schweine-Schilddrüsenextrakt substituiert (getrocknete oder natürliche Schilddrüse). Möglicherweise griff man auf Schwein zurück, da hier seltener allergische Reaktionen auftraten.

Medizinische Bücher und das Erwähnen von getrockneter Schilddrüse

Bis zum Jahr 1941, als das Buch Goodman and Gilman's *Pharmacological Basis of Therapeutics* erschien, wurden sowohl Thyroxin (Thyroxin, USP) als auch getrocknete Schilddrüse (Thyroid, USP) erwähnt, aber getrocknete Schilddrüse galt weiterhin als bevorzugte Behandlungsmethode. Das Schilddrüsenextrakt wurde nach seinem Iodanteil bemessen (während heute der T4- und T3-Anteil ausschlaggebend ist.) Aus dem 1951 erschienenen Buch Modern Medical Counselor entstammt folgende Empfehlung zu der Behandlung von Myxödemen. Sie belegt, dass immer noch erfolgreich mit getrockneter Schilddrüse substituiert wurde:

> *Ein angemessenes Präparat aus der gesamten Schilddrüsensubstanz ist das geeignete Heilmittel bei Myxödemen Es bewirkt eine erstaunliche Verbesserung. Der Patient fühlt sich besser, kann wieder klarer denken und sieht besser aus. Wahrscheinlich wird auch das Gewicht reduziert.*[5]

Auch in der 1970 erschienenen 4. Auflage der klassischen *Pharmacological Basis of Therapeutics (Die pharmazeutische*

---

5 S.508

Basis in der Therapie) von Goodman und Gilman wird getrocknete Schilddrüse weiterhin positiv beschrieben:

> *Thyroid USP ist ein höchst zufriedenstellendes Präparat zur klinischen Anwendung. Seine anhaltende Popularität liegt wohl kaum an einer etwaigen konservativen Haltung, obwohl das Präparat auf den ersten Blick grob, altmodisch und nur wenig normgerecht erscheint. Offensichtlich wird es generell gut absorbiert, solange es nicht Magensaft-resistent gefertigt wird, und die Potenz ausreichend normgerecht ist, so dass klinisch keine Abweichungen festgestellt werden können, wenn das offizielle Präparat verschrieben wird.[6]*

Um das Jahr 1963 sorgte ein Vorfall für eine Kehrtwende in der Popularität von getrockneter Schweine-Schilddrüse und zu einem unglückseligen Hinwenden zu synthetischem Levothyroxin, zu der Behandlung mit dem Monopräparat T4. Dieselbe 4. Auflage aus dem Jahr 1970 gibt an, was geschehen war:

> *Vor einigen Jahren gelangte Vertretern in den USA und in Europa eine große Menge Materials in die Hände, bei dem sich herausstellte, dass, obwohl es iodhaltigen Inhalt aufwies, es sich ganz und gar nicht um Schilddrüse handelte. Diese Geschichte schädigte den Ruf von Thyroid, da bereits vor dem Schwindel zahlreiche Publikationen über die Unzuverlässigkeit von Thyroid erschienen waren.[7]*

Scheinbar fielen die Ärzte seitdem ohne mit der Wimper zu zucken auf diesen Schwindel und die folgenden negativen Artikel herein. Im Laufe der Zeit wurden beinahe alle Patienten auf das viel-umworbene Levothyroxin Monopräparat T4 umgestellt. Neu diagnostizierte Patienten begannen direkt mit Thyroxin. Bei dieser Massenumstellung in der Hypothyreose-Therapie ging man von der tragischen und weitreichenden Vermutung aus, dass sich T4 in adäquate Level von T3 wandeln könne.

---

6 S.1479
7 S.1479

Rein spekulativ stellen sich einige Patienten die Frage, inwiefern auch das Knoll Pharmaunternehmen, das 1955 das erste Synthroid als Levothyroxin Natrium in Tablettenform herstellte, in Form von strategischer und erfolgreicher Werbung eine maßgebliche Rolle bei der Förderung dieses Umschwungs spielte. Aber die erfolgreiche Werbung für Levothyroxin seit den 1960er Jahren ist auch verantwortlich für die jahrzehntelange erfolglose Behandlung von Millionen Hypothyreose-Patienten.

Die Älteren unter uns, die noch getrocknete Schilddrüse verwendet haben und dann auf Levothyroxin umgestellt wurden, bestätigen, dass die alten Hypothyreose-Symptome zurückkehrten, dass ihnen aber nicht bewusst war, dass dies mit der neuen Medikation zusammenhing. Sie hatten blindes Vertrauen in ihre Ärzte.

Und welch hohen Preis haben wir dafür gezahlt!

Bis heute scheinen die Ärzte wie unverständige Rindviecher in den Bahnen ihrer pharma-finanzierten medizinischen Ausbildung zu laufen, ohne sich offensichtlich an den Erfolg von Trocken-Schilddrüse zu erinnern oder irgendeine Kenntnis davon zu besitzen. Nicht weniger bedeutend ist der Einfluss des auf Kommissionsbasis bezahlten Pharma-Vertreters, der im elegantesten Anzug, mit den strahlendsten Zähnen und dem freundlichsten Lächeln jede einzelne Praxis betritt, um dem Arzt das neueste Medikament zu verkaufen.

Und welcher Arzt würde, wenn bestimmte Hypothyreose-Symptome fortbestehen, nicht seinen handlich-praktischen Rezeptblock zücken oder einfach eine Probepackung aus dem Regal holen, um die zu gering behandelten Hypothyreose-Symptome in Angriff zu nehmen, wie chronische leichte Depression, steigenden Cholesterinspiegel, Ängste, psychische Probleme wie Depression oder manisch-depressive Erscheinungen, Haarausfall (Alopezie), Verdauungsstörungen, niedrigen B12-Wert, geringes Vitamin D...und so viele weitere Symptome zu gering oder minderwertig behandelter Hypothyreose. Um es noch einmal zu betonen: Der Körper ist nicht dafür geschaffen, allein von der Umwandlung von T4 in T3 zu leben.

Schilddrüsenpatienten drängen auf Veränderung

Obwohl es beinahe fünf Jahrzehnte mit inadäquatem Monopräparat T4 gedauert hatte, bis Patienten einsichtig wurden und es wagten, ihre Behandlung zu hinterfragen, schien um den Jahrtausendwechsel herum der große Schritt zurück zu natürlichen Schilddrüsenhormonen getan. Im Jahr 1999 startete die Schilddrüsenpatientin Mary Shomon ihre Yahoo Schilddrüsen-Gruppe, und bald darauf tauchte bereits eine Erwähnung von Armour Schilddrüsenextrakt auf. Die Yahoo-Gruppe Natural Thyroid Hormone Users („Anwender natürlicher Schilddrüsenhormone") wurde 2002 von der Autorin dieses Buches als Patienten-Gruppe eröffnet. Sie konzentriert sich verstärkt auf natürliche Trocken-Schilddrüse und vertritt eine eher reaktionäre Einstellung gegenüber minderwertiger Behandlung. Ungefähr zu derselben Zeit tauchten weitere kleinere, aber sehr aktive Schilddrüsenpatienten-Gruppen auf.

Die 2006-Ausgabe von *Goodman und Gilman's Pharmacological Basis of Therapeutics* schreibt ironischerweise, aber dennoch vollkommen ernsthaft:

> *Trocken-Schilddrüsen-Präparate, die aus ganzen Tierdrüsen gewonnen werden, enthalten sowohl Thyroxin als auch Triiodthyronin und weisen eine höchst variable biologische Aktivität auf, weshalb diese Präparate eher nicht zu empfehlen sind.*

Höchst variable biologische Aktivität und eher nicht empfehlenswert? Die Erfahrung der Patienten sagt etwas anderes.

Hiervon ausgehend sehen wir, dass sogar die „Bibel der Pharmazie" irrt. Wie ich oben sagte, ist das verschreibungspflichtige Schilddrüsenextrakt von der FDA (amerikanische Lebensmittel- und Arzneimittelbehörde) zugelassen und wird entsprechend den Standards und Zusammensetzungs-Bestimmungen des Arzneibuchs der United States Pharmacopeia (USP) hergestellt.

Zudem würde kein Patient, der mit Präparaten getrockneter Schilddrüse behandelt wird, behaupten, seine Ergebnisse wären eher nicht wünschenswert, insbesondere wenn man bedenkt, dass Sie durch diese Behandlung die gleichen Hormone erhalten, die Ihre eigene Schilddrüse produziert hätte, wenn sie gesund wäre. Wenn die Dosis so eingestellt wird, dass in erster Linie bei adäquatem Cortisol, sei es durch gesunde Nebennieren oder durch Supplementierung, die Symptome bekämpft werden, und wenn andere gesundheitliche Probleme wie niedrige Eisenwerte und weitere entdeckt und korrigiert werden, geht es für den Patienten bei einer Behandlung mit getrockneter Schilddrüse eindeutig bergauf. *Der Beweis liegt in der Erfahrung der Patienten!* Auf wen hören die Ärzte: auf Worte in einem pharmazeutischen Fachbuch...oder auf die Symptome des Patienten?

Das weltweite Patientenaufbegehren des 21. Jahrhunderts macht es deutlich: Die Behandlung mit dem Monopräparat T4 hält Symptome aufrecht, während ein Wechsel zu natürlichen Schilddrüsenhormonen das Leben verändert, Energie und Gesundheit wiederherstellt und die bei unzureichender Behandlung immer noch vorhandenen Symptome bekämpft. Natürliche Schilddrüsenhormone sind es, die helfen!

Natürliche Schilddrüsenhormone – Schmankerl:

* *Patienten wünschen sich als alternative Filler bei der Herstellung von Schilddrüsenextrakt-Präparaten Biozucker, Olivenöl oder Acidophilus-Pulver.*

* *Ist Ihnen der Geschmack natürlicher Schilddrüse zuwider und das Präparat sollte vor dem Hinunterschlucken zerkaut werden, dann fügen Sie Zucker oder Honig hinzu.*

KAPITEL 3

Was Schilddrüsenpatienten gelernt haben: Die Bibel unserer Erfahrung

Es kommen niemals zwei Denkweisen zusammen,
ohne dass dadurch eine dritte, unsichtbare Kraft entsteht,
die man als eine dritte Denkweise bezeichnen könnte.

~ Napoleon Hill

Ende des 20. Jhs, als eine wachsende Zahl an Schilddrüsenpatienten von T4-Monopräparaten wie Synthroid, Levoxyl oder
Eltroxin zu natürlichen Schilddrüsenhormonen, z.B. Nature-
Throid, „Thyroid" von Erfa, Armour und anderen Marken, wechselten, betraten sie und ihre Ärzte damit Neuland. Auf ihrer
Suche nach einer geeigneten Schilddrüsenbehandlung begaben
sie sich auf eine Reise über einen wenig befahrenen Weg.

Und eben weil es eine neue Reise war, mussten wir Patienten nach Gefühl und Intuition handeln. Es gab zwar in der
Fachliteratur einige wenige verständige Ärzte und medizinische
Fachleute, die uns in der Anfangsphase behilflich waren – Peatfield, Derry, Jeffries, Brownfield, Lowe, Dommisse, Rind, Lam,
um nur ein paar Namen zu nennen. Doch insgesamt mussten wir

neue Wege beschreiten, da die Mehrheit unserer Ärzte entweder
nichts davon verstand, nicht offen genug war oder an getrockneter Schilddrüse einfach kein Interesse hatte.

Als wären wir moderne Pioniere inspirierte uns der vor uns
liegende lange Weg, der Weg von Hypothyreosepatienten, die erfolgreich mit Schilddrüsenextrakt behandelt worden waren. Im
folgenden möchte ich Ihnen vermitteln, was Patienten, die auf
natürliche Schilddrüsenhormone umgestiegen sind und ihre Gesundheit, ihr Wohlergehen und ihr Glück dadurch zurückerlang-
ten, an Wissen erarbeiten konnten.

1. Auf einige Laboruntersuchungen sind wir angewiesen; auf andere allerdings nicht.

Laboruntersuchungen sollen die Kompetenz des Arztes in
Hinblick auf die Diagnose und die Therapierung seiner Patienten unterstützen. Die Patienten sind zudem dankbar für jede
zusätzliche Information, denn die Ergebnisse könnten die Antwort auf ihre mysteriösen Symptome sein.

Und dennoch begehen die Ärzte seit Jahrzehnten den schlimmen und unverzeihlichen Fehler, die Tinte auf einem Stück
Papier für wichtiger zu erachten als handfeste, unübersehbare
Symptome, d.h. das klinische Bild. Symptome, nicht nur aus-
geklügelte Laboruntersuchungen, sollten die Basis und die Rich-
tschnur für Diagnose und Dosierung sein. Auswahl und Ergebnisse von Labortests, die immer fehleranfällig sein können, sind
die Hauptschuldigen an der mangelhaften Diagnose und dem
nicht angemessenen Einstellen von Schilddrüsenpatienten.

Jahrelang haben Ärzte zwei Labortests geradezu als gottge-
sandt verehrt: den TSH (Thyreoidea stimulierendes Hormon)-
Test und das Gesamt-T4 oder einfach T4. Im schlimmsten Fall
wurde sogar allein das TSH überprüft.

Oder sie verwendeten den veralteten und recht nutzlosen
Schilddrüsenfunktionstest, der das Gesamt-T4 bestimmt, untersuchten das TSH, manchmal das freie T4 oder Gesamt-T3 und
forderten andere Laboruntersuchungen an, wie den Freien Thyroxin Index (FTI), die T3-Resin-Aufnahme (T3RU) oder T7 (Defi-

nitionen s. Anhang C). Das alles ist selbstverständlich gut, wenn Sie möchten, dass die Labore reich und sie selbst arm werden. Wir Patienten kennen mittlerweile einige Labortests, die, im Gegensatz zu dem, was die meisten Ärzte empfehlen, wirklich die Einschätzung unserer Schilddrüsenerkrankung und der Substitution durch Schilddrüsenpräparate unterstützen. Dazu gehören:

- TSH (ein hypophysäres Hormon, mit dessen Hilfe man ein Problem mit der Hirnanhangdrüse erkennen, aber keine Diagnose erstellen oder die Dosierung bestimmen kann)
- *Freies* T4
- *Freies* T3
- Zwei Schilddrüsen-Antikörpertests: TPO-AK (Thyreoperoxidase-Antikörper) und Anti-TG (Anti-Thyroglobulin)

Im Falle von T4 und T3 bezeichnet frei den Anteil, der nicht durch Proteine im Blut gebunden und daher verfügbar ist. Ohne den Zusatz frei messen die Labore allein den Gesamthormongehalt – das sagt Ihnen aber noch nicht, wieviel der Körper tatsächlich zur freien Verfügung hat.

Patienten haben in Hinsicht auf die Diagnose festgestellt, dass ein fT3-Wert im mittleren Bereich oder darunter ihre jeweiligen Symptome zuverlässig abbildet. Auch das freie T4 kann, wenn es im unteren Normbereich liegt, auf eine Unterfunktion hindeuten.

Desweiteren haben wir erkannt, dass das TSH nur eine Aussage bezüglich einer mangelhaften Hypophysenfunktion treffen kann (anhand eines niedrigen TSH bei akuten Hypothyreose-Symptomen). Zwar könnten Sie einer der wenigen Patienten sein, die letztlich einen überdurchschnittlichen TSH-Wert haben, der einem laborfixierten Arzt die Diagnose einer Hypothyreose erleichtert. Aber generell kann es Jahre dauern, bis die TSH-Werte die Symptome tatsächlich bestätigen. (s. Kapitel 4).

Antikörper sind Proteine im Blut, die das Immunsystem als Reaktion auf eine Störung produziert. Zwei Arten von Antikörpern müssen bestimmt werden, um Hashimoto, eine Autoimmunerkrankung der Schilddrüse, nachzuweisen (s. Kapitel 9):

- Antikörper, die Ihre *Thyroperoxidase angreifen* (ein Enzym, das bei der Produktion von Schilddrüsenhormonen eine Rolle spielt)
- Antikörper, die Ihr *Thyroglobulin angreifen* (ein Protein-Carrier für Schilddrüsenhormone).

Ärzte erwähnen sie nicht unbedingt, denn sie halten diese Tests für unnütz (selbst dann sehen sie keinen Anlass, Antikörper bestimmen zu lassen, wenn sämtliche Symptome auf Hashimoto deuten), oder sie lassen nur einen der beiden Antikörpertests durchführen. Aber letztlich sind beide erforderlich, schließlich kann ein Wert normal sein, während der andere gleichzeitig zu hoch ist. Wenn Sie eine Autoimmunerkrankung haben, heißt das, dass Ihre Ergebnisse wie ein Pendel zwischen Hypo- und Hyperthyreose-Werten hin und her schwingen können. Das macht es unsinnig, nach Laborwerten zu dosieren! (s. Kapitel 9 zu Hashimoto).

2. Zusätzliche Laboruntersuchungen können hilfreich sein

Da die Schilddrüsen-Unterfunktion im Körper schlimmen Schaden anrichten kann, kennen Patienten mittlerweile eine Reihe weiterer aussagefähiger Laboruntersuchungen. Dazu gehören u.a.:

- 24-Stunden Nebennieren-Cortisol-Speicheltest (nicht verschreibungspflichtig) [Anm. der Übersetzerin: 3-fach-Probe zu beziehen über *www.hormonselbsthilfe.de*]

- Ferritin (Eisenspeicher-Protein)-Bestimmung

- Gesamteisen-Bestimmung, dazu sollten mindestens der Serumeisenspiegel gehören, die prozentuale Sättigung und die Gesamteisen-Bindekapazität (TIBC)

- B 12

- Vitamin D

- Magnesium, Kalium, Natrium, Kalzium und Chlorid (oder die Gesamtstoffwechselrate)

- DHEA

- Östrogen

- Progesteron

- Testosteron

- SHBG (Sexualhormon-bindendes Globulin)

- Iod-Belastungstest (ein Urintest, der über das Internet bestellt werden kann)

- Reverses T3 (bestimmt zugleich das freie T3). S. Kapitel 12.

** *In der zweiten Hälfte von Anhang D sehen Sie, wie Sie sich auf Labortests vorbereiten sollten.*

Man sieht selten einen Hypothyreosepatienten, bei dem sich nicht in mindestens einem der oben genannten Bereiche eine Störung herausstellt. Ich schätze, dass mehr als 50% der Schilddrüsenpatienten Cortisol-Probleme haben, entweder ist es fortwährend zu hoch, wechselhaft, oder es ist ständig zu tief, in jedem Fall aber bereitet es Unannehmlichkeiten. Was die Häufigkeit betrifft, sind Ferritin-/Eisenprobleme an zweiter Stelle anzusetzen. Ein solcher Mangel verursacht stets Probleme beim Steigern von getrockneter Schilddrüse und bewirkt die Produktion von zu viel rT3. *(s. Kapitel 5 und 6 zur Nebenniere, Kapitel 12 rT3[8] und Kapitel 13 zum Ferritin.)*

An nächster Stelle stehen weibliche und männliche hormonelle Unausgewogenheiten, die viele Probleme noch verschlimmern. Aufgrund der Hypothyreose kann bei Frauen der Östrogen- und Progesteronspiegel unausgeglichen sein, ebenso das Testosteronlevel. Manche haben Schwierigkeiten schwanger zu werden, andere leiden unter zu heftigen Monatsblutungen,

---

8. *www.goodhormonehealth.com/Iron%20Deficiency%20and%20Fatigueaug06.pdf*

wieder andere kommen zu früh in die Menopause. Hypothyreose senkt auch das SHBG (Sexualhormon-bindendes Globulin)
– ein Protein, das Testosteron und Östrogen im Körper transportiert. Letzteres kann zu hormonellen Schwankungen führen.
Die Symptome jeder der genannten Sexualhormon-Dysbalan-
cen können auch den Symptomen einer Unterfunktion ähneln.

Ebenso häufig sind niedrige Level von Vitamin D, B 12, Iod
und/oder Kalium, Magnesium sowie anderer elektrolytischer
Mineralien. Jahrelange Hypothyreose verschlechtert die Absorption. Meine Kalium- und Magnesiumlevel waren chronisch niedrig und meine Vitamin D- und B12-Werte suboptimal.

Fragen Sie Ihren Arzt nach weiteren Testempfehlungen,
beispielsweise einer Untersuchung auf das Epstein-Barr-Virus,
das bei manchen wieder aktiv sein kann.

3. Die Gesundheit unserer Nebenniere spielt eine wichtige Rolle für die Gesundheit der Schilddrüse.

Bemerkenswerterweise besitzt ein großer Anteil an Schilddrüsenpatienten entweder dysfunktionale oder träge Nebennieren, was auch unter der Bezeichnung adrenale Erschöpfung
bekannt ist. Ebenso kann eine träge Kommunikation zwischen
Hypothalamus, der Hypophyse und den Nebennieren (HPA)
vorliegen. Das Endergebnis ist eine Mischung aus hohem und
niedrigem, oder ein hauptsächlich niedriger Cortisolspiegel. Cortisol wird von der Nebennierenrinde ausgeschüttet, damit Stress
besser bewältigt werden kann, zudem ermöglicht es den Schild-
drüsenrezeptoren in den Zellen, die Schilddrüsenhormone aus
dem Blut aufzunehmen.

Die Folgen unkontrollierter Cortisolproduktion können für
Hypothyreosepatienten fatal sein. Nicht nur fehlt die Möglichkeit, angemessen auf Stress zu reagieren, sondern die natürlichen
Schilddrüsenhormone können zudem nicht auf ein optimales
Level gebracht werden. Schilddrüsenhormone, insbesondere T3,
sammeln sich im Blut an, anstatt in die Zellen einzudringen. Bei
dem Versuch, die getrocknete Schilddrüse zu erhöhen, kommt es
zu Überfunktions-Symptomen (s. Kapitel 5).

Warum haben so viele Schilddrüsenpatienten ein Problem mit der Nebenniere? Die Vermutung liegt nahe, dass eine jahrelang fehlende Diagnose, dass Ärzte, die sich zu sehr auf falsche Laborwerte und schwammige Normbereiche verließen und daraufhin nur eine minderwertige Substitution mit Levothyroxin oder einem T4-Monopräparat veranlassten, mit zu der Überarbeitung der Nebennierenrinde, deren Aufgabe es ist, Stress zu bekämpfen, beitrugen – sie hatte dauerhaft einen Mangel zu kompensieren. Entsprechend der Dysfunktion der Schilddrüse und noch zehnmal stärker versucht die Nebennierenrinde, das Fehlen auszugleichen.

Es ist weiterhin zu vermuten, dass Chemikalien, denen wir in Form von Kunststoffen, im Essen und im Wasser täglich ausgesetzt sind – darunter Fluorid, Bromid und weitere – eine gewichtige Rolle im chronischen Stress unserer Nebennierenrinde spielen. Hinzu kommt die emotionale Belastung unseres modernen Lebens, dann sind die Zutaten eines Desasters für Ihre Nebennierenrinde sowie für eine potentiell mangelnde Funktion der hypophysären Achse – des Nachrichtensystems zwischen Hypothalamus, der Hirnanhangdrüse und der Schilddrüse/Nebenniere – komplett. Auf diese starke Arbeitsbelastung plus Fehlfunktion folgt eine adrenale Dysfunktion.

Es ist daher unbedingt ratsam, zu Beginn der Schilddrüsendiagnostik oder -behandlung, zunächst den Status der adrenalen Cortisolproduktion zu bestimmen. In Kapitel 5 nennen wir Schritte, die beim Erkennen eines Problems mit der Nebenniere behilflich sind. Im ersten Schritt werden Ihnen relevante Fragen gestellt. Schritt 2 erklärt bestimmte Tests, die Sie privat zu Hause durchführen können. Wenn einer oder beide auffällig sind, könnte ein 24-Stunden-Nebennieren-Speicheltest in Frage kommen, der, im Gegensatz zu dem von Ärzten verschriebenen Einmal-Bluttest, über einen Zeitraum von 24 Stunden die zellulären Cortisollevel zu vier (oder sechs) festgelegten Zeiten bestimmt. [Anm. der Übersetzerin: In Deutschland sind nur Tests mit drei Probeentnahmen erhältlich.] Der Test ist nicht verschreibungspflichtig und erfordert nur geringen Aufwand, da sie ihn zu Hause durchführen können. (In Anhang D finden

Sie Anlaufstellen, an denen Sie den Cortisollevel mit Speichel
bestimmen lassen können.)

Wenn sich ein adrenales Problem andeutet, wird von Ärzten
gewöhnlich ein ACTH STIM-Test angeordnet. ACTH ist ein Hormon, das von der Hirnanhangdrüse ausgeschüttet wird, um die
Nebennierenrinde zu aktivieren. Die meisten Patienten erhalten
allerdings selbst dann normale Werte, wenn der Speicheltest etwas anderes gezeigt hat. Das ACTH könnte normal sein, aber
Ihre Nebennierenrinde zu träge, um zu reagieren. (s. Kapitel 5).

Auch der 24-Stunden Urintest kann sich als inadäquat her-
ausstellen, da er von der Durchschnitts-Cortisolproduktion eines
ganzen Tages ausgeht und Sie im Ungewissen darüber belässt, was
zu bestimmten Tageszeiten mit Ihrer Nebennierenrinde geschieht.

Wenn wir Probleme mit dem Cortisol haben, reichen die
Therapie-Möglichkeiten von der Einnahme von Adaptogenen bis
hin zu rezeptfreier Nebennierenrinde oder verschreibungspflichtigem HC. Kapitel 6 befasst sich mit diesem Thema. Sind die
Cortisollevel allgemein zu hoch, müssen Sie daran arbeiten, sie
zu senken.

Manche, die an einer Nebennierendysfunktion leiden, ziehen
es vor, allein T3 einzunehmen. (s. Kapitel 12).

4. Es gibt erfolgreiche Wege für den Wechsel von T4 zu getrockneter Schilddrüse.

Für den Wechsel zu Schilddrüsenextrakt haben wir und einige Ärzte zwei erfolgreiche Wege entdeckt: Erstens kann an
einem Tag zum letzten Mal T4 eingenommen werden (d.h. Synthroid, Levoxyl, Levothyroxin usw.), und am nächsten Tag beginnt man mit der niedrig dosierten Einnahme von natürlichem
Schilddrüsenextrakt, wie unten beschrieben.

Oder zweitens kann der Patient seine T4-Dosis halbieren
und gleich getrocknete Schilddrüse zu sich nehmen. Aber dann
ist es wichtig, bei jeder Steigerung des Schilddrüsenextrakts das
T4 zu reduzieren, um eine Überversorgung mit T4 zu vermeiden.
Meistens besteht getrocknete Schilddrüse ohnehin zu 80% aus T4!

5. Wir wissen, wie man sicher mit Schilddrüsenextrakt beginnt und es steigert.

Wir haben gemeinsam mit einigen Ärzten festgestellt, dass eine sichere Anfangsdosis aus ungefähr einem Gran besteht, je nach Marke sind das zwischen 60 und 65 mg. Aufgrund von Herzproblemen, extrem niedrigem Cortisolwert oder anderen Störungen kann es sein, dass manche mit einer geringeren Dosis beginnen müssen. Andere können vielleicht höher einsteigen, aber unserer Erfahrung gemäß ist ein Gran für die meisten eine sichere Einstiegsmenge.

Da ich ein harmloses Herzproblem habe, einen Mitralklappenprolaps (MKP), war es für mich besonders wichtig, anfangs eine sicherere, geringere Menge einzunehmen. Meine Mitralklappe reagiert immer recht sensibel auf bestimmte Stoffe oder Veränderungen. Daher musste ich bei einem Gran beginnen, damit meine Herzklappe sich auf das direkte T3, nach dem mein Körper verlangte, umstellen konnte, und alle ein bis zwei Wochen die Dosis in kleinen Schritten steigern. Als ich anfing, Schilddrüsenextrakt einzunehmen, sowie bei jeder Steigerung hatte ich zunächst Herzrasen, das jedoch immer nach einigen Tagen verschwand. Diese Anpassung an das direkte T3 kann für den ganzen Körper von Bedeutung sein, auch wenn bei Ihnen kein MKP vorliegt.

Sobald Patienten mit einem Gran beginnen, wissen wir und einige unserer besten Ärzte, dass man eine oder zwei Wochen bei dieser Dosis bleiben sollte, dann mit dem Steigern um ungefähr ein halbes Gran beginnen und dies wieder beibehalten sollte, bevor man die Dosis weiter erhöht. Bei vielen von uns kehren, wenn wir die Dosis nicht innerhalb weniger Wochen steigern, unsere Hypothyreose-Symptome aufgrund der negativen Rückkopplungsschleife zwischen Hypothalamus, Hirnanhangdrüse und Schilddrüse mit Gewalt zurück.

Aber bitte bedenken Sie, dass oben Gesagtes allgemeine Angaben sind, es kann Ausnahmen geben. Beispielsweise können einige Patienten längere Zeit mit nur einem Gran auskommen. Wenn Sie aber wie die meisten zu denjenigen gehören, die nach der Anfangsdosis steigern müssen, so haben wir als sinnvoll erkannt, mindestens 4 – 6 Wochen lang im 2 – 3 Gran-Bereich zu bleiben, damit sich das T4 der getrockneten Schilddrüse aufbauen kann (im Gegensatz zu T3, bei dem das beinahe sofort geschieht, kann dieser Aufbau eine Weile in Anspruch nehmen) und die Umwandlungs-Ergebnisse von T4 in T3 bestimmbar sind. Scheinbar benötigen die meisten Patienten, die diese Art der Steigerung befolgen, schließlich 3 – 5 Gran, das liegt ungefähr in dem Bereich, den eine gesunde Schilddrüse produziert.[9]

Wie unten erwähnt stellen Ärzte bei manchen Patienten fest, dass 6 Gran oder mehr die optimale Dosis ausmachen. Das muss natürlich individuell gehandhabt werden – einige Patienten benötigen auch eine geringere Menge.

6. In unbestimmter Reihenfolge gehen wir von drei Kriterien aus, um die für uns optimale Dosierung natürlicher Schilddrüsenhormone zu finden.

Dies sind die Kriterien:

- Eine nachmittägliche, anhaltende Körpertemperatur von 37°C, gemessen mit einem Quecksilberthermometer, bei normalem Blutdruck und normaler Herzfrequenz
- Komplettes oder beinahe komplettes Verschwinden unserer Hypothyreose-Symptome und
- freies T3 tendenziell im oberen Viertel des Normbereichs, unabhängig davon, wie tief das TSH sinkt. *Hinweis: Ist das freie T3 im oberen Bereich oder darüber und die Unterfunktions-Symptome halten weiter an, kann das ein Hinweis auf ein Problem mit der Nebenniere oder auf Eisenmangel sein. (s. Kapitel 5).*

Bei Frauen kann besonders nach der Ovulation die Temperatur vom Anstieg und Absinken der weiblichen Hormone abhängen. Überraschend mussten wir feststellen, dass, wenn man optimal auf getrocknete Schilddrüse eingestellt ist, die Temperatur vor dem Eisprung nachmittags gewöhnlich bei 37°C liegt (oder nahezu).

---

9 *www.thyroidmanager.org/Chapter2/2-frame.htm*

Bevor der TSH-Test in den 1970ern eingeführt wurde, hatte man jahrzehntelang erfolgreich entsprechend den Symptomen dosiert – diesen Erfolg werden wir wiederholen. *Wenn das frei T3 im oberen Bereich liegt, ist das ein weiterer Anhaltspunkt, sofern wir unser Schilddrüsenextrakt nicht unmittelbar vor dem Test eingenommen haben, wodurch die Werte falsch hoch abgelesen würden.*

7. Wir haben festgestellt, dass sich mit jeder Steigerung der natürlichen Schilddrüsenhormone die Symptome reduzieren.

Individuell kann das sehr verschieden sein, doch zu den ersten Verbesserungen, die wir bei gesteigerter Dosierung von getrockneter Schilddrüse feststellen können, gehört, dass unser Haar und unsere Haut weicher werden, der „Nebel" in unserem Gehirn sich lichtet und sich unsere Energie verbessert. Wenn wir damit fortfahren, verschwindet unsere Depression, die Schmerzen hören auf und unser Cholesterinspiegel sinkt. Die Erschöpfung, die zuvor als mysteriöses Chronisches Erschöpfungssyndrom (anstelle von Borreliose, akutem EBV usw.) klassifiziert wurde, ist weg. Unsere alte Ausdauer die wir lange nicht hatten, kehrt zurück. Die Knochendichte verbessert sich und unser Herzmuskel wird gestärkt.

Wenn die Dosis an natürlichen Schilddrüsenhormonen gesteigert wird, verbessern sich oder verschwinden unsere chronischen Kopfschmerzen (bei starker Nebenniere). und die Schwierigkeiten mit den weiblichen Hormonen legen sich. Eine Schwangerschaft ist nicht mehr unmöglich. Der Haarausfall hört auf und langsam setzt das neue Wachstum wieder ein. Das natürliche Präparat gibt uns unsere Gesundheit zurück.

Bedenken Sie jedoch, dass all das nur bei gesunder Nebennierenfunktion, guten Ferritin- und Eisenwerten oder zumindest jeweils guter Therapie gelingen kann.

8. Probleme, die bei der Einnahme von getrockneter Schilddrüse auftreten, können behoben werden.

Für diejenigen unter uns, die Probleme mit natürlichen Schilddrüsenhormonen hatten, lag das meist an vier zu korrigierenden Bedingungen:

- **Zu langes Verharren bei der Anfangsdosierung, wodurch die Hypothyreose-Symptome mit Gewalt zurückkehrten.** Wir sowie einige Ärzte haben gelernt, dass man NICHT viel länger oder weniger als zwei Wochen bei der anfänglichen Dosierung verweilen sollte, bevor man sie erhöht. Wenn Ihr Arzt Sie 6 – 8 Wochen auf den nächsten Termin warten lässt, kann das eine Herausforderung sein.

- **Der unzuverlässige, aber dominierende TSH-Laborwert.** Da das TSH und sein zweifelhafter „Norm"-Bereich uns täuschen können, richten wir uns in der Dosierung nach unseren Symptomen, nach der Temperatur sowie unserem Blutdruck und lassen das freie T3 nur eine Zusatzinformation zu dem sein, was unsere Symptome uns ohnehin verraten.

- **Fehlendes Erkennen von Unterfunktion bei Nierenerschöpfung und niedrigem Cortisolwert.** Cortisol wird benötigt, um den Blutzucker in den mit dem T3 interagierenden Zellen, zu erhöhen. Ohne gesunde Nebennieren, die ausreichend Cortisol produzieren, kommt es bei Einnahme von Schilddrüsenmedikamenten zu Problemen, die Symptome einer Überfunktion hervorrufen: Ängste, Unsicherheit, Übelkeit, Schlafstörungen, Hitzewallungen usw. Nierenerschöpfung führt bei gleichzeitig anhaltenden Unterfunktions-Symptomen zu hohen Werten in der Bestimmung des freien T3. Je nach den Ergebnissen des Cortisol-Speichertests wählen wir dann entweder Adaptogene (für kleinere Störungen oder eine Mischung aus Hochs und Tiefs), rezeptfreies Isocort beziehungsweise Adrenal Cortex (bei mittlerem

Cortisolwert) oder verschreibungspflichtiges Cortisol, d.h. Cortef (Hydrocortison oder HC) bei sehr niedrigem Cortisolwert. Sobald die optimale Dosierung für Cortisol gefunden ist, können die natürlichen Schilddrüsenhormone oder das T3 weiter gesteigert werden, solange die Nebennieren unterstützt werden.

· **Geringe Ferritinwerte oder Eisenmangel.** Aufgrund von Verdauungsstörungen oder übersäuertem Magen ist ein Eisenmangel für Schilddrüsenpatienten nichts Ungewöhnliches, wie sich bei der Bestimmung von Ferritin (Speichereisen), prozentualer Sättigung, Serumeisen und TIBC zeigt. Niedrige Werte können Probleme verursachen, wenn wir die Dosis an natürlichen Schilddrüsenhormonen steigern wollen, und führen zu Hypothyreose-Symptomen. Wir ergänzen dann mit täglich bis zu 150-200 mg Eisentabletten (bei Flüssigeisen kann weniger eingenommen werden, da es leichter absorbiert wird), die bei den Mahlzeiten und in Verbindung mit Vitamin C eingenommen werden – letzteres gegen freie Radikale. Es kann 6 – 8 Wochen dauern, bis die Werte sich verbessern. Sieht der Ferritinwert hoch aus, kann dies auf eine Entzündung deuten, die zu einer Anlagerung von Eisen führt. (s. Kapitel 13).

9. Scheinbar wirken natürliche Schilddrüsenhormone besonders gut, wenn wir die Dosierung aufteilen. Sie sollten sublingual eingenommen werden, sofern dies bei der jeweiligen Sorte möglich ist.

Da eine gesunde Schilddrüse den ganzen Tag über nach Bedarf Hormone produziert, schließen wir daraus, dass es günstiger ist, die natürlichen Schilddrüsenhormone über den Tag verteilt zuzuführen, anstatt am Morgen die gesamte Dosis einzunehmen, wodurch nicht nur mit einem Mal zu viel T3 in den Körper gelangt, sondern Sie am späten Nachmittag möglicherweise auch sehr schläfrig werden. Man muss ein wenig experimentieren, um herauszufinden, womit man gut zurecht kommt, allgemein jedoch ist es sinnvoll, morgens die größte Menge einzunehmen und eine geringere Menge am Nachmittag. Man kann die Gesamtmenge auch auf drei Dosierungen verteilen – morgens, am frühen und dann am späten Nachmittag usw. Manche nehmen sogar vor dem Zubettgehen noch eine kleine Menge zu sich. Da das direkte T3 in getrockneter Schilddrüse ungefähr zwei Stunden nach Einnahme seinen Spitzenwert erreicht, kommt es durch das über den Tag verteilte Einnehmen nicht zu einer unnötig großen Spitze, die den Nebennieren Stress verursachen würde.

Manche Sorten natürlicher Schilddrüsenhormone können aufgrund des geringeren Zelluloseanteils sublingual (unter der Zunge) eingenommen werden. Das Thyroid von Erfa in Kanada und Acellas NP Thyroid sind hier als Beispiele zu nennen. Ihr Mundspeichel leitet die Verdauung ein, indem er die großen Moleküle in kleinere aufspaltet, wodurch die Absorption ins Blut hinein über Millionen kleiner Kapillaren in Ihrem Mund erleichtert wird. Darüber hinaus umgeht die sublinguale Einnahme das Passieren der zersetzenden Magensäure, durch die einige Schilddrüsenbestandteile verlorengingen, des weiteren wird die Stoffwechselaktion der Leber umgangen. Mit anderen Worten kommt mehr von dem, was Sie einnehmen, tatsächlich in Ihrem Körper an, wenn Sie es sublingual einnehmen, anstatt es zu schlucken.

Das soll nicht heißen, dass Ihre natürlichen Schilddrüsenhormone nicht helfen, wenn Sie sie doch hinunterschlucken. Manche Patienten ziehen dies vor und erzielen dennoch gute Ergebnisse! Wenn Sie sie aber auf diese Weise einnehmen, sollten Sie nicht zur gleichen Zeit Kalzium, Eisen oder Östrogen zuführen, da all das, wenn es sich im Magen vermischt, die Schilddrüsenhormone bindet. Positiv am Schlucken von getrockneter Schilddrüse ist, dass eine Einnahme während der Mahlzeiten das Freisetzen der Schilddrüsenhormone im Körper verlangsamt, wodurch er gleichmäßiger über den Tag verteilt mit direktem T3 versorgt wird.

Im Gegensatz zu Thyroxin muss Schilddrüsenextrakt nicht auf nüchternen Magen eingenommen werden.

Hinweis: Im Jahr 2009 erhielt Armour eine neue Zusammensetzung. Dabei wurde der Zelluloseanteil erhöht und der Sac-

charose-Anteil verringert. Seitdem verbessern sich die Ergebnisse, wenn man die Tablette vor dem Hinunterschlucken zunächst zerkaut, um die getrocknete Schilddrüse aus der jetzt härteren Tablette zu lösen.

10. Das Schilddrüsenextrakt sollte nicht vor dem Bluttest eingenommen werden.

Dieser Hinweis ist so wichtig, dass Sie einen Knoten ins Taschentuch machen sollten, um ihn nicht zu vergessen. Das direkte T3 in der getrockneten Schilddrüse erreicht ungefähr zwei Stunden nach dem Schlucken oder der sublingualen Einnahme einen Spitzenwert und sinkt nur langsam, so dass das Labor einen so hohen Wert an freiem T3 feststellen wird, dass es dem laborfokussierten Arzt den Eindruck vermittelt, es läge eine Überfunktion vor. Daher ist es ratsam, vor den verabredeten Laboruntersuchungen keine natürlichen Schilddrüsenhormone zu sich zu nehmen. Anders ausgedrückt wird am vorausgehenden Tag das Präparat zum letzten Mal eingenommen und die morgendliche Einnahme ausgelassen, bis am späten Morgen oder frühen Nachmittag Blut entnommen worden ist. Gleiches gilt für Speicheltests – Sie sollten die natürlichen Schilddrüsenhormone erst nach der Entnahme der Mittags- und nach der Entnahme der Nachmittagsprobe schlucken.

11. Der Winter oder gesteigerte Aktivität können unseren Bedarf an natürlichen Schilddrüsenhormonen leicht steigern.

Wenn wir im Winter ständig an der kalten Luft sind, so haben wir festgestellt, ist es eventuell sinnvoll, ein wenig mehr getrocknete Schilddrüse zu sich zu nehmen und die tägliche, optimale Dosierung um ¼ Gran zu steigern. Gleiches gilt, wenn wir uns, egal zu welcher Jahreszeit, ausgiebig körperlich betätigen, denn stärkere Aktivität kann den Bedarf an direktem T3 erhöhen. Wenn wir zudem auf Cortisolgaben angewiesen sind, machen körperliche Betätigung, Stress oder Krankheit auch eine leichte Erhöhung der Cortisoldosis erforderlich.

12. Es kann schwierig sein, einen guten Arzt zu finden; er sollte bestimmte Kriterien erfüllen.

Wir Schilddrüsenpatienten mussten feststellen, dass viele Ärzte uns nicht darin unterstützen, eine optimale Schilddrüsentherapie aufzustellen. Viele haben sich vollkommen darauf versteift, ausschließlich T4-Monopräparate zu verschreiben, sie ignorieren natürliche Schilddrüsenhormone und Nebennierenprobleme, sie sind nicht offen für das Wissen über unseren Körper, das wir uns angeeignet haben, und sie sind zu stark auf Laborwerte wie TSH fixiert, anstatt auf unsere klinischen Symptome zu achten.

Insbesondere Endokrinologen sind nach unserer Erfahrung wenig offen für die Verwendung von natürlichen Schilddrüsenhormonen und zudem auf TSH und Thyroxin-Medikation fixiert. Ausnahmen sind leider selten.

Mittlerweile wissen wir, wie man einen Arzt findet, der der Einnahme von getrockneter Schilddrüse nicht abweisend gegenübersteht und der, anstatt sich ausschließlich auf Laborbefunde zu stützen, uns dabei hilft, entsprechend den Symptomen die richtige Dosierung zu finden, wie es, bevor Labortests eingeführt wurden, ja auch jahrzehntelang erfolgreich gehandhabt wurde. Wir schätzen Ärzte, mit denen man wie in einem Team zusammenarbeiten kann, die unsere Kenntnisse respektieren – schließlich leben wir in unseren Körpern – und die unser Wissen, das wir uns durch Nachforschungen und die Lektüre wichtiger Bücher wie Für die Schilddrüse – Gegen den Starrsinn! angeeignet haben, annehmen. (In Anhang E erhalten Sie Tipps, wie Sie einen geeigneten Arzt finden können.)

13. Iod kann ein geeignetes Ergänzungsmittel sein, um Ihre Schilddrüse zu unterstützen.

Viele Patienten verwenden die Lugol'sche Lösung, eine Flüssigkeit, die entweder äußerlich verwendet beziehungsweise tropfenweise mit Saft oder Wasser vermischt wird, oder Jodoral in Tablettenform. Es wird empfohlen, die Dosierung um bis zu 50 mg zu steigern, um die Werte zu verbessern; manche bleiben bei geringeren Iodmengen. Durch die Verwendung von Iod werden vermehrt Toxine aus dem Körper geschwemmt, insbesondere Bromid. Die Freisetzung von Toxinen kann Symptome wie Müdigkeit, Hautunreinheiten oder Kopfschmerzen hervorrufen. Die empfohlene Lösung transportiert unterstützende Nährstoffe, Mineralien wie Selen und Magnesium, außerdem Vitamin C, Meersalz und weitere.

Sowohl Hashimoto- als auch Nebennierenpatienten berichten von negativen und positiven Erfahrungen mit Iod, von einem Anstieg an Antikörpern bis zu erhöhtem Stress für die Nebennieren. Auf der anderen Seite gibt es Patienten, die sehr gute Erfahrungen mit Iod gemacht haben, ihre Antikörper haben sich reduziert, die Nebennieren funktionieren besser, und selbst das HC hat sich gesenkt. Für dieses positive Ergebnis sind möglicherweise die oben erwähnten Nährstoffe verantwortlich.

Da wir, was die Verwendung von Iod angeht, noch in der Lernphase sind, empfehle ich Ihnen wärmstens, sich für die richtige Entscheidung noch weiter zu informieren. Am Ende des Buches finden Sie eine Auflistung empfehlenswerter Patientengruppen, in denen Sie mitdiskutieren können.

14. Wir sind unsere besten Fürsprecher.

Früher und oft auch heute noch, war der Arzt für uns ein „Gott in Weiß": Mein Arzt weiß am besten, was gut für mich ist; Mein Arzt sagt mir, was ich zu tun habe; Mein Arzt weiß mehr als ich; Mein Arzt wird für mein Wohlergehen schon richtig entscheiden. Die meisten von uns haben jahrelang so viel Energie darauf verschwendet, ihren Arzt aufzusuchen.

Aber Schilddrüsenpatienten betreten die Arztpraxis jetzt gut informiert (und dieses Buch hilft auch Ihnen dabei) und erwarten, mit Ihrem Arzt in einem Team zu arbeiten – Sie kombinieren die medizinische Ausbildung und Erfahrung Ihres Arztes mit Ihrem eigenen Verstand, Ihrem Wissen und Ihrer Intuition, denn schließlich leben ja Sie in Ihrem Körper. Das ist besonders für Schilddrüsenpatienten entscheidend, die bei einem Arzt vor Ort in Behandlung sind, der vielleicht nicht viel über getrocknete Schilddrüse, erschöpfte Nebennieren oder die Dosierung nach Symptomen anstatt nach wenig aussagefähigen Laborwerten weiß.

Was wir gelernt haben – Schmankerl:

- *Wenn eine Tablette getrockneter Schilddrüse zu hart ist, um sie sublingual einzunehmen, zerkauen wir sie vor dem Hinunterschlucken.*

- *Schenken wir unsere Energie der Arztpraxis, riskieren wir, krank zu bleiben. Stellen wir uns darauf ein, unsere Energie in der Arztpraxis zu teilen, „riskieren" wir, gesund zu werden.*

KAPITEL 4

TSH: Thyroidea stimulierender Humbug

(Oder warum es sein kann, dass Sie mit einer Schilddrüsenunterfunktion einen normalen TSH-Wert haben)

Er ist wahrscheinlich einer der weltweit am häufigsten durchgeführten Labortests – der „Thyroidea stimulierendes Hormon"- oder TSH-Test oder Thyrotropin. Wenn Sie mit Ihrem Endokrinologen oder den meisten Schulmedizinern sprechen, werden die Ihnen sagen, der TSH-Test sei ein zuverlässiger Maßstab für Ihre Schilddrüsenfunktion, also dafür, ob Sie eine Unter- oder eine Überfunktion haben beziehungsweise ob Sie gesund sind. Die gleichen Ärzte würden ebenfalls sagen, dass der TSH-Wert ein genauer Leitfaden für die richtige Dosierung der Schilddrüsenmedikation ist. Selbst die renommiertesten medizinischen Websites und Fachzeitschriften sagen Ihnen auf die eine oder andere Weise das Gleiche.

Und dies wird bereits seit Jahren behauptet. Aber die Erfahrungen von Patienten belegen, dass beides (zuverlässiger physiologischer Marker und genaue Dosierungsanleitung) vollkommen und eindeutig falsch ist!

Es ist sogar ein völlig gewohntes Bild, die Mehrheit der Schilddrüsenpatienten mit offensichtlichen und klassischen Symptomen einer Unterfunktion zu sehen, die von ihren Ärzten seit Jahren aufgrund der TSH-Untersuchung als „normalwertig" eingestuft werden, da die Werte sich im willkürlich festgelegten „Normbereich" zwischen 0,5 und 5,0 (alt) oder 0,3 und 3,0 (neu) bewegen. Am Ende schüchtern uns das offenkundige Vertrauen unseres Arztes in den TSH-Test und dessen zweifelhafter Normbereich so sehr ein, dass wir beinahe glauben, wir müssten doch verrückt sein oder Hypochonder oder wir hätten uns schlichtweg getäuscht.

Wenn schließlich viele Jahre verstrichen sind...voilà! Dann bestätigt endlich die Tinte auf dem Papier das, was unsere Symptome uns die ganze Zeit über verraten haben. Doch die Patienten fragen sich zu recht: Wie kann das ein Sieg sein, wenn wir so lange leiden mussten?

Joan stellte fest, dass sie sich nachmittags ein wenig hinlegen musste, wenn sie vor dem Mittagessen ihre üblichen Runden mit dem Fahrrad gedreht hatte. Früher war ihr Energielevel hoch genug, um auch nachmittags noch einmal loszuradeln. Besorgt ließ sie sich einen Termin bei ihrem Arzt geben, der als erstes einen TSH-Test bei ihr durchführte.

> *Ich setzte mich in sein Sprechzimmer und erzählte ihm von meiner Erschöpfung. Und er wies einfach alles zurück – er meinte, ich könnte doch schwanger sein. Schwanger!! Ich war Single und seit Monaten nicht mehr in einer Beziehung! Als ich nach meinen Laborwerten fragte, sagte er, die seien völlig normal. . Moment mal, es war normal, dass ich mich im Gegensatz zu früher nachmittags hinlegen musste? Das verwirrte mich, aber schließlich war er der Experte. Erst nach weiteren vier Jahren „normaler" TSH-Werte, und nachdem ich nicht mehr Fahrrad fahren konnte, diagnostizierte er eine „grenzwertige" Schilddrüsenunterfunktion.*

Joans Geschichte, die Tatsache, dass sie jahrelang falsch diagnostiziert wurde, kommt so häufig vor, dass es nach Skandal riecht. Ich habe so viele Patienten beobachtet, die jahrelang eindeutig Symptome einer Hypothyreose aufwiesen, bevor die TSH-Werte auch nur annähernd in der Lage waren, ihren Arzt, der den Symptomen gegenüber blind war, davon in Kenntnis zu setzen.

Was ist TSH?

Das Thyreoidea stimulierende Hormon (TSH) wird von der Hirnanhangdrüse synthetisiert und ausgestoßen...Es ist also ein hypophysäres Hormon, kein Schilddrüsenhormon. Als Teil einer negativen Rückmeldeschleife, der Schilddrüsen-Hypophysen-Hypothalamus-Achse, funktioniert es folgendermaßen:

- Der Hypothalamus (eine kleine, empfindliche Drüse im Gehirn)

- produziert TRH (Thyrotropin freisetzendes Hormon),

- um die Hirnanhangdrüse (eine dem Hypothalamus benachbarte kleine Drüse) dazu zu stimulieren,

- das regulierende TSH (Thyreoidea stimulierendes Hormon) auszuschütten,

- das wiederum die Schilddrüse (im Hals) stimuliert,

- weiteres T4 und T3 zu produzieren (oder eben nicht, indem sie nicht stimuliert wird),

- und dem Hypothalamus Rückmeldung gibt.

Wie oben dargestellt, kann man das tatsächliche TSH wie einen Boten betrachten, der ausgesendet wird, um an die Tür der Schilddrüse zu klopfen. Bei körperlicher Betätigung oder Krankheit ist der Körper stärker auf die Mithilfe der Schilddrüse angewiesen, und der Bote wird etwas stärker an die Tür klopfen. Haben Sie zu viele Schilddrüsenhormone, die Sie nicht benötigen, klopft er weniger stark.

Wenn aber die Schilddrüse krank wird, nicht mehr richtig funktioniert und ihren Job nicht angemessen erledigt, muss das TSH klopfen und klopfen, und theoretisch zeigt der TSH-Test dann einen anhaltend hohen Wert an. Wenn sich dagegen die Schilddrüse auf ihren „Hometrainer" schwingt und zu viele Schilddrüsenhormone produziert (Hyperthyreose), sinkt der TSH-Wert und zeigt, dass das TSH im Körper nicht mehr klopft.

Dennoch haben Patienten die TSH-Wertbestimmung als schlechte Reflexion ihrer Schilddrüsenfunktion, insbesondere bei Hypothyreose, erkannt. Hinzu kommt, dass bei sogenanntem Hashimoto durch das Absterben der angegriffenen Schilddrüsenhormone, sowohl das TSH als auch das freie T3 und das freie T4 sich in alle Richtungen bewegen können. Wird Ihnen gerade dann Blut entnommen, wenn Ihr TSH-Wert auf niedrig-normal gesunken ist, haben Sie kein Glück.

Die Entwicklung des TSH-Tests

Der TSH-Test wurde, um den „Normbereich" aufzustellen, um das Jahr 1973 mit einigen Freiwilligen entwickelt, bei denen keine offensichtliche Schilddrüsenerkrankung vorlag. Im Laufe der Jahre haben zusätzliche Populations-Studien diese Werte bestätigt. Der referentielle „Normbereich" soll den Wertebereich einer gesunden Population ohne bekanntes Schilddrüsenproblem repräsentieren. Die niedrigsten und die höchsten Ablesungen werden beim Erstellen des Bereichs meist ausgelassen.

Dr. David Derry, ein renommierter Arzt in Kanada, war erst seit zwei Jahren approbiert, als der TSH-Test eingeführt wurde. Von der Schilddrüsenpatientin Mary Shomon befragt, sagte er, er habe beobachten können, ob der TSH-Wert mit dem Beginn der Hypothyreose übereinstimmte. Er musste feststellen, dass die Unterfunktion entweder verzögert oder überhaupt nicht angezeigt wurde[10]. Er erkannte genau das, was wir Patienten fünf jahrzehntelang erfahren hatten: *Der TSH-Test hat mit unserem Empfinden recht wenig zu tun!*

Spielt der TSH-Wert irgendeine Rolle, wenn wir Schilddrüsenmedikamente nehmen? Nach Patienten-Erfahrung: NEIN!

---

10 *www.thyroid-info.com/articles/david-derry.htm*

Die meisten von uns wurden anhand der TSH-Werte ein-gestellt. Seit Jahren hatten unsere Ärzte gesagt, dass unsere Ergebnisse nun an einer bestimmten Stelle innerhalb des Ref-erenzbereichs lägen. Daher seien wir richtig eingestellt und adä-quat behandelt.

Patienten aber, die sich auf natürliche Schilddrüsenhormone umgestellt haben, stellten fest, dass, wenn sie entsprechend dem Vorhandensein von Symptomen dosieren durften anstatt gemäß den Laborwerten, sie schließlich einen weit unter dem Normbe-reich liegenden TSH-Wert hatten...ohne die geringste Spur von Hyperthyreose. Es ist nicht ungewöhnlich, ein TSH von 0,009 oder optimal vielleicht 0,004 festzustellen, ohne irgendeinen Hinweis auf eine Überfunktion und ohne zugrundeliegende Her-zprobleme oder Osteoporose – letzteres würden uninformierte Ärzte behaupten.

Hier das Beispiel einer Person, die scheinbar einen nor-malen, ja sogar optimalen TSH-Wert aufwies. Dennoch erklärte sie, sie leide fortwährend unter Hypothyreose-Symptomen: un-ter schlechter Kondition, Nachmittagsmüdigkeit, Haarausfall und Verdauungsproblemen. Betrachtet man das freie T3 und das freie T4, erkennt man ein verräterisches Anzeichen für die anhaltende Unterfunktion, da beide Werte im unteren Bereich der jeweiligen Skala liegen:

- Freies T3: 2,65 (2,00 – 4,20 pg/ml)
- Freies T4: 0,89 (0,71 – 1,85 ug/dl)
- TSH 1,58: (0,35 – 4,00 µIU/ml)

Die Antwort auf die Frage, warum der TSH-Wert unserem Empfinden so sehr widerspricht, liegt in unserem Gewebe. Jedes unserer Organe reguliert unabhängig die Menge der Schild-drüsenhormone, die über die Umwandlung von T4 in T3 durch Enzyme im Gewebe aufgenommen wird, insbesondere in Leber und Gehirn. Anders formuliert kann es sein, dass das eine Or-gan optimal durch Umwandlung mit T3 versorgt wird und das andere nicht.

Ein Organ, das eigentlich mehr T3 benötigen würde, hat keine Möglichkeit, der Schilddrüse dies mitzuteilen.

In einem Bericht der Medizinischen Hochschule Athen aus dem Jahr 2005 heißt es[11]:

> *In der Hypophyse wird mehr T4 in T3 verwandelt als in der Leber. Daher kann es sein, dass Euthyreose [ohne Symptome einer Hypothyreose] in den Hypophyse-Zellen mit einer Hypothyreose in den Leberzellen einhergeht.*

Diese Diskrepanz kann erklären, warum sich Schmerzen verbessern, wenn der TSH-Wert normal ist, aber eine leichte Depression ebenso wie ein Potpourri an weiteren Unterfunktions-Symptomen bestehenbleibt.

Als Dr. John Lowe seinen Klassiker Addenda to Four 2003 Studies of Thyroid Hormone Replacement Therapies (Nachträge zu vier Studien zur Schilddrüsenhormon-Substitutions-Therapie aus dem Jahr 2003) schrieb, bestätigte er, dass die Reaktion des Gewebes auf Schilddrüsenhormon-Dosierungen unter Patienten stark variieren kann[12].

Wann der TSH-Wert hilfreich sein kann

Obwohl Patienten weltweit festgestellt haben, dass der TSH-Test ungenügend ist, um Hypothyreose zu diagnostizieren und die richtige Dosierung zu finden, gibt es einen Bereich, für den er recht nützlich sein kann: um die Funktion der Hirnanhangdrüse zu bestimmen. Gelegentlich kann es vorkommen, dass ein Patient bei akuten, klassischen Hypothyreose-Symptomen geringe TSH-Werte hat. Das kann auf ein Problem der Hirnanhangdrüse hindeuten, die normalerweise das TSH ausstößt. Diese Störung wird Hypopituitarismus genannt.

Bei Hypopituitarismus gelingt es der Hirnanhangdrüse nicht, genügend oder überhaupt etwas von den wichtigen Botenhormonen zu produzieren. Dies resultiert für die Gesundheit des Körpers in einen negativen Domino-Effekt.

---

11 *www.springerlink.com/content/y28n557300582h33/*
12 *www.drlowe.com/frf/t4replacement/addenda.htm*

Das TSH (das die Schilddrüse zur Produktion anregt) gehört zu den hypophysären Hormonen, ebenso das ACTH (das die Nebennieren zur Produktion von Cortisol stimuliert und den Blutdruck beeinflusst), das FSH und das LH (die Hoden und Eierstöcke zur Produktion von Testosteron und Östrogen anregen), GH-Wachstumshormon (das das normale Wachstum von Knochen und Gewebe fördert), das ADH (antidiuretisches Hormon, das den Wasserverlust der Nieren kontrolliert) und das Hormon Prolaktin, das die Milchproduktion und das Wachsen der weiblichen Brust anregt. Die Störung kann zahlreiche Ursachen haben, darunter Kopfverletzungen, übermäßiger Blutverlust (besonders bei einer Entbindung oder einem Unfall), eine Erkrankung der Schilddrüse selbst, Meningitis oder ein Problem mit dem Hypothalamus, dem Organ, das seinen Hormonboten an die Hirnanhangdrüse sendet. Ich habe sehr oft festgestellt, dass nach einer Kopfverletzung zahlreiche Patienten später einen Hypopituitarismus entwickelt haben.

Bestandteil der Therapie ist die Substitution von Hormonen derjenigen Drüsen, die die Hirnanhangdrüse nicht mehr stimuliert, oder eine Behandlung der zugrundeliegenden Ursache, der trägen Hirnanhangdrüse.

Rauchen und TSH

Eine Studie vom November 2006[13] belegt, dass der stimulierende Effekt des Rauchens die TSH-Werte senken kann. Richtet sich Ihr Arzt also weiterhin allein nach den Laborwerten und Sie wissen, dass Sie Unterfunktions-Symptome zeigen, sollten Sie besser am Tag der Blutkontrolle, vielleicht auch schon am Tag zuvor, auf das Rauchen verzichten und Passivrauchen vermeiden.

TSH-Bestimmung in der Erfahrung von Patienten

Von Schilddrüsenpatienten erhält die TSH-Bestimmung eine schlechte Schulnote. Der TSH-Wert hängt von zu vielen Faktoren ab. Dazu kann ein Autoimmunangriff auf die Schilddrüse gehören (die daher zwischen Über- und Unterfunktion schwankt), tägliche Hormonschwankungen, das Wetter, zahlreiche gesundheitliche

13 *www.thieme-connect.com/ejournals*

Probleme oder ein einfaches Hinterherhinken hinter dem, was bereits seit Jahren mit Ihnen geschieht. Ein großer prozentualer Anteil an Hypothyreosepatienten mit anhaltenden Unterfunktions-Symptomen hat ein TSH-Testergebnis im „Normbereich". Was empfehlen wir unseren Ärzten? Achten Sie in erster Linie auf die Symptome. Dann ziehen Sie zu dem klinischen Befund unserer Hypothyreose das freie T3 und das freie T4 sowie die zwei Antikörpertests hinzu. Im Anhang C finden Sie Erklärungen zu den Schilddrüsenuntersuchungen.

Am besten eignet sich der TSH-Test für die Bestimmung dessen, was das Hormon eigentlich ist: ein hypophysäres Hormon, nicht mehr und nicht weniger. So ist die TSH-Bestimmung ein guter Hinweis darauf, ob Ihre Hirnanhangdrüse funktioniert, insbesondere, wenn Ihr TSH-Wert bei vorliegenden Unterfunktions-Symptomen niedrig ist.

Der Diagnosefähigkeit aufgrund der TSH-Bestimmung sowie der Möglichkeit des richtigen Einstellens auf eine angemessene Dosis, erteilen die Patienten einstimmig ein „Ungenügend!"

TSH – Schmankerl:

- *Der TSH-Wert kann in der Mittagszeit einen Tief- und in der Nacht einen Hochpunkt erreichen.*

- *TSH ist ein hypophysäres Hormon, kein Schilddrüsenhormon, und kann niemals anzeigen, ob alle Teile Ihres Körpers ausreichend mit Schilddrüsenhormonen versorgt werden.*

KAPITEL 5

Achten Sie auf Ihre Nebennieren: Sie können Sand ins Getriebe streuen

Gerade wenn sie denken, sie wüßten jetzt, wie sie mit einer verbesserten Schilddrüsentherapie die Oberhand in diesem Spiel gewinnen könnten, taucht für viele Patienten ein neuer, hässlicher Stolperstein auf: adrenale Dysfunktion, die von einem hohen Cortisolwert, über wechselhaftes Cortisol bis hin zu niedrigem Cortisol reichen kann. Ich habe beobachtet, dass bei mehr als 50% der Hypothyreosepatienten mit einem Nebennieren-Problem zu rechnen ist. Ohne dieses potentielle Problem zu erkennen und zu behandeln, können Sie von dieser verbesserten Schilddrüsentherapie nicht profitieren. Warum? Ein veränderter Cortisolgehalt kann die Umwandlung von T4 in T3 hemmen und verhindert aufgrund des niedrigen zellulären Glucose-Niveaus und des geringen Cortisolgehalts die Aufnahme von Schilddrüsenhormonen in die Zellen.

Gesunde Nebennieren, und wie sie sich gegen Sie wenden können

Die Nebennieren sind walnussförmige Drüsen, die auf der Niere aufsitzen. Ähnlich wie die Schilddrüse kommunizieren sie mit dem Hypothalamus und der Hypophyse, die mit ihnen gemeinsam die HPA-Achse bilden. Wenn die Nebennieren und die HPA-Achse gesund und kräftig sind, spielen die Nebennieren eine wichtige biologische Rolle dabei, Sie bei der Bewältigung von physischem, emotionalem oder mentalem Stress zu unterstützen. Möglicherweise bemerken Sie diesen Prozess nicht einmal, für Sie ist er selbstverständlich. Aber die Nebennieren sind wie unsichtbare „Ritter", die stets bereit sind, jeglichen Angriff von den „Stress-Drachen" des Lebens abzufangen oder abzuwehren.

Als Reaktion auf Stress produzieren die Nebennieren zwei entscheidende Hormone, um Sie bei der Bewältigung zu unterstützen: *Adrenalin,* das eine wichtige Rolle in der sofortigen Reaktion auf Stress spielt, und *Cortisol,* das länger aktiv bleibt und eine Reihe von Aufgaben in der Stressbekämpfung übernimmt. Cortisol ist ein „glucocorticoides" Hormon. Der erste Bestandteil des Begriffes, „gluco-", deutet auf die Tatsache hin, dass es den Blutzuckerspiegel (Glucose) stimuliert, der zweite, „corticoid-", dass es durch die Nebennierenrinde (Cortex) der Drüse ausgestoßen wird.

Die Nebennieren produzieren außerdem Aldosteron, das dabei hilft, die Flüssigkeitsbilanz und den Blutdruck sowie das Gleichgewicht der Sexualhormone Testosteron und Östrogen wie auch des DHEA und weiterer aufrecht zu erhalten. Insbesondere das Nebennierenhormon Cortisol ist von großer Bedeutung für Schilddrüsenpatienten, da es für einen insgesamt reibungslosen Ablauf sorgt.

Unglücklicherweise können die Nebennieren jedoch versagen. Im folgenden finden Sie vier häufige Situationen, die im Endeffekt zu einer Dysfunktion der lebensspendenden Nebennieren und der HPA-Achse führen können:

1. Therapie mit Monopräparat T4 wie Synthroid, Levoxyl, Levothyroxin oder anderen Marken *(Die Unterfunktion wird aufrecht erhalten, infolgedessen müssen Ihre Nebennieren unterstützend einspringen. So wird letzlich die Gesundheit Ihrer Nebennieren, die auf T3 angewiesen sind, angegriffen.)*

2. Jahrelang fehlende Hypothyreose-Diagnose, da manche Ärzte ausschließlich den unzuverlässigen TSH-Wert und dessen zweifelhaften Normbereich beachten *(Resultat ist das gleiche wie unter Punkt 1.)*

3. Lange Phasen mit biologischem, emotionalem oder physischem Stress *(Dadurch werden die Nebennieren überlastet und die Reserven erschöpft, was, wenn Sie bereits von den ersten beiden Punkten betroffen sind, zu weiterer Belastung führt).*

4. Ungeeignetes Essverhalten, beispielsweise Nahrung mit hohem Kohlenhydratanteil und nur geringem Anteil an qualitativ wertvollen Fetten; übermäßige Aufnahme von Giftstoffen in fluoriertem und chloriertem Wasser.

Anzeichen für eine Nebennierenerschöpfung

Einer der ersten Hinweise darauf, dass Ihre Nebennieren überlastet, dysfunktional und/oder kurz vor einer Erschöpfung sind, kann eine Symptomanhäufung sein, die Sie möglicherweise bereits vor einer Substitution mit getrockneter Schilddrüse an sich festgestellt haben, oder erst bei dem Versuch, Ihre Dosis getrockneter Schilddrüse zu steigern:

- Ängstlichkeit
- Nervosität
- schlechte Stressbewältigung
- Ungeduld, Reizbarkeit durch andere
- Benommenheit
- Zittern, Schwanken
- Schwindelgefühl
- Herzrasen, starkes Herzklopfen
- Schlafstörungen
- Übelkeit oder Hitzewallungen vor Stress-Situationen
- Hypoglykämie (niedriger Blutzucker)
- Schwitzen
- Verlangen nach Salzigem; Verlangen nach Süßem

Manche Patienten mit Nebennierendysfunktion haben anfangs keine Probleme, wenn sie getrocknete Schilddrüse oder T3 einnehmen. Aber sie bemerken recht schnell oder spätestens wenn sie die Dosierung steigern, dass irgendetwas nicht stimmt – sie entdecken Symptome, die wie eine Überreaktion auf ihre Medikation erscheinen und dem Gefühl bei Überfunktion ähneln. Ich werde niemals Julie vergessen, eine Kinder-buchautorin, bei der es zu einer unangenehmen Reaktion kam, als sie eine Dosis von 90 mg erreichte. Sie erzählte:

Ich war natürlich sehr aufgeregt, als ich von natürlichen Schilddrüsenhormonen erfuhr. Meine elfjährige Einnahme von Levoxyl hatte praktisch nichts bei mir bewirkt. Ok, mir ging es etwas besser als vorher, aber ich hatte immer noch Probleme. Und diese anhaltenden Symptome beeinträchtigten meine Schreibfähigkeit – mein Doktor behauptete natürlich, meine Depression sei schuld daran. Ich wurde zu einer richtigen Einsiedlerin, was meinen Mann und meinen Sohn stark belastete, und auch meine Freunde waren nicht allzu begeistert. Als ich Armour zum ersten Mal einnahm, war ich voller Hoffnung! Und ich fühlte mich auch besser. Als ich aber dachte, ich sei bereit, meine Dosierung auf 1 ½ Gran (90 mg) zu erhöhen, bekam ich Atemnot, mein Herz fühlte sich an, als würde es mir aus der Brust springen. Ich verspürte ein erschreckendes Engegefühl in der Brust – ich hatte furchtbare Angst! Ich fühlte mich, als würde ich aus meiner Haut kriechen.

Julies Geschichte ist nicht ungewöhnlich für viele Patienten, die mit getrockneter Schilddrüse beginnen, und deren Ärzte keine Ahnung von dem wirklichen Zustand der Nebennieren haben. Es treten eigenartige Reaktionen auf, worauf die Patienten meinen, sie reagierten allergisch oder sensibel auf die getrocknete Schilddrüse oder dass es einfach nichts für sie sei. Manche machen die Erfahrung bereits bei niedrigen Dosierungen, andere erst bei höheren.

Eine weitere häufige Situation bei Nebennierendysfunktion und gleichzeitiger Einnahme von getrockneter Schilddrüse ist ein erhöhter oder überdurchschnittlicher T3-Wert mit anhaltenden Unterfunktions-Symptomen (Versagen der Schilddrüsenhormone, die Zellen zu erreichen), oder ein hoher Wert an freiem T4 sowie ein niedriger Wert an freiem T3 (mit einer übermäßigen Menge an reversem T3). Ihr ahnungsloser, wenngleich wohlwollender Arzt denkt wahrscheinlich, Sie müssten Ihr Medikament nur reduzieren oder das T4 erhöhen, d.h. er ist nicht in der Lage, die Nebennieren-Puzzleteile richtig zusammenzusetzen.

Patienten fügen die Teile zusammen

Endlich, nachdem Patienten sich in Gruppen ausgetauscht, im Netz recherchiert und mit einem der wenigen verständigen Ärzten gesprochen oder dessen Worte gelesen hatten, ging uns in Bezug auf oben Gesagtes ein Licht auf. Wir würden nicht mehr sagen müssen: *„Natürliche Schilddrüsenhormone sind nichts für mich!"*, wir müssen nicht mehr Ärzten zuhören, die hartnäckig immer wieder dasselbe sagen. Wir erkannten, dass diese eigenartigen Probleme, die wir vor oder nach der Einnahme von getrockneter Schilddrüse bemerkten, mit den Hochs und Tiefs der stressabhängigen Cortisolproduktion und ihrer negativen Auswirkung auf die Schilddrüsenhormonaufnahme zusammenhingen.

Im *International Hormone Society's Consensus Group statement*[14] sagt Thierry Hertoghe[14]:

> *Die Intoleranz könnte durch die Aktivität des orthosympathischen Nervensystems bedingt sein, die oft im Zusammenhang mit einem niedrigen Cortisolwert steht sowie mit einer übermäßigen und schnellen Umwandlung von Thyroxin in Triiodthyronin, das diese Patienten leicht in einen Zustand mit einem übermäßigen T3-Spiegel, also Hyperthyroismus, versetzt und die orthosympathische Aktivität weiter steigert.*

---

14 *www.fsaam.comv*

Aber die Erfahrung der Patienten lässt darauf schließen, dass die Symptome durch einen Überschuss an Adrenalin anstatt allein durch das hohe T3-Level bedingt sind; infolgedessen bewirkt die Umwandlung einen Überschuss an reversem T3 und entsprechende Probleme in der Aufnahme durch die Zellen.

In zwei Sätzen würde ich es so zusammenfassen: Für das Einnehmen getrockneter Schilddrüse oder eines anderen T3-Produkts sind adäquate oder bestimmte Cortisollevel entscheidend. Ohne gute Cortisolwerte wird es zwangsläufig zu Problemen kommen!

Warum einige Ärzte uns nicht auf unsere Nebennierendysfunktion aufmerksam gemacht haben

Medizinische Lehrbücher besprechen die Addison-Krankheit oder das Cushing-Syndrom – das extreme Tief und das offenkundige Hoch der dysfunktionalen Cortisolausschüttung. Bei der Addison-Krankheit, benannt nach dem englischen Arzt, der die Krankheit als erster in einer Publikation aus dem Jahr 1855 beschrieb, werden die Drüsen meist aufgrund eines Autoimmunangriffs fortschreitend zerstört. Der Ausdruck Adrenale Insuffizienz beschreibt die Folgen der Addison-Krankheit.

Unser Nebennierenproblem wird treffender als *adrenale oder HPA-Dysfunktion beschrieben,* da es sich eher um eine Dysfunktion oder Erschöpfung handelt als um einen Krankheitsverlauf. Es kann gleichzeitig sowohl zu einem hohen oder niedrigen Cortisolwert wie auch zu Cortisol-Resistenz führen. Manche Betroffenen fallen auf das Addison-Niveau herab, bei anderen bleibt der Nebennieren-Zustand in der Schwebe. Bislang wurde die äußerst problematische Variabilität an Nebennierenstörungen von Ärzten häufig übersehen. Wahrscheinlich ist sie um einiges verbreiteter als allgemein angenommen.

Da die Ärzte der T4-Substitution und dem TSH-Wert blind vertrauen und es zudem versäumen, unsere jahrelange Beschäftigung mit anhaltenden Hypothyreose-Problemen zu würdigen, haben sie vielleicht nicht die geringste Ahnung, was tatsächlich vor sich geht. Ausnahmen sind überaus selten. Wenn dann doch einmal ein Wunder geschieht und ein Arzt getrocknete Schilddrüse verschreibt, übersieht er leider häufig, was auf dem Beipackzettel, beispielsweise von Armour, hergestellt von den Forest Laboratories, zu lesen ist:

Schilddrüsen-Hormonpräparate sind grundsätzlich kontraindiziert für Patienten mit diagnostizierter, aber nicht behobener Nebennierenrinden-Insuffizienz...

In seinem Buch *Adrenal Fatigue, The 21st Century Stress Syndrome* fügt James L. Wilson hinzu, dass neben der mangelhaften Ausbildung, Mediziner heutzutage durch die Ärztliche Aufsichtsbehörde, die Krankenversicherungen und die Pharmaindustrie sowie durch die Erwartungshaltung der Patienten auf rasche Genesung erheblich unter Druck stehen.[15]

Wenn ein Arzt den Faktor Nebenniere tatsächlich erkennt, kann es sein, dass er oder sie die Nebennieren-Dysfunktion, die Hypothyreosepatienten als unangenehm erleben, als „leichte Schwäche" beschreibt, da sie nicht so schwerwiegend ist wie eine durch die Addison-Krankheit bedingte autoimmune Zerstörung der Nebennierenrinde. Die Nebennierenstörung, die Hypothyreosepatienten wahrnehmen, ist eine dysfunktionale Mischung aus einer zu großen Cortisolproduktion zu einer Tageszeit und einer zu geringen Cortisolmenge zu einer anderen. Das führt zu unzähligen Problemen, die kein Patient als „leicht" bezeichnen würde.

Weitere Faktoren, die zu unserer Nebennieren-Erschöpfung beitragen

Wir Schilddrüsenpatienten vermuten, dass auch die übermäßigen Zusätze an Fluoriden und Chloriden in der öffentlichen Trinkwasserversorgung zu gestressten Nebennieren führen. Künstliche Fluoride, die dem Wasser, der Zahnpasta und bestimmten Lebensmitteln und Getränken zugesetzt werden, sind bekannt für ihre Eigenschaft, die Schilddrüsenfunktion zu reduzieren – vor Jahrzehnten wurden Fluoride sogar für die Behandlung von *Hyper*thyreose eingesetzt. Unsere reduzierten T3-Level verursachen den Nebennieren dann letztendlich Stress.

15 S. 52

Und wer weiß, wie das Quecksilber in unseren Impfstoffen und Füllungen, organische Bromverbindungen in Pestiziden und Nahrungsmitteln, Plastik für Trinkflaschen und Schadstoffe wie PCB sowie pharmazeutische Rückstände, die in unsere Trinkwasserversorgung sickern, den Stress unserer Nebennieren beeinflussen?

Ein dauerhaft belastender Lebenswandel kann den Stress unserer Nebennieren noch verstärken, da diese die Aufgabe haben, uns bei der Stressbewältigung zu unterstützen. Stressfaktoren steigern unseren Nährstoffbedarf. Dieser Bedarf kann nicht durch einen tendenziell übermäßigen Verzehr von Kohlenhydraten gedeckt werden.

Adrenale Erschöpfung als HPA-Dysfunktion

Obwohl „adrenale Erschöpfung" die gängige Bezeichnung für einen niedrigen Cortisolwert ist, kann das Problem weiterreichend sein, als der Name vermuten lässt. Das beschreibt Dr. Kent Holtorf in seinem Paper *Diagnosis and Treatment of Hypothalamic-Pituitary-Adrenal (HPA) Axis Dysfunction in Patients with Chronic Fatigue Syndrome (CFS) and Fibromyalgia (FM) (Diagnose und Behandlung der Hypothalamus-Hirnanhangdrüsen-Nebennieren (HDA)-Achsen-Dysfunktion bei Patienten mit chronischem Erschöpfungssyndrom (CFS) und Fibromyalgie (FM))* im Journal of Chronic Fatigue Syndrome 14.3. 2008. Holtorf vermutet eine erschöpfte HPA-Achse (Kommunikation von Hypothalamus über die Hirnanhangdrüse mit den Nebennieren) als das eigentliche Problem, selbst wenn die exakte Dysfunktion nicht bekannt ist. Die HPA-Achse funktioniert wie eine perfekte, menschliche Rube-Goldberg-Maschine voller Kettenreaktionen, die, wenn sie nicht einwandfrei arbeitet, die gesunden Aktionen anderer Organe, darunter auch der Schilddrüse, der Nebennieren und der Sexualhormone beeinträchtigt.

Fazit: Eine beträchtliche Anzahl an Schilddrüsenpatienten besitzt schwache Nebennieren, die einen niedrigen Cortisollevel bewirken und den Hypothyreose-Zustand noch verstärken.

Zwei Arten von Nebennieren-HPA-Achsen-Erschöpfung: primäre und sekundäre Erschöpfung

Fortwährende Unterfunktion aufgrund ausschließlicher T4-Substitution und der Verwendung minderwertiger TSH-Tests, durch Chemikalien, Amalgamfüllungen, unausgewogene Ernährung und chronischen Stress führen zu der sogenannten *Primären Adrenalen Fatigue,* der inadäquaten Ausstoßung von Cortisol durch die Nebennieren, und zu einem hohen Level an ACTH (Adrenocorticotropes Hormon), das von der Hypophyse aus anklopft. (*Als Primäre Adrenale Insuffizienz* wird die Addison-Krankheit bezeichnet, die gewöhnlich von einer Autoimmunerkrankung oder sogar Tuberkulose ausgeht.)

Sekundäre Adrenale Fatigue/Sekundäre Adrenale Insuffizienz wird durch die Unfähigkeit der Hirnanhangdrüse verursacht, den ACTH-Boten auszusenden – dies wird auch *Hypopituitarismus* genannt. Es liegen eine Reihe Ursachen vor, die von einer Kopfverletzung, über starken Blutverlust, einen Tumor an der Hirnanhangdrüse und eine virale Implikation...bis hin zu Antikörpern reichen, die sich gegen die Hypophyse richten. Gewöhnlich wird die Sekundäre Fatigue aufgrund niedriger Cortisol- und Schilddrüsenhormonlevel sowie eines niedrigen Serum-ACTH entdeckt. In vielen Fällen ist sie unheilbar, und die fehlenden Hormone müssen ein Leben lang substituiert werden.

Die komplette Liste von Symptomen adrenaler Dysfunktion

Auf der dritten Seite dieses Kapitels habe ich einige Anzeichen für ein Nebennierenproblem aufgelistet. Es müssen jedoch noch weitere beachtet werden. Die folgende Liste ist eine vollständigere Aufzählung von tatsächlichen Symptomen eines niedrigen Cortisollevels, wie sie uns von Patienten, bei denen Nebennierenstörungen bestätigt wurden, seien es primäre oder sekundäre, oder eine Mischung aus Hochs und Tiefs, beschrieben wurden. Einige dieser Symptome, insbesondere das Zittern, können auf einer Adrenalin-Überproduktion der Nebennieren bei gleichzeitig niedrigem Cortisollevel beruhen:

- anhaltende Hypothyreose-Symptome bei hohem T3-Wert
- zittrige Hände; inneres Zittern
- Diarrhö
- Herzklopfen
- „Untergangsstimmung", Panik
- irrationale Ängste
- generelle oder lokale Schwäche
- Unfähigkeit, mit Stress umzugehen
- Unfähigkeit, mit anderen umzu-gehen
- Unfähigkeit, sich zu konzentrieren
- Wutanfälle oder plötzlicher Zorn
- emotionale Hypersensibilität
- Überreaktionen
- stark defensiv
- Paranoia
- Verschärfte Reaktionen auf Alltagsstress
- Ungeduld
- leichte bis mittlere Hypoglykämie
- tagelange Erholungsphasen selbst nach geringen Anstrengungen
- grippeähnliche Symptome
- Kopfschmerzen (bei vielen)
- Schmerzen am ganzen Körper
- anhaltende Entzündungen
- hypersensible Haut (Widerstreben, berührt zu werden)
- extreme Müdigkeit
- schmerzende Kopfhaut
- hohes Östrogenlevel
- Nervosität
- Ungeschicklichkeit
- Verwirrung

- Überspannt oder aufgedreht sein
- Tollpatschigkeit
- Verwirrtheit
- plötzlicher Heißhunger
- schlechte Nährstoffabsorption
- hypersensibel gegenüber Zusatz-stoffen
- geringe Magensäure
- leichte Rückenschmerzen
- dumpfes Gefühl
- unklares Denken
- Nervosität oder Schreckhaftigkeit
- Muskelschwäche
- Atemnot
- Schwindelgefühl
- Benommenheit
- Reiseübelkeit
- Kaffee wirkt einschläfernd
- morgendlicher Kaffeebedarf
- sich übergeben müssen, wenn man leichte Steigung hi naufläuft
- Übelkeit durch Bewegung
- bei jedem Aufstehen wird es dem Patienten schwarz vor Augen
- dunkle Ringe unter den Augen
- nächtliches Erwachen
- häufiger Harndrang
- RBS (Reizdarmsyndrom)-Symptome
- zunehmende Allergien
- Wohlergehen steigt nach 18Uhr
- Schmerzen im Nebennierenbereich

Patienten wissen jetzt, dass es wichtig sein kann, eine erschöpfte Nebennierenfunktion zunächst auszuschließen, bevor mit der Substitution durch getrocknete Schilddrüse begonnen wird oder kurz danach, wenn einige der genannten Symptome auftreten. Eigentlich sollte auf eine dysfunktionale oder schwache Ne-

bennierenfunktion auch dann untersucht werden, wenn – noch
– keine Symptome zu erkennen sind.

Wenn Sie das Thema Nebenniere bei Ihrem Arzt ansprechen

Wenn Sie bei Ihrem Arzt erwähnen, dass Sie meinen, Symptome einer adrenalen Dysfunktion bei sich entdeckt zu haben, wird er häufig einen der folgenden Tests bei Ihnen durchführen lassen:

1. ACTH Stimulationstest, auch Stim-Test genannt:

Mit diesem Test wird die Nebennierenreaktion auf eine Stimulation durch das ACTH (Adrenocorticotrope Hormon) gemessen. Das ACTH wird durch die Hirnanhangdrüse ausgestoßen, um die Nebennieren zu einem Freisetzen bestimmter Hormone anzuregen, ebenso wie das TSH von der Hirnanhangdrüse freigesetzt wird, um die Schilddrüse zur Produktion von Hormonen anzuregen. Der ACTH-Stim ist ein ausgezeichneter Test, um ein Problem mit dem ACTH zu erkennen, so dass ein eventuell vorliegender Hypopituitarismus diagnostiziert werden kann.

Wenn Hypothyreose-Patienten jedoch unter der typischen primären Form der Nebennierenerschöpfung leiden, gibt es drei Probleme mit dem Stim-Test: Erstens verwendet der Test eine Glockenkurve, um anormale Cortisollevel zu erkennen und geht davon aus, dass eine anormale Funktion nur in den oberen oder unteren 2% der Kurve erscheint, wo dann die Addison-Krankheit oder das Cushing-Syndrom abzulesen wären. Zweitens misst der ACTH-Stim-Test die Fähigkeit der Nebenniere, stimuliert zu werden, nicht die Fähigkeit, genügend Cortisol zu produzieren. Daher kann eine Nebennierenerschöpfung vorliegen, ohne dass sie in den Extremen der Kurve erscheint. Dadurch wirkt das ACTH normal, und der Arzt sieht sich veranlasst, eine Nebennierendysfunktion auszuschließen. Drittens ist die Stimulation um das Hundertfache stärker, als der Körper sie jemals auslösen könnte. Daher kommt es zu einer atypischen Reaktion.

2. Blutserum-Cortisoltest:

Der Einmal-Bluttest macht eine genaue Angabe über die Tageszeit, zu der das Blut entnommen wurde. Gegen 8 Uhr morgens ist ein Höchstwert zu erwarten, zwischen 11 und 12 Uhr liegt der Wert noch im oberen Viertel des Referenzbereichs, sogar noch nahe an den Morgenwerten. Gegen 16 – 17 Uhr bewegt sich der Wert dann im mittleren Bereich oder leicht darunter. Es sollte nicht Ihr Ziel sein, einfach nur „irgendwo" im Normbereich zu liegen.

Ein Problem für die Aussagefähigkeit des Einmal-Bluttests ist jedoch, dass bei Nebennierenerschöpfung zu einer Tageszeit (und nur zu einer) die richtige Cortisolmenge produziert wird. Wenn gerade zu dieser Zeit eine Blutprobe entnommen wird, kann es daher sein, dass Ihr Arzt Sie fälschlicherweise für gesund erklärt.

3. 24-Stunden-Urintest:

Innerhalb eines Zeitraums von 24 Stunden muss bei diesem Test Urin in einem Behälter gesammelt werden. Morgens gehen Sie zunächst normal zur Toilette, danach sammeln Sie Ihren Urin in diesem speziellen Behälter. Die Ergebnisse liefern einen Durchschnittswert für den gesamten Tag, daher können Sie möglicherweise keine Aussage darüber treffen, wann genau Ihr Cortisolspiegel hoch oder tief ist, da diese Werte bei einer Nebennierenerschöpfung wechseln.

4. Über-Nacht-Metyrapon- oder Dexamethasontest:

Er wird selten angewendet, der Vollständigkeit halber sollte dieser Test jedoch zumindest erwähnt werden. Der Metyrapontest stellt fest, ob eine mangelhafte Produktion an Cortisol vorliegt oder nur eine geringe Reserve vorhanden ist und ermittelt die Fähigkeit der Hypophyse, ausreichend ACTH zu produzieren, wenn der Cortisolspiegel erniedrigt ist. Der Dexamethasontest misst die Reaktion der Nebenniere auf ACTH. Die Patienten werden üblicherweise aufgefordert, das Präparat zur Schlafenszeit zusammen mit einem Snack einzunehmen, der eigentliche

Test findet dann am nächsten Morgen statt. Da die meisten Patienten nicht unter dieser Form von Nebennierenerschöpfung leiden, kann es sein, dass der Test Ihnen nicht die gewünschten Informationen liefert.

Die beste Möglichkeit, festzustellen, ob eine Nebennierendysfunktion vorliegt

Es ist ratsam, zunächst zu Hause einige Selbsttests durchzuführen. Der erste Teil besteht aus einem Fragenkatalog, den ich „Discovery Schritt 1" nenne. Erst im zweiten Schritt, „Discovery Schritt 2", folgen die eigentlichen Tests.

DISCOVERY SCHRITT 1:

Wenn Sie irgendeine der folgenden Fragen mit „Ja" beantworten, insbesondere bei zwei oder mehr Fragen, ist ein vorliegendes Nebennierenproblem zumindest nicht auszuschließen:

1. Fällt es Ihnen schwer, nachts einzuschlafen?
2. Wachen Sie nachts häufig auf?
3. Fällt es Ihnen schwer, morgens wach zu werden, oder sich nach dem Aufwachen erholt zu fühlen?
4. Stört Sie helles Licht mehr, als es sollte?
5. Werden Sie leicht von Lärm erschreckt?
6. Nehmen Sie die Dinge häufig zu ernst und gehen leicht in die Defensive?
7. Haben Sie das Gefühl, dass Sie mit manchen Menschen nicht gut umgehen können oder bestimmte Ereignisse in Ihrem Leben nicht bewältigen?
8. Benötigen Sie lange Zeit, um sich von einem stressreichen Ereignis zu erholen?
9. Fühlen Sie sich zittrig, fangen Sie an zu schwitzen, oder wird Ihnen übel, wenn Sie etwas zu essen benötigen?
10. Wird Ihnen übel, wenn ein anstrengendes Ereignis bevorsteht?

11. Erscheint es Ihnen, als würden Sie sich häufig nach Salzigem sehnen?

12. Geht es Ihnen nach 18 Uhr bedeutend besser?

Richtig, ein „Ja" kann bei manchen Fragen auch auf andere Ursachen deuten, Beispielsweise kann es durch die Menopause zu nächtlichem Erwachen kommen. Doch wenn Sie auf mehr als zwei Fragen mit „Ja" antworten, können Sie eine Nebennierenstörung vermuten.

DISCOVERY SCHRITT 2:

In diesem Schritt können Sie sich zwischen drei Tests entscheiden: dem Pupillen-, Temperatur- und/oder Blutdrucktest. Möchten Sie nur einen Test durchführen, dann liefert Ihnen der Temperaturtest ausgezeichnete allgemeine Informationen zu Ihrer Nebennieren-Dysfunktion. Der Pupillentest ist besonders aussagefähig, wenn ein niedriger Aldosteronwert vorliegt (Aldosteron ist ein Nebennierenhormon). Wenn Sie alle drei Tests machen, erhalten Sie dementsprechend umfangreiche Informationen. Wir danken Dr. James Wilson, dem Autor von Adrenal Fatigue: The 21st Century Stress Syndrome (Nebennierenerschöpfung: Das Stress-Syndrom des 21. Jahrhunderts) dafür, dass er uns durch sein höchst empfehlenswertes Buch auf den Pupillentest, wie auch auf die Blutdruckbeurteilung aufmerksam gemacht hat, ebenso gilt unser Dank Dr. Bruce Rind (www.drrind.com), durch den wir von dem Temperaturtest erfahren haben.

- **PUPILLENTEST (zur Bestimmung des Aldosteronlevels):** Stellen Sie sich in einem abgedunkelten Raum vor einen Spiegel. Richten Sie von der Seite (nicht von vorn) ein helles Licht, beispielsweise eine Taschenlampe oder eine Stablampe, in Richtung auf Ihre Pupillen, und halten Sie das Licht für ungefähr eine Minute. Beobachten Sie Ihre Pupillen genau. Bei Nebennierenerschöpfung (insbesondere bei niedrigem Aldosteron, einem weiteren Nebennierenhormon) wird die Pupille sich verengen, aber zucken und sich schließlich wieder weiten oder offensichtlich im Bemühen, sich zusammenzuziehen, zwischen Weiten und Verengen schwanken. Bei gesundem Aldosteronspiegel sollte die Pupille in der Lage sein, sich zu verengen und mindestens eine Minute lang so zu verharren, eventuell mit minimalen Schwankungen. Bei manchen Patienten, deren Nebennierendysfunktion bereits diagnostiziert wurde, reagieren die Pupillen auf diesen Test normal, da ihr Aldosteronlevel noch nicht beeinträchtigt ist.

- **TEMPERATURTEST:** Durch dreimal tägliches Messen der Körpertemperatur kann der Schilddrüsen- und Nebennierenzustand bestimmt werden. Die erste Messung findet drei Stunden nach dem Aufstehen statt und dann jeweils alle drei Stunden. (Wenn Sie sich direkt vor der bestimmten Zeit sportlich betätigt oder etwas gegessen haben, sollten Sie weitere 20 Minuten warten.) Dann berechnen Sie den Mittelwert für den Tag. Wiederholen Sie dies an mindestens fünf oder sechs aufeinanderfolgenden Tagen. Wenn Ihre Durchschnittstemperatur von Tag zu Tag um mehr als 0,1°C schwankt, benötigt Ihre Nebenniere Unterstützung. Auf Dr. Rinds Website[16] finden Sie eine Graphik, die Sie herunterladen können. Im folgenden die durchschnittlichen Werte einer Patientin mit diagnostizierter Nebennierenerschöpfung (und schlecht therapierter Hypothyreose):

Dienstag: 36,67°C

Mittwoch: 36,83°C

Donnerstag: 36,61°C

Freitag: 36,89°C

Samstag: 36,67°C

Sonntag: 36,61°C

---

16 *www.drrind.com*

Wie Sie sehen, differieren die Tiefsttemperatur (36,61°C) und die Höchsttemperatur von (36,89°C) um 0,28°C voneinander. Dies deutet auf eine Nebennierendysfunktion. Auf seiner überaus empfehlenswerten Website *(http://www. drrind.com/therapies/metabolic-temperature-graph#intro)* gibt Dr. Bruce Rind weitere Hinweise zum besseren Verständnis der Temperaturbestimmung und -aufzeichnung: Wenn die Temperatur schwankt, aber generell niedrig ist, benötigen Sie mehr Unterstützung sowohl für Ihre Nebenniere als auch für Ihre Schilddrüse. Wenn Sie schwankt, aber sich im Durchschnitt um 37°C bewegt, muss nur Ihre Nebenniere behandelt werden. Bei konstanter, aber niedriger Temperatur, muss das Schilddrüsenhormon substituiert werden, und die Nebenniere sollte in Ordnung sein.

HINWEIS: *Der Vergleich der durchschnittlichen Körpertemperaturen ist zudem eine ausgezeichnete Methode, um zu überprüfen, ob der Cortisolspiegel Ihrem Bedarf entspricht. Nach jeder Steigerung von HC (Hydrocortison) müssen Sie zunächst fünf Tage warten, bevor Sie diesen Test durchführen. Schwankt die Temperatur um mehr als 0,1 – 0,2°C, ist das ein Hinweis darauf, dass das HC erhöht werden muss. Manche Patienten meinen, diese Temperaturen sollten nicht mehr als 0,1°C voneinander abweichen.*

Patienten haben festgestellt, dass Quecksilberthermometer im Gegensatz zu den meisten digitalen Thermometern die genauesten Messergebnisse liefern. Digitale Thermometer können durch Erschütterung an Genauigkeit einbüßen, wenn sie mit Wasser in Kontakt kommen oder die Batterien alt sind. Auch Flüssigmetallthermometer wurden als Alternative gesehen, letztlich aber auch sie als zu ungenau abgelehnt.

Falls Sie ein Quecksilberthermometer benutzen, behalten Sie es lange genug unter der Zunge, um eine genaue Temperaturangabe zu erhalten, d.h. mindestens 5 – 7 Minuten. Quecksilberthermometer finden Sie im Internet, bei Veterinärausstattern und mit etwas Mühe in Antiquitätenläden. Broda O. Barnes, der Autor des Buches *Hypothyroism: the Unsuspected Illness (Hypothyreose: die unerwartete Krankheit)* empfiehlt, das Thermometer 10 Minuten lang unter dem Arm zu behalten – für die morgendliche

Basaltemperatur kann das ideal sein. Doch erwähnt er auch, die Genauigkeit entspräche der oralen Messung unter der Zunge. Die meisten Patienten ziehen die orale Methode vor.

- **BLUTDRUCKTEST:** Messen Sie Ihren Blutdruck zweimal, und vergleichen Sie – einmal messen Sie im Sitzen oder Liegen, das andere Mal stehend. Ruhen Sie sich zunächst fünf Minuten aus (sitzend oder liegend), bevor Sie die erste Messung vornehmen. Stehen Sie dann auf, und messen Sie sofort noch einmal. Bei denjenigen unter Ihnen, deren Nebennieren gesund sind, wird der Blutdruck um 10 – 20 Punkte steigen, um Blut in Ihr Gehirn zu pumpen. Mindestens bleibt der Blutdruck gleich. Fällt der Blutdruck aber nach dem Aufstehen, ist das ein Hinweis auf eine Nebennieren-Erschöpfung. Der Grad, zu dem Ihr Blutdruck im Stehen fällt, ist oft proportional zu dem Grad der Erschöpfung Ihrer Nebenniere. Wir haben festgestellt, dass, wenn der Test morgens durchgeführt wird, der Nachweis genauer ist als wenn man abends misst. Wir empfehlen jedoch, zu beiden Tageszeiten zu testen, da der eine Test normal ausfallen kann und erst der zweite auf eine Störung hinweist.

DISCOVERY SCHRITT 3:

Wenn sie einige Fragen mit „Ja" beantwortet haben, kann, so haben Patienten festgestellt, ein **24-Stunden-Nebennieren-Speicheltest sinnvoll sein**, der rezeptfrei zu bestellen und zu Hause durchzuführen ist. In Anhang D finden Sie Anbieter solcher Speicheltest-Kits.

Um ein authentisches Bild Ihrer Nebennierenfunktion zu erhalten, sollten Sie die vorhergehenden zwei Wochen keine Cortisol-Medikamente oder Ergänzungsmittel für die Nebenniere zu sich genommen haben[17]. Frauen müssen bei einem Speichel-Cortisoltest nicht auf ihren Zyklus achten, es sei denn, sie überprüfen zur gleichen Zeit den Progesteron-Spiegel. Ein solcher Test müsste obligatorisch am 21. Tag des Zyklus stattfinden.

---

17 *www.macses.ucsf.edu/Research/Allostatic/notebook/FAQs-salivcort.pdf*

Von Vorteil ist, dass die Speichelmethode, was ein Bluttest nicht gewährleisten könnte, das Level des freien und verfügbaren Cortisols testet und dass der Test über den Tag verteilt durchgeführt wird, so dass die zyklische Tages-Nebennierenfunktion beurteilt werden kann. Desweiteren haben wir festgestellt, dass die Ergebnisse des Speicheltests offenbar genau zu unserem jeweiligen Empfinden, zu unseren Symptomen passten.

Als Vorbereitung auf einen Speicheltest kann es hilfreich sein, am Tag zuvor viel Flüssigkeit zu sich zu nehmen. Am Testtag selbst sollten Sie eine Zitrone zur Hand haben, an der sie riechen können. Dadurch wird die Speichelproduktion angeregt. Meist dauert es 20 – 30 Minuten, bis eine Ampulle gefüllt ist.[18]

WICHTIG: Wenn Sie auch Ihre Schilddrüse testen wollen, nehmen Sie an dem entsprechenden Tag Ihre getrocknete Schilddrüse vorher nicht sublingual ein, sonst können sich noch Rückstände im Speichel befinden. Und auch wenn Sie eine Tablette schlucken, besteht die Gefahr, dass das freie T3 zu hoch ausfällt, denn T3 erreicht ungefähr zwei Stunden nach der Einnahme einen Spitzenwert. Daher ist es empfehlenswert, das Schilddrüsenmedikament sofort nach der Mittagsprobe und dann wieder nach dem 17 Uhr-Test einzunehmen.

Müssen Sie aus irgendeinem Grund den Test unterbrechen, frieren Sie die Proben, die Sie bereits entnommen haben, ein, und fahren Sie am nächsten Tag fort. Auf jeden Fall müssen die Proben einen Tag nach dem Test per *Express-Versand über Nacht verschickt werden*. Ansonsten leidet der Speichel unter der verzögerten Lieferung, und die Werte werden verfälscht.

Vorteile des Speicheltests gegenüber dem Bluttest

Cortisollevel können über den Tag verteilt variieren, daher werden bei einem Speicheltest Proben zu mindestens vier [in Deutschland drei] verschiedenen Zeiten entnommen, meist um 8 Uhr morgens, um die Mittagszeit, zwischen 16 und 17 Uhr und zwischen 23 Uhr und Mitternacht. Bei manchen Tests müssen Sie sechs Proben nehmen – es kommen Nachtergebnisse hinzu. Für

18 *www.macses.ucsf.edu/Research/Allostatic/notebook/FAQs-salivcort.pdf*

einen Speicheltest benötigen Sie kein Rezept, und Sie können ihn bequem zu Hause durchführen.

Ärzte haben scheinbar wenig Erfahrung mit Speicheltests oder lehnen sie schlichtweg ab. Zwar haben auch wir die Speicheltestergebnisse zur Bestimmung von Schilddrüsenantikörpern und weiblichen Hormonen in Frage gestellt – sie erscheinen manchmal unwahrscheinlich. Und wenn der Versand des Speichels sich verzögert, können die Ergebnisse ein verzerrtes Bild liefern. Doch bei Cortisolspeicheltests stimmten die Resultate immer mit unseren durch einen niedrigen Cortisolwert und eine Nebennieren-Insuffizienz bedingten Symptomen überein. Daher empfehlen wir Ihnen, die Ergebnisse bei dem nächsten Arzttermin mitzunehmen und Ihrem Arzt den Zusammenhang zwischen diesen Ergebnissen und Ihrem Empfinden zu erklären.

Im allgemeinen ist der Preis für einen Nebennieren-Speicheltest angemessen. Wenn jemand sich einen solchen Test dennoch nicht leisten kann oder in seinem jeweiligen Heimatland ein solcher nicht angeboten wird, aber aufgrund der Fragen und Testss in Discovery Schritt 1 und 2 oder infolge von Überreaktionen auf zu niedrige Dosierungen natürlicher Schilddrüsenhormone auf erschöpfte Nebennieren zu schließen ist, kann es ratsam sein, unter Anleitung eines Arztes mit Cortisol-Präparaten zu „experimentieren". Eine genauere Beschreibung erhalten Sie im nächsten Kapitel. Aber Achtung: Die Werte eines hohen Cortisolspiegels können denen eines niedrigen Cortisolspiegels ähneln, daher legen wir Ihnen unbedingt den Speicheltest ans Herz.

Warum der Cortisol-Speicheltest der wichtigste Test für Sie ist

Auch wenn durch die Beantwortung der Fragen in Schritt 1 oder durch die Tests in Schritt 2 auch nur der Verdacht auf eine Nebennierenstörung vorlag, sahen Patienten sich geradezu gezwungen, einen Speicheltest durchzuführen. Warum? Erstens können die Symptome eines hohen Cortisolspiegels denen eines niedrigen Cortisolspiegels ähneln, die Behandlungsmethoden jedoch weichen voneinander ab. Zweitens kann der Test, da sich in der nächsten Phase hohe und niedrige Werte abwechseln, verraten, ob vielleicht Adaptogene oder freiverkäufliche Nebennierenrinde oder das auf Pflanzenbasis hergestellte Isocort für Ihre Behandlung erfolgversprechend sein könnten. Wenn drittens Ihr Speichel zu allen Tageszeiten einen zu niedrigen Cortisolwert anzeigt, wissen Sie, dass Sie HC benötigen. S. Kapitel 6.

Ihre Speichelwerte verstehen

Wenn Sie Ihre Nebennieren-Speichelwerte verstehen wollen, dürfen Sie sich nicht damit zufrieden geben, „im Normbereich" zu liegen. Vergleichen Sie daher Ihre Ergebnisse mit den Werten von Personen mit gesunden Nebennieren/mit gesunder HPA-Funktion. Bei gesunden Nebennieren/ bei gesunder HPA-Funktion finden sich folgende Werte:

> **8 Uhr morgens:** *im obersten Bereich, dadurch können Sie erfrischt aufwachen*
>
> **zwischen 11 und 12 Uhr:** *im oberen Viertel, aber weniger hoch als früh morgens*
>
> **zwischen 16 und 17 Uhr:** *im mittleren Bereich*
>
> **zwischen 23 Uhr und Mitternacht:** *im unteren Bereich, um Ihnen das Einschlafen zu erleichtern ; auf einer Skala von 1 – 4 läge der Wert dementsprechend bei 1.*

Weitere Tests, die man im Zusammenhang mit der Nebenniere in Betracht ziehen kann:

- DHEA (häufig durch den Speicheltest bestimmt)
- Aldosteron
- Kalium
- Natrium

DHEA (Dehydroepiandrosteron) wird von den Nebennieren sekretiert und ist eine Vorstufe von Testosteron bei Männern und Östrogen bei Frauen. Wenn der Cortisolwert steigt, sinkt das DHEA. Wenn der Cortisolwert fällt, versucht das DHEA noch einmal zu steigen.

Aldosteron ist ein Nebennierenhormon, das die Regulierung des Blutdrucks und des Blutvolumens unterstützt. Es verhindert, dass zu viel Natrium in den Urin gelangt und kontrolliert die Elektrolyt-Balance (Natrium, Kalium und weitere). Hypothyreose kann niedrige Aldosteronlevel verursachen. Wenn Sie zusätzlich zu einem niedrigen Cortisolspiegel einen niedrigen Aldosteronwert aufweisen, haben Sie überdies Symptome wie häufigen Harndrang nachts und Lust auf Salziges.

Natrium- und Kalium - Level können durch das Aldosteron beeinträchtigt sein und auch bei einer Hypothyreose sowie bei Verdauungsstörungen sinken, daher ist es wichtig, die Werte dieser beiden Elektrolyte zu testen. Auch den Magnesiumwert zu bestimmen kann ratsam sein.

Therapiemöglichkeiten für die Nebenniere

Am Anfang von Kapitel 6 werden Strategien erklärt, wie Sie Ihre Nebennieren bei Stress unterstützen können – durch Kräuter, Vitamine und eine allgemeine Verbesserung des Lebenswandels.

Wenn aber der Speicheltest hohe und niedrige Werte oder nur niedrige Werte ergibt, also einen Hinweis auf eine Nebennierendysfunktion oder Nebennierenerschöpfung liefert, kann es sein, dass Sie darüber hinaus noch etwas benötigen. Das reicht von pflanzlichen Adaptogenen, über Süßholzwurzel, bis hin zu rezeptfreier Nebennierenrinde oder Isocort. Bei generell ernsthaft erniedrigtem Cortisolwert, konnten Patienten durch T3-Einnahme entsprechend dem zirkadianen Rhythmus (dem Biorhythmus) oder mit verschreibungspflichtigem Hydrocortison (HC) Erfolge erzielen – letzteres ist insbesondere bei Patienten mit Hypopituitarismus oder denjenigen, denen morgendliches T3 nicht hilft, anwendbar.

Warum möglicherweise HC (Hydrocortison) benötigt wird

Diejenigen, deren Cortisolwerte über den ganzen Tag stark erniedrigt sind, und die das T3 für Ihre Nebennieren nicht dem zirkadianen Rhythmus entsprechend verwenden können (s. Kapitel 6), benötigen verschreibungspflichtiges Cortisol, Hydrocortison (HC) genannt, um das Fehlende zu ersetzen.

Ist es schwierig, einen Arzt zu finden, der sich mit der Behandlung einer ausgeprägten Nebennierenerschöpfung auskennt? Definitiv ja. Dennoch ist es nicht unmöglich. Außerdem jedoch ist es wichtig, dass Sie selbst recherchieren und alle Informationen, die Sie zu der Fatigue und ihrer Behandlungsweise erhalten, der großen Schar von Hypothyreosepatienten mitteilen. Zumindest ist es strategisch sinnvoll, sich einen Arzt zu suchen, der offen genug ist, Sie zwar auf Ihrem Weg zu begleiten, in Anerkennung Ihrer Erkenntnisse jedoch Ihnen die Führung überlässt.

Kontroverse

Bitte seien Sie sich dessen bewusst, dass Cortisol-Missbrauch in der Vergangenheit ernstzunehmende Nebenwirkungen hervorgerufen hat. Offenbar ist das der Grund für die ablehnende Haltung der Mediziner gegenüber der Einnahme von Cortisol. Doch wie Jeffries es in seinem Buch Safe Uses of Cortisol (Sichere Anwendung von Cortisol) formuliert: „Cortisol ist ein normales menschliches und zudem lebenswichtiges Hormon". In unserem Fall sprechen wir nur von „physiologischen" Dosierungen, nicht von großen, „pharmakologischen" Dosierungen, wie man sie früher verwendete. „Physiologisch" bezeichnet Dosierungen, die die normale Funktion ersetzen, ihr ähneln oder sie fördern, wohingegen „pharmakologisch" sich auf extrem hohe Dosierungen bezieht.

Wird Cortisol in Form von Hydrocortison (HC) verwendet, um zu kompensieren, was Ihre Nebennieren nicht liefern, werden manche behaupten, dass 20 mg HC einer Komplett-Substitution entsprechen. Steigern Sie diese Dosis, riskieren Sie eine permanente Unterdrückung der Nebennieren sowie der HPA-Achse (also der Kommunikation zwischen Hypothalamus,

Hypophyse und Nebennieren). Andere wiederum werden sagen, dass für eine Komplett-Substitution mindestens 40 mg benötigt werden. Die Frage bleibt also: Wieviel ist zu viel?

Ärzte sowie Patienten mit einer Nebennierendysfunktion haben festgestellt, dass bei vielen, wenn sie pauschal bei 20 mg oder einer noch geringeren Menge bleiben, die Schilddrüsenhormone nicht angemessen in die Zellen transportiert werden, unabhängig von dem, was Studien und Nachforschungen ergeben. Die Temperatur kann immer noch instabil sein, es wird zu viel Adrenalin produziert, und gewöhnlich zeigen sich auch noch Symptome eines niedrigen Cortisolspiegels. 20 mg können für manche eine physiologische (wohltuende) Dosierung sein, für andere dagegen nicht. Optimale HC-Mengen liegen meist zwischen 27,5 – 35 mg, gelegentlich höher, insbesondere bei Männern.

Ein wichtiger Aspekt wird dabei oft von Kritikern dieser hohen Dosierungen übersehen: die durch die Hypothyreose bedingten Verdauungsprobleme. Eine schlechte Absorption ist nicht ungewöhnlich – d.h. es besteht eine Unfähigkeit, vom gastrointestinalen Trakt aus, vor allem vom Magen und/oder Darm aus zu absorbieren. Symptome einer Absorptionsstörung können unauffällig sein, oder Sie leiden möglicherweise unter Diarrhö, Blähungen, Gasen, Reflux oder Unwohlsein. Um daher die gleiche Temperatur zu erreichen wie jemand ohne Verdauungsprobleme, benötigen Nebennierenpatienten eventuell mehr HC und Meersalz plus verdauungsfördernde Mittel wie Betain HCL oder einen Esslöffel Apfelessig in Wasser.

Etwas weiteres wird von Kritikern häufig übersehen: die größere biologische endokrine Cortisolproduktion bei Männern im Vergleich zu derjenigen bei Frauen, d.h. Männer benötigen gewöhnlich eine größere Substitutionsmenge HC, um ihre Nebennierendysfunktion in den Griff zu bekommen.

Wenn höhere Dosierungen nichts bewirken

Manche Patienten nehmen möglicherweise bereits die höhere Dosis HC zu sich und haben dennoch anhaltend Temperaturschwankungen und weiterhin Probleme. Der nächste Schritt kann dann sein, die Einnahme auf alle 3 anstatt alle 4 Stunden festzulegen. Wenn Sie also laut Zeitplan HC um 8 Uhr morgens, mittags, um 16 Uhr und zur Schlafenszeit eingenommen hätten, können Sie es nun mit 8 Uhr morgens, 11 Uhr, 14 Uhr, 17 Uhr und einer weiteren Einnahme zur Schlafenszeit versuchen.

Das Problem, stabile Temperaturwerte zu erreichen, kann auch auf ein leichtes Aldosteronproblem zurückzuführen sein. Dies wird im nächsten Kapitel behandelt.

Einige wenige Patienten mit guten Aldosteronwerten aber anhaltender Instabilität wechseln unter Anleitung ihres behandelnden Arztes zu Medrol (Methylprednisolon). Dabei handelt es sich um eine länger aktiv bleibende Variante, die nur zweimal am Tag eingenommen werden muss. Das HC dosieren diese Patienten dann dem Stressgrad entsprechend. Die meisten jedoch ziehen HC als hauptsächliches Behandlungsmittel vor.

Zeitspanne für den Nebennierenaufbau

Bei den meisten Hypothyreosepatienten mit Nebennierendysfunktion oder Nebennierenerschöpfung, muss die Therapie nicht ein Leben lang beibehalten bleiben. Aber bei manchen kann es einige Monate, sogar Jahre dauern, bis alle anderen Störungen behoben und die Nebennieren wieder stark genug sind, um eine langsame Entwöhnungsphase zu verkraften.

Die HC-Therapie muss zudem so weit ausreichend sein, dass die Nebennieren vom Stress befreit werden, die tägliche Temperatur stabilisiert wird und die Schilddrüsenhormone in der Lage sind, aufgrund besserer zellulärer Glucoselevel, die Zellen angemessen zu erreichen.

Für diejenigen mit einer sekundären Nebennierenerschöpfung oder einer auf einer hypophysären oder hypothalamischen Störung beruhenden geringen Cortisolproduktion, kann eine Substitution ein Leben lang erforderlich sein. Möglicherweise kann jedoch nach einer ersten Behandlung die Cortisolmenge etwas reduziert werden.

Wenn die Entwöhnung bei primärer Nebennieren-Erschöpfung nicht gelingt, kann eines von vier möglichen Problemen die Ursache sein: Erstens, die Dosis wurde nicht stark genug gesteigert, um die Temperatur zu stabilisieren; zweitens, selbst wenn die Temperatur stabilisiert wurde, konnte möglicherweise die Hypothyreose nicht vollständig substituiert werden oder die ideale Menge an HC wurde nicht lange genug beibehalten, um den Nebennieren Erholung zu verschaffen; drittens verlief die Entwöhnung zu schnell; oder viertens gibt es ein grundlegendes, unentdecktes und unbehandeltes Problem, z.b. es liegt ein niedriger B 12-, Ferritin-/Eisenwert vor, eine chronische Entzündung, die Lyme- Krankheit oder eine andere Störung – in jedem Fall ist eine je spezifische Therapie erforderlich.

Wenn die Entwöhnung erfolgreich verläuft, kann es hilfreich sein, die wiederhergestellte Nebennierenfunktion durch eine tägliche Dosis Vitamin C, durch B-Vitamine, Mineralien und Kräuter zu unterstützen sowie eine zusätzliche Stressdosis in belastenden Situationen einzuplanen. Benötigen Sie eine solche Zusatzdosis mehr als ein- bis zweimal pro Woche, haben Sie sich möglicherweise zu frühzeitig von HC entwöhnt.

Sollten Sie das Gefühl haben, dass Sie die natürlichen Schilddrüsenhromone nicht vertragen oder Probleme bei der Erhöhung der Dosis haben, sind Sie nicht der/die einzige. Ein erster Schritt zur Besserung wird es sein, erst einmal das Problem zu erkennen, und dann die Behandlung der dysfunktionierenden Nebenniere in Angriff zu nehmen.

Nebenniere – „Schmankerl":

- *Inneres „Zittern", innere Unruhe kann auf einen niedrigen Cortisolspiegel deuten; zittrige Hände stehen gewöhnlich in Zusammenhang mit einem erhöhten Cortisolwert.*

- *Kopfschmerzen können von niedrigem oder hohem Cortisolspiegel oder von einem niedrigen Kaliumwert herrühren.*

- *Einen gesunden Schlafrhythmus zu finden und jegliche körperliche Anstrengung zu vermeiden, ist bei der Behandlung gestresster Nebennieren wichtig.*

- *Die Körpertemperatur von Frauen kann während der Ovulation instabil sein.*

KAPITEL 6

Wie Ihre Nebennieren zu behandeln sind

Gerade für Schilddrüsenpatienten steht die Gesundheit der Nebennieren an oberster Stelle. Auch wenn sie gut funktionieren, benötigen die Nebennieren auf jeden Fall unsere Unterstützung. Liegt jedoch überdies eine Dysfunktion vor, ist eine angemessene Behandlung umso bedeutender.

In diesem Kapitel werden wir Ihnen zwei Strategien vorstellen: Die eine betrifft Patienten mit normaler Nebennierenfunktion, die lediglich unterstützt werden soll, die zweite gilt denjenigen, deren Cortisolspiegel zwischen hohen und niedrigen Werten schwankt oder dauerhaft niedrig ist, und denen es nicht gelingt, die Hypothyreose-Symptome durch Steigerung von natürlichen Schilddrüsenhormonen zu beseitigen. Informieren Sie unbedingt Ihren Arzt.

Nebennieren-Strategie Nr. 1: für Patienten mit gesunden Nebennieren, die nur in Stresszeiten Unterstützung benötigen

Wenn Speicheltests oder Symptome nicht auf ein Nebennierenproblem deuten, die Nebennieren jedoch durch emotionalen, biologischen oder physischen Stress beansprucht sind und unterstützt werden sollten, ist mittlerweile eine Vielzahl von Strategien bekannt, mit denen man den Nebennieren helfen und sie stärken kann. Gerade für Frauen in der Perimenopause oder zu Beginn der Menopause kann das von Nutzen sein. Wenn Sie beabsichtigen, diese rezeptfreien Methoden anzuwenden, empfehlen wir Ihnen dringend, Ihren Arzt davon zu unterrichten. **Wichtiger Hinweis:** *Patientenerfahrung hat wiederholt gezeigt, dass diese Strategien nicht ausreichend sind, wenn die Speichelproben im 24-Stunden-Nebennieren-Speicheltest eine dysfunktionale Mischung aus hohen und niedrigen Werten oder nur niedrige Werte in den zyklischen Cortisolleveln ergeben und überdies getrocknete Schilddrüse oder T3 nicht verwendet werden können. In diesem Fall sollten Sie die Nebennieren-Strategie Nr. 2 mit Ihrem Arzt besprechen und umsetzen.*

1. Vitamin C, B-Vitamine, Kräuter usw.

Die Nebennieren, insbesondere die Nebennierenrinde sowie das Mark benötigen im Körper den größten Vitamin C-Anteil. Aus diesem Grund war ich, die Autorin dieses Buches, wahrscheinlich niemals von einer Nebennierenerschöpfung betroffen, auch wenn ich durch die ausschließliche Substitution mit T4 extremem und anhaltendem Stress ausgesetzt war. Über all die Jahre habe ich stets große Mengen an Vitamin C zu mir genommen, und ich empfehle auch Ihnen, dieses unverzichtbare Vitamin in angemessenen Mengen in Ihren Ernährungsplan aufzunehmen, um die Funktion der Nebennieren zu unterstützen. Die erforderlichen Mengen ergeben sich individuell und liegen bei täglich ca. 1000 mg oder entsprechen generell dem, was Sie gut vertragen können, ohne dass es zu Darmproblemen kommt.

Ebenfalls von großer Bedeutung für eine Optimierung der Nebennierenfunktion sind sämtliche B-Vitamine. Suchen Sie sich daher einen gut ausbalancierten Vitamin B-Komplex. Enthalten sein sollten B1 (Thiamin), B2 (Riboflavin), B3 (Niacinamid), B5 (Pantothensäure), B6 (Pyridoxin) und B12 (Cobalamin), mit Schwerpunkt auf B5 und B6. B-Vitamine sind allgemein bekannt für ihre Fähigkeit, Auswirkungen von

Stress abzubauen, unsere Nahrung allein jedoch liefert uns keine ausreichenden Mengen.

In seinem hervorragenden Buch *Adrenal Fatigue: the 21st Century Stress Syndrome* empfiehlt James L. Wilson, die B- und C-Vitamine außerdem um Folgendes zu ergänzen: Vitamin E, Magnesium, Kalzium, Spurenelemente, Ballaststoffe und bestimmte Kräuter wie Süßholzwurzel, Wurzel und Blätter von Ashwagandha, koreanische Ginseng-Wurzel, sibirische Ginseng-Wurzel, Ingwer-Wurzel sowie Ginkgo-Blätter. Alle genannten Kräuter zählen zu den Adaptogenen, d.h. sie scheinen über Eigenschaften zu verfügen, die Ihnen dabei helfen, Stress besser zu bewältigen und einen eventuell hohen Cortisolspiegel zu senken oder eine Mischung aus hohen und niedrigen Werten auszugleichen.

Auch Rosenwurz ist ein beliebtes Kraut und Adaptogen, das ebenfalls gegen Auswirkungen von Stress eingesetzt wird und hilft, ein Nebennieren-Burnout zu vermeiden. Patienten berichten, dass bereits eine einzelne Dosis das Stressgefühl sowie den hohen Cortisolwert merklich senkt.

2. Lachen, und das Leben genießen

Auch Ihre Einstellung dem Leben gegenüber kann eine besondere Rolle für die dauerhafte Gesundheit Ihrer Nebennieren spielen. Bereits durch einfaches Lachen werden die Nebennieren positiv stimuliert und die parasympathische Versorgung gefördert.

Lachen wirkt sich so positiv auf die Gesundheit aus, dass es sogar bei einigen ernsthaften Krankheiten heilend wirkt. Norman Cousins hat dies erlebt und schildert es in seinem höchst empfehlenswerten Buch *Anatomy of an Illness (Anatomie einer Krankheit)*. Ich selbst erinnere mich an eine sehr stressreiche Zeit meines Lebens, in der ich mir regelmäßig und bewusst jede Episode von „America's Funniest Home Videos" (in Deutschland etwa: „Die Pannenshow") ansah. Ich hatte einfach nur Spaß dabei und konnte aus vollem Halse lachen.

Sie sollten unbedingt versuchen, etwas zurückzuschalten

und das Leben zu genießen. Die Nebennieren können keine Freude an einem Körper haben, der arbeitet und arbeitet und arbeitet, als sei kein Ende in Sicht. Die Nebennieren möchten, dass Sie kurz innehalten und beispielsweise einfach mal an den Rosen riechen oder etwas anderes Entspannendes und Erfreuliches genießen. Selbst Meditation und Yoga können die innere Freude fördern, die Ihre Nebennieren stärkt.

Diese Strategie bedeutet aber auch, dass Sie möglicherweise einige Stressfaktoren in Ihrem Leben oder zumindest die Art, wie Sie mit ihnen umgehen, ändern müssen. Was die Nebennieren schätzen, ist entweder eine Einstellung wie „Diesen besonderen Stress werde ich aus meinem Leben verbannen" oder *„Was ich nicht ändern kann, werde ich akzeptieren und nebenher noch Spaß haben."*

Sehen Sie Ihre Atmung nicht als etwas Selbstverständliches. Nehmen Sie sich ganz bewusst ein paar Momente, in denen Sie tief einatmen, den Atem halten und dann langsam wieder ausatmen. Schon das kann eine Stress-Spirale unterbrechen. Probieren Sie es gleich aus – Sie werden ein völlig neues Gefühl der Ruhe erleben.

3. Schlaf und Ruhe

Der körpereigene, natürliche Rhythmus ist gesund und wohltuend. Der Cortisolwert liegt dann in den Morgenstunden – um 8 Uhr oder früher – am höchsten, er hilft Ihnen dabei, wach zu werden und in die Gänge zu kommen. Gegen Abend erreicht er seinen Tiefststand und erleichtert so das Einschlafen.

Sie können nichts Schlimmeres tun, als die abendlichen Signale Ihres Körpers, der nach Schlaf verlangt, zu ignorieren. Carla erzählt:

Anscheinend habe ich die Gene meines Vaters – ich hasste es einfach, nachts zu Bett zu gehen. Ich weigerte mich, meine Näharbeit zur Seite zu legen, nur weil mein Körper schlafen wollte. Ich kämpfte regelmäßig mit ihm und legte mich wenn möglich nicht vor 2 Uhr morgens schlafen. Doch ich musste feststellen, dass ich tagsüber immer mehr und mehr müde war, und ich fühlte mich gestresst. So gab ich meinem Körper schließlich nach und ging zu Bett, wenn er danach verlangte, was meist gegen 23 Uhr der Fall war. Am Anfang weigerte ich mich noch, aber dann fühlte ich mich langsam viel besser. Und als Entschädigung dafür, dass ich so früh ins Bett musste, war mein Morgen jetzt viel angenehmer, und ich konnte mich erholt an die Arbeit machen.

4. Regelmäßige, kleine Mahlzeiten und mit Vernunft gewählte Ernährung

So hilfreich Ergänzungsmittel auch sein können, sind sie doch kein Ersatz für das, was vollwertiges Essen zu bieten hat – qualitätsvolle Proteine, Gemüse und Vollkorn anstelle von künstlich Aufbereitetem, in Maßen gesunde Fette und Öle und schwachglykämische Früchte wie Beeren. Die Nahrung liefert uns insbesondere in rohem Zustand die natürlichste Form von Vitaminen und Mineralien, Ballaststoffen und Phytonährstoffen. Letztere helfen bei der Bekämpfung von Krebs und fördern allgemein die Gesundheit. Zu den Phytonährstoffen gehören Carotinoide (das Obst und Gemüse, z.B. Möhren, färbt), Isoflavone (in Erdnüssen) oder Flavonoide (verantwortlich für die rote Färbung von Früchten). Flavonoide findet man zwar ebenfalls in Tee, leider enthält Tee jedoch auch Fluorid.

Bestimmte Nahrungsmittel dagegen wirken als Stimulantien und lösen bei den Nebennieren eine entsprechende Reaktion aus. Dazu gehören übermäßiger Zucker, einfache Kohlenhydrate und Koffein. Zu viel Zucker und Kohlenhydrate können überdies durch übermäßiges Insulin eine Insulin-Resistenz auslösen und bedeuten Stress für Ihre Nebennieren.

Eine weitere gute Essensstrategie ist es, mehrere kleinere Mahlzeiten anstatt nur zwei oder drei große zu sich zu nehmen. Dadurch wird der Blutzuckerspiegel aufrecht erhalten, und die Nebennieren werden weniger belastet, ebenso durch die Zugabe guten Proteins zu jeder Mahlzeit.

5. Sport sollte wohltuend sein und nicht die Nebennieren überstrapazieren

Je intensiver Ihr Workout, desto mehr fordert es von Ihren Nebennieren, d.h. Cortisol wird entsprechend der Intensität der körperlichen Anstrengung benötigt und ausgestoßen. Wenn Sie gestresst sind, wird Ihren Nebennieren viel abverlangt. Daher können insbesondere in Stresszeiten leichtere Übungen für die Gesundheit förderlicher sein.

6. Alkohol vermeiden

Leider ist gerade das Mittel, mit dessen Hilfe Sie Ihren Stress vielleicht gerne für eine Weile vergessen würden, Gift für Ihre Nebennieren. Zahlreiche Studien belegen, dass Alkohol nicht nur den Nebennieren signalisiert, sie sollten mehr Cortisol produzieren, sondern auch das Adrenalinlevel erhöhen kann.

Mit anderen Worten, Alkoholkonsum kann die gleichen Probleme auslösen wie emotionaler oder situativer Stress! Und was noch schlimmer ist: Wenn Sie aufhören mit dem Trinken, kann die Entwöhnung obendrein den Stress für Ihre Nebennieren steigern. So geraten Sie in einen Teufelskreis.

Finden Sie gesunde Wege zur Stressbewältigung, anstatt nach Alkohol zu greifen. Empfehlenswert sind beispielsweise Aktivitäten, die Ihnen Freude bereiten und Sie positiv ablenken – dem Hobby nachgehen, Backen, einen guten Film anschauen, leichte, sportliche Betätigung, manchmal reicht auch schon Mineralwasser mit Zitronensaft.

7. Rezeptfreie Unterstützung für die Nebennieren

Sofortige Unterstützung für Ihre Nebennieren bei chronischem Stress erhalten Sie durch qualitativ gute freiverkäufliche Nahrungsergänzungsmittel aus Ihrem Reformhaus. In vielen dieser Mittel ist rohe Nebennierendrüse enthalten. Ist das der Fall müssen Sie jedoch den Adrenalinanteil berücksichtigen.

Um eine unnötige Adrenalinzufuhr zu vermeiden, sind solche Ergänzungsmittel für die Nebenniere eine Alternative, die allein aus der Nebennierenrinde gefertigt werden. Lange Zeit war Isocort von der Firma Bezwecken bei den Patienten sehr beliebt, da es ausschließlich aus der Nebennierenrinde von Neuseelandschafen hergestellt wurde. Seit Anfang 2011 jedoch handelt es sich bei Isocort um ein fermentiertes, aus Pflanzen extrahiertes Cortisol. Auf dem Markt gibt es mittlerweile zahlreiche chemische Substanzen, die aus Pflanzen gewonnen werden. Als aus Pflanzen extrahiertes Cortisol kann Isocort zumindest bei geringerer Nebennierendysfunktion weiterhin hilfreich sein.

Den Herstellern von Isocort zufolge enthält ihr Produkt außerdem Echinacea in Form von Echinacea Purpurea (6 mg pro Kügelchen). Des weiteren: Laktose, Magnesiumstearat, stärkehaltige Pfeilwurz, Maltodextrin, mikrokristalline Zellulose, Magnesiumsilikat und Laktase. Der Cortisolanteil jedes Kügelchens sollte niedrig sein und eher bei 1,5 mg als bei den zuvor angegebenen 2,5 mg liegen.

Nebennieren-Strategie Nr. 2: für Patienten mit einer dysfunktionalen Nebenniere/mit einem niedrigen Cortisolwert

Obwohl viele Patienten obige Strategien als hilfreich empfinden, um gesunde Nebennieren kräftig zu halten, hat die Erfahrung gezeigt, dass sie gewöhnlich nicht ausreichen, wenn die Nebennierenfunktion geschwächt und, wie der 24-Stunden Speicheltest es herausstellt, der Cortisolspiegel niedrig ist.

Unterstützung durch freiverkäufliche Mittel

Wenn Patienten durch den Speicheltest, z.B. aufgrund einer Mischung aus hohen und niedrigen Werten tagsüber oder abends, feststellen, dass Ihre Nebennieren gestresst sind, ist das erste, was versucht werden sollte, die Verwendung von adaptogenen Kräutern, um die Reaktion des Körpers auf Stress auszugleichen. Als Beispiele sind zu nennen: Ashwagandha, Tragant,

Rosenwurz, Schisandra und andere Kräuter, außerdem einige Pilzarten wie Maitake, Reishi und Shiitake. Sie sollten über mehrere Wochen oder wenige Monate eingenommen werden, zur gleichen Zeit müssen Sie unbedingt auch die Ursache für den Stress in Angriff nehmen.

Sollten die Patienten lediglich einige wenige niedrige Cortisolbereiche entdecken, können sie mit einem Produkt wie Isocort beginnen, einem freiverkäuflichen, aus Pflanzen extrahierten Cortisol, oder mit einem anderen qualitativ hochwertigen Produkt, das nur aus Nebennierenrinde besteht und Cortisol liefert. Im Gegensatz zu „Nebennierendrüsen" enthält die Rinde kein Adrenalin, womit Sie schlafende Hunde wecken würden.

Alles in allem suchen Patienten nach effektiven Möglichkeiten, ihr Cortisolproblem anzugehen, damit die Schilddrüsenmedikamente besser anschlagen, ohne dass man dabei jedoch unbedingt auf verschreibungspflichtige Mittel zurückgreifen müsste.

Wenn die Speichelproben auf einen ernsthaft niedrigen Cortisolgehalt schließen lassen

Zwei Strategien sollten Patienten und ihre Ärzte ins Auge fassen, wenn das Cortisol durch die Speichelproben problematisch niedrig erscheint.

1. Früh morgens T3 einnehmen:

Der britische Hypothyreose-Patient Paul Robinson hat eine faszinierende Entdeckung gemacht: Eine schwache Nebennierenfunktion kann im Zusammenhang mit geringen T3- Leveln im Nebennierengewebe stehen. Und allein durch das Einnehmen von T3 kann man bereits eine verbesserte Funktion erzielen. Bei ihm hat es geklappt! Einschränkend weist er jedoch darauf hin, dass Diabetes oder andere Blutzucker-Regulierungsprobleme behandelt werden müssen und kein Hypopituitarismus oder Morbus Addison vorliegen dürfen, damit diese Vorgehensweise funktioniert.

Allgemein wichtige Punkte:

1. Der größte Anteil des Cortisols, das während des Tages benötigt wird, wird in den vier Stunden vor dem Aufwachen produziert. Wacht man beispielsweise gewöhnlich um 8 Uhr morgens auf, nehmen die Nebennieren um 4 Uhr ihre Arbeit auf. Das steigende Cortisollevel läßt Sie dann um 8 Uhr wach werden.

2. Wie die übrigen Organe benötigen auch die Nebennieren T3 für eine gute Funktionsfähigkeit, insbesondere während des Vier-Stunden-Zeitrahmens vor dem Aufwachen. Robinson zufolge können die Nebennieren jedoch nicht einwandfrei funktionieren, wenn die Mitochondrien, die das ATP für die Zellen und Zellkerne produzieren, ein nur ungenügendes Niveau an dem Schilddrüsenhormon T3 aufweisen.

3. Niemand sollte aufgrund der Symptome einen niedrigen Cortisolspiegel nur „vermuten", da sie denen eines hohen Spiegels ähneln können. Daher ist es wichtig, den Wert mit Hilfe eines 24-Stunden-Nebenniere-Speicheltests zu bestimmen, nicht über einen Bluttest (der nicht die zelluläre Ebene berücksichtigt). Zeigt der Speichel einen optimalen Cortisolwert am Morgen oder Mittag (siehe Anhang C), benötigen Sie T3.

4. Oben Genanntes im Hinterkopf kann eine verbesserte Nebennierenfunktion durch die Verwendung von T3 (als synthetisches T3 oder als Bestandteil eines natürlichen Schilddrüsenpräparats) erzielt werden. Wie sollte man vorgehen?

Eine Dosis von 10 μg T3 oder ein Gran getrockneter Schilddrüse sollte gewöhnlich 1 ½ Stunden vor dem Aufstehen eingenommen werden. Nach dem Aufwachen müssen der Puls, der Blutdruck und die Temperatur kontrolliert werden.

(Empfindliche Patienten beginnen mit 5 μg oder einem halben Gran getrockneter Schilddrüse).

Die Dosis sollte für eine Woche beibehalten werden, um festzustellen, ob ein positives Ergebnis erzielt, die Symptome verbessert werden können. Ist dies nicht der Fall, wird die Anfangsdosis um 2,5 – 5 μg T3 oder ein halbes Gran natürliche Schilddrüse gesteigert. Weiterhin ist darauf zu achten, ob sich das gewünschte Resultat einstellt. Viele Patienten stellen durch entsprechendes Beobachten mit der Zeit fest, dass sie bei 12,5 bis 5 μg T3 oder 1,5 Gran natürliche Schilddrüse ein positives Ergebnis erzielen. Daraufhin wird die Einnahme auf 2 Stunden vor dem eigentlichen Aufwachen verschoben. Dieses Verschieben um eine halbe Stunde bewirkt, wie Robinson erklärt, eine subtile, anhaltende Verbesserung. Die Dosis wird über einen gewissen Zeitraum beibehalten, dann weiter nach Bedarf erhöht. Manche steigern auf bis zu 20 μg, doch ist dies individuell verschieden. Robinson betont, man solle nicht zu schnell vorgehen, um den Nebennieren Zeit zur Umstellung und angemessener Reaktion zu gewähren. Bei den meisten erzielt eine Einnahme zwei Stunden vor dem Aufstehen ein positives Ergebnis, andere wählen einen noch früheren Zeitpunkt. Auch dies ist im Einzelfall verschieden und hängt davon ab, um welche Uhrzeit ihr Körper am Morgen aufwacht.

5. Verwenden Sie ein natürliches Schilddrüsenpräparat, das als Tablette mit hartem Überzug hergestellt wird, zerkauen Sie es möglichst vor dem Hinunterschlucken. Nehmen Sie ein solches Präparat nicht in den frühen Morgenstunden sublingual ein!

6. Fällt die Reaktion nach einem Verschieben um eine halbe Stunde zu stark aus oder ist das Ergebnis schwächer als zuvor, kehren Sie zu der vorigen Uhrzeit für die Einnahme zurück. Ist die Nebennierenreaktion bei einer Einnahme um 4.30 Uhr zu stark oder zu schwach, nehmen Sie die Dosis um 5 Uhr ein und behalten sie bei.

7 Viele nehmen schließlich in der Frühe 12,5 -25 g T3 zu sich, das ist jedoch individuell unterschiedlich. Je nach Bedarf wird weiteres T3 oder natürliche Schilddrüse über den Tag verteilt eingenommen. Wird allein mit T3 substituiert, sollte dies nicht streng nach Plan erfolgen, sondern das T3 nur dann zugeführt werden, wenn Anzeichen und Symptome eine Einnahme erforderlich erscheinen lassen.

8. Die Erholung der Nebennieren verläuft nicht linear. Die Funktionsverbesserung geschieht schubweise und kann mehrere Monate in Anspruch nehmen. Doch die Zeit ist auf Ihrer Seite und mit ihrer Hilfe wird die Funktion der Nebennierenrinde verbessert, nicht jedoch durch Schnelligkeit. Ihre Neben-

nieren benötigen Zeit, um angemessen zu reagieren. Eine 50- bis 60%ige Verbesserung stellt sich möglicherweise gleich zu Beginn ein, eine 80%ige Verbesserung dagegen erst im Verlauf einiger Monate usw.

9. Natürliche Schilddrüse oder synthetisches T3? Manche greifen ausschließlich auf synthetisches T3 zurück, sowohl für die frühe Dosis als auch für die weiteren Tageseinnahmen bei schlechter rT3-Relation. Andere verwenden natürliche Schilddrüse für sämtliche Einnahmen. Wieder andere nehmen in den frühen Morgenstunden synthetisches T3 ein, den restlichen Tag über natürliche Schilddrüse. Alle Varianten funktionieren.

10. Dürfen Sie mit HC medikamentiert werden, wenn Sie die T3-Therapie beginnen? Wie können Sie sich zu Beginn von HC entwöhnen? Einige Patienten haben festgestellt, dass sie sich nach einem guten Ergebnis in relativ kurzer Zeit (innerhalb eines Monats) in kleinen Schritten entwöhnen mußten, um dem hohen Cortisolwert zu begegnen, der sich aus der Kombination von HC und der T3-Therapie ergeben kann. Zu den Symptomen eines erhöhten Cortisollevels können Übelkeit, eine hohe Herzfrequenz oder erhöhter Blutdruck, ein hoher Blutzuckerwert etc. gehören. Überdies kann es sein, dass ein zeitgleiches Einnehmen von HC und T3 eine Reaktion Ihrer Nebennieren hemmen kann! Wenn Sie bei Beginn der T3-Therapie Florinef mit HC einnehmen, sollten Sie sich zunächst davon entwöhnen. Erst wenn das Florinef abgesetzt ist, indem die Dosis schrittweise um ¼ Tablette reduziert wird (und zudem proportional das SR Kalium, wenn Sie auch das eingenommen haben), beginnen die Patienten damit, sich von dem HC zu entwöhnen. Kommt es bei der Entwöhnung von Florinef zu erhöhtem Blutdruck, sind manche dazu übergegangen, zunächst das HC abzusetzen. Oft wird HC dadurch abgesetzt, dass die erste Dosis morgens zu einem immer späteren Zeitpunkt eingenommen und zugleich um 2,5 reduziert wird. Schließlich bleiben drei tägliche HC-Einnahmen übrig, die im folgenden abgesetzt werden. Der Blutdruck/die Herzrate/die Temperatur müssen dabei sorgfältig überwacht werden. Viele sind in der Lage, sobald sie auf 10 mg HC gesamt täglich reduziert haben, in nur einem Monat komplett entwöhnt zu sein.

Patienten, die die T3-Therapie befolgen, warten mit weiteren Veränderungen mindestens zwei Wochen lang nachdem sie das HC abgesetzt haben, um sich über ihr aktuelles Befinden klar zu werden. Dann beginnen viele, die sich gerade von HC entwöhnt haben, erneut mit 10 mg T3 (oder einem Gran natürlicher Schilddrüse) zur 1 ½-Stunden-Marke. Was Medrol betrifft, muss, nach dem was Betroffene angeben, die Entwöhnung SEHR langsam geschehen.

11. Was, wenn der Morgenwert hoch und die Tageswerte niedrig sind? Was, wenn es zu Problemen bei Einnahme der niedrigsten Dosis 1 ½ vor dem Aufstehen kommt? Gehen Sie dazu über, das synthetische T3 oder die natürliche Schilddrüse 3 ½ oder 4 Stunden vor dem Aufstehen einzunehmen. Auch eine Verringerung der Dosis um 5 µg (oder ein halbes Gran) hat zu guten Ergebnissen geführt.

12. Wenn Patienten keine Probleme im Bereich des T3 haben, keinen Hypopituitarismus aufweisen und nicht zu viel Insulin produzieren (haben Sie beides testen lassen?), beginnen sie mit der Medikation 1 ½ Stunden vor dem Aufstehen mit 10 µg T3 oder einem Gran natürlicher Schilddrüse.

13. Liegt eine Erkrankung in Form von Addison oder von Hypopituitarismus vor, funktioniert dies Vorgehen nicht. Bei Diabetes oder schweren Blutzucker-Problemen kann ein Erfolg erzielt werden, wenn diese Erkrankungen angemessen therapiert werden. Wie Robinson betont, sollte ein ACTH-Test durchgeführt werden, um zu überprüfen, ob die Nebennieren in der Lage sind, entsprechend zu reagieren. Zudem ist ein Insulin-Toleranz-Test sinnvoll, um einen Hypopituitarismus auszuschließen.

14. Funktionieren Ihre Nebennieren wieder einwandfrei, können Sie überprüfen, ob Sie weniger synthetisches T3 oder natürliche Schilddrüse einnehmen müssen.

Robinson betont, dass man zugleich mit einem guten Vitamin B-Komplex, mit B 12, mehrmals täglich zugeführtem Vitamin C, Vitamin D, gutem, cheliertem (künstlich an Aminosäuren/Eiweißmolekül gebundenem) Multi-Mineral und cheliertem Magnesium versorgt sein sollte.

Funktioniert die T3-Einnahme entsprechend dem Biorhythmus bei der Verwendung von natürlichen Schilddrüsenhormonen? Manche Patienten, die es ausprobiert haben, sagen „Ja", da getrocknete Schilddrüse direktes T3 enthält.

Kapitel 16 von Robinsons Buch *Recovering with T3: My Journey from Hypothyroidism to Good Health Using the T3 Thyroid Hormone (Genesung durch T3: Mein Weg von der Hypothyreose zu stabiler Gesundheit mit dem T3-Hormon)* liefert nützliche Details zu dem ausschließlichen T3-Gebrauch für eine verbesserte Nebennierenfunktion. Auf meiner Website können Sie das Buch bestellen: *www.stopthethyroidmadness.com/books-on-thyroid.*

2. Verwenden von verschreibungspflichtigem Hydrocortison:

Eine andere Vorgehensweise bei einem ernsthaft erniedrigten Cortisolwert sollten Sie unbedingt mit Ihrem Arzt besprechen: die Behandlung mit einer physiologischen oder therapeutischen Menge an multi-dosiertem, verschreibungspflichtigem Hydrocortison (HC), die Ihnen auf sichere Weise das bietet, was die Nebennieren liefern sollten. Eine solche Menge macht es den Schilddrüsenhormonen aufgrund eines angemessenen internen Blutzuckerspiegels letztlich möglich, mit den Zellen zu interagieren.

Die meistbekannte Corticosteroid-HC-Marke, Cortef, wird von den Pfizer Laboratories hergestellt. Es handelt sich dabei um eine bioidentische Tablette, eine chemisch hergestellte Cortisolart, die schnell absorbiert werden kann. Sie wird in Tablettenform in Mengen von 5 mg, 10 mg und 20 mg geliefert. Zu den Cortef Fillern gehören Kalziumstearat, Maisstärke, Laktose, Mineralöl, Ascorbinsäure und Saccharose.

Wie sich häufig gezeigt hat, liegt für die meisten Patienten die am besten geeignete Dosis bei ungefähr 25 – 35 mg Cortisol (für Männer oft höher), eine Dosis, die laut Dr. William McK. Jeffries in seinem Buch *Safe Uses of Cortisol* „*das residuale Nebennierengewebe entspannt und zudem eine funktionale Reserve für Stresszeiten anlegt*". Diese Menge liegt im Rahmen der physiologischen, nicht der pharmakologischen Dosierung, die Mitte des 20. Jhs üblich war und verstärkt Nebenwirkungen hervorrief. Aufgrund der üblichen Verdauungsprobleme bei Hypothyreose-Patienten, so haben viele festgestellt, wird eine Dosierung von 35 – 45 mg oder höher benötigt, stets ausgehend von der täglichen Durchschnittskörpertemperatur, wie in Kapitel fünf erklärt.

Die optimale Menge an HC sollte über den Tag verteilt eingenommen werden, angenähert an den normalen Rhythmus der natürlichen Sekretion. Unter *„Anfangscortisolmengen"* finden Sie hierzu weiter unten ein Beispiel.

Stellt der 24-Stunden-Speicheltest einen ernsthaft niedrigen Cortisolwert heraus, haben viele Patienten es als vorteilhaft erkannt, mit einer Dosierung von 25 – 30 mg zu beginnen (anstatt sich erst dorthin zu steigern), um festzustellen, ob diese Menge vielleicht geeignet ist, die erschöpften Nebennieren vollständig zu unterstützen. Eine solche adäquate Unterstützung würde mithilfe der täglichen Durchschnittskörpertemperatur erwiesen werden, wie sie in Kapitel fünf, in Discovery Schritt 2 beschrieben wird. Manche benötigen mindestens 30 – 35 mg, bevor die Symptome einer Nebennierenerschöpfung verschwinden, die Temperatur sich stabilisiert und die Schilddrüsenhormone mit den Zellen interagieren.

Sobald die Patienten ihre individuell optimale Dosis HC gefunden haben, werden sie feststellen, dass die tägliche Durchschnittskörpertemperatur nicht mehr schwankt (da die Schilddrüsenhormone die Zellen der Patienten erreichen.) Die getrocknete Schilddrüse oder das T3 allein werden weiterhin gesteigert werden müssen.

HINWEIS FÜR MÄNNER: *Da Männer mehr Cortisol sekretieren als Frauen, wird meist eine stärkere Unterstützung erforderlich. Wenn eine Frau beispielsweise 25 – 35 mg Cortisol benötigt, damit die Schilddrüsenhormone die Zellen vollständig erreichen und die Temperatur sich stabilisiert, kann es sein und es ist sogar nicht ungewöhnlich, dass es bei Männern 35 – 45 mg sind, bevor sie optimale Werte erreichen. Das ist individuell verschieden – aber wie die Frauen werden auch Sie es feststel-*

len, wenn Ihre täglichen Durchschnittskörpertemperaturen nicht mehr um mehr als 0,1°C voneinander abweichen (s. Kapitel 5, Discovery Schritt 2).

Anfangscortisolmengen: (abweichend von der ersten Ausgabe)

Als Patienten und wissbegierige Ärzte zum ersten Mal von der Cortisoldosierung erfuhren, legte man noch besonders großen Wert auf ein langsames Steigern auf 20 mg und eine viermalige Einnahme am Tag, um das nachzuahmen, was eigentlich die Nebennieren leisten müssten. Diese „flache Rampe" fand sich nicht nur in Barry Peatfields Buch *(Your Thyroid and how to keep it healthy, Kapitel 8, S.122)*, sondern auch die Patienten waren davon überzeugt.

Durch Beobachtung und Leiderfahrung aber entdeckten die Patienten, dass trotz korrektem Dosierungsplan (größte Dosis in den Morgenstunden, dann Einnahmen alle vier Stunden) das langsame Steigern als Reaktion auf das exogene Cortisol zu unangenehmem Adrenalinanstieg und einem Stillstand der HPA-Achse (Hypothalamus-Hypophyse-Nebennieren) führte. Viele dachten, sie machten etwas falsch.

In Nachforschungen und Gesprächen mit erfahrenen Ärzten jedoch stellten die Patienten und ihre behandelnden Ärzte fest, dass es bei weitem sinnvoller war, mit einem Minimum von 20 – 25 mg zu beginnen (wenn das freie T3 nicht im oberen Bereich liegt). *Die Probleme, die sich bei der langsamen Steigerung ergeben hatten, traten nicht mehr auf. D.h. niedrige Dosierungen unterdrücken eher als dass sie das zu niedrige Cortisol ersetzen, und es kommt zu unangenehmem Adrenalinanstieg.*

Dies bestätigte sich immer und immer wieder durch weitere Patienten bestätigt, die sich in Patientengruppen austauschten und ihre Ärzte davon überzeugten, ihren niedrigen Cortisolspiegel mit einer bestimmten, auf vier Male pro Tag verteilten Anfangsgesamtdosis zu behandeln, anstatt die Menge langsam zu steigern.

Demnach dosieren Patienten nach einem hier aufgeführten ähnlichen Muster – allerdings bei gleichzeitiger Essenszufuhr, um die Magenschleimhaut zu schonen:

Anfangsmenge 20 mg (bei leicht niedrigem Cortisolwert)

7,5 mg morgens

5 mg vier Stunden später

5 mg vier Stunden später

2,5 mg entweder vier Stunden später oder vorzugsweise vor dem Zubett- gehen

Anfangsmenge 25 mg (für die meisten Patienten mit angegriffenen Neben-niere)

10 mg morgens

7,5 mg vier Stunden später

5 mg vier Stunden später

2,5 mg entweder vier Stunden später oder vorzugsweise vor dem Zubett- gehen

Anfangsmenge 30 mg (für Männer oder diejenigen mit stärker erniedrigtem Cortisolspiegel)

10 mg morgens

10 mg vier Stunden später

5 mg vier Stunden später

5 mg entweder vier Stunden später oder vorzugsweise vor dem Zubett- gehen

Die über den Tag verteilte Einnahme im 4-Stunden-Takt ist aus drei Gründen wichtig: Erstens liefert sie eine konstantere Dosis an HC, da die Cortisollevel innerhalb von 1,5 Stunden um ungefähr 50% sinken (Halbwertzeit); zweitens ist keine Dosis so hoch, dass sie später am Tag Ihre körpereigene Produktion ausschaltet; und drittens entspricht dies eher Ihrem eigenen Cortisolrhythmus, durch den Sie morgens besonders viel Cortisol erhalten und schrittweise geringer werdende Mengen im Laufe des Tages. Manche Betroffenen müssen vielleicht alle drei Stunden anstatt alle vier Stunden etwas einnehmen, wenn sie feststellen, dass sie vor der nächsten Dosis abfallen. Andere müssen möglicherweise eine Zwischendosis einplanen, die später leicht wieder abgesetzt werden kann.

Maximale individuelle Dosis von 10 mg

Durch Trial and Error haben kluge Ärzte und Nebennierenpatienten festgestellt, dass es für die meisten wichtig ist, morgens (oder auch später) *nicht mehr als* 10 mg auf einmal einzunehmen, da höhere Dosierungen das ACTH zu sehr hemmen können. ACTH ist das Hormon, das von der Hirnanhangdrüse ausgestoßen wird und die Nebennierenproduktion regulieren soll.

Liegt eine Dosis bei 10 mg, und die Patienten bemerken, dass sie anscheinend vor dem nächsten Einnehmen kein Cortisol mehr zur Verfügung haben, stellen sie sich auf einen 3-Stunden-Rhythmus um oder fügen eine kleine Zwischendosis ein.

Nächtliche Einnahme

Da viele Nebennierenpatienten nachts aufwachen aufgrund ihres niedrigen Blutzuckerspiegels (Hypoglykämie) und des resultierenden Adrenalinanstiegs (worauf morgendliche, extrem niedrige Cortisolwerte bereits deuten), hat sich als Lösung für dieses Problem erwiesen, vor dem Zubettgehen noch einmal Hydrocortison (zusammen mit einem Snack, um die Magenschleimhaut zu schonen) einzunehmen, so dass Glukose-Tiefs während der Nacht und damit nächtliches Erwachen verhindert werden. Ein letztes Einnehmen unmittelbar vor dem Schlafen führt zu einem verlangsamten Aufbrechen und Freisetzen des Cortisols während der Nacht. Üblich sind 2,5 mg vor dem Zubettgehen. Tritt das nächtliche Erwachen weiterhin auf, haben sich 5 mg als geeignet erwiesen. Manche haben sogar dann 2,5 mg HC eingenommen, wenn sie mitten in der Nacht aufgeschreckt sind.

Doch nicht jeder verträgt eine nächtliche Dosis, insbesondere bei hohem nächtlichen Cortisolwert. Wenn eine Einnahme vor dem Zubettgehen zu Schlafstörungen führt, wird die letzte Dosis früher am Tag eingenommen. Auf die Behandlung eines hohen nächtlichen Cortisolspiegels werde ich weiter unten ausführlicher eingehen.

HC-Dosierung bei Männern

Da Männer gewöhnlich mehr HC benötigen als Frauen, gebe ich Ihnen hier ein Beispiel eines Dosierungsplans für einen Mann mit einem Bedarf an 37,5 mg HC. Die Einnahme im 3-Stunden-Rhythmus ähnelt dem zirkadianen Rhythmus mit hoher morgendlicher und niedrigster abendlicher Einnahme. Wenn 40 mg benötigt werden, könnte man beispielsweise als letzte Dosis vor dem Zubettgehen 5 mg einnehmen. Manche Männer benötigen sogar noch mehr – das werden Sie durch die Messung Ihrer täglichen Durchschnittskörpertemperatur feststellen (Discovery Schritt 2).

8 Uhr morgens (oder beim Aufstehen): 10 mg

11 Uhr: 7,5 mg

14 Uhr: 7,5 mg

17 Uhr: 5 mg

20 Uhr: 5 mg

Vor dem Schlafengehen: 2,5 mg

Die richtige Menge HC finden

Sobald Sie Ihre Anfangsdosis HC oder eine Steigerung mindestens fünf Tage lang beibehalten haben, sollten Sie die tägliche Durchschnittskörpertemperatur wie in Kapitel 5, Discovery Schritt 2, erläutert, ermitteln. Die Konstanz dieser Temperatur verrät Ihnen, ob Sie bei der für Ihre Bedürfnisse und für eine Verbesserung Ihrer Gesundheit sowie der Schilddrüsentherapie geeigneten physiologischen Menge angekommen sind. Zu niedrige oder zu hohe HC-Level verursachen Instabilität.

Wenn die Anfangsmenge die Temperatur nicht stabilisiert, besprechen Sie sich mit Ihrem Arzt, ob Sie die Mittagseinnahme um 2,5 mg steigern sollten. Dies behalten Sie einige Tage bei und überprüfen dann Ihre Temperatur mindestens fünf Tage lang (tägliches Mittel). Sollten Sie eine weitere Steigerung benötigen, kann die Nachmittagsdosis erhöht werden.

Wieder ist es ratsam, die morgendliche Dosis auf nicht mehr als 10 mg zu steigern, um das ACTH im weiteren Verlauf nicht zu hemmen.

Haben sich Ihre Temperaturen stabilisiert, können Sie wieder daran arbeiten, die Schilddrüsenhormone zu steigern, bis Sie gute Blutdruckwerte, eine gute Herzfrequenz und eine Nachmittagstemperatur von ungefähr 37°C erreichen.

Wie können Sie feststellen, dass die HC-Menge zu groß ist? Symptome dafür sind: übermäßiges Schwitzen, starke Gewichtszunahme, Hautblutungen, Schwäche, Stimmungsschwankungen, Gesichtsröte oder ein leicht aufgedunsenes Gesicht, Wassereinlagerungen, Buckelbildung. Eine übermäßige Menge kann auch das Immunsystem angreifen, wodurch es zu vermehrten Erkrankungen kommt.

Cortisolmarken

Zur Zeit der Veröffentlichung dieses Buches gibt es eine Vielzahl von Hydrocortisonpräparaten. Entsprechend der Erfahrung einiger Patienten sind die stärksten darunter Merck, Sharp und Dohmes Hydrocortison, hergestellt in Großbritannien, ebenso wie Pfizers Markenname Cortef. Auch Douglas und Glades haben sich als hilfreich erwiesen.

Warum Sie keinen Speicheltest durchführen sollten, wenn Sie HC einnehmen

Leider können Sie nicht mit Hilfe eines weiteren Speicheltests überprüfen, ob Sie die richtige Menge erreicht haben. Die manuelle exogene Zugabe von Cortisol, mit Hochs nach der Einnahme und Tiefs aufgrund der geringen Halbwertzeit, verzerrt das Ergebnis. Daher ist der genaueste Weg, die Menge zu überprüfen, der Vergleich der täglichen Durchschnittskörpertemperatur (s. Kapitel 5/ Discovery Schritt 2/ Temperaturtest).

Wenn Sie zu Beginn der Cortisolbehandlung bereits natürliche Schilddrüsenhormone einnehmen

Stellen Sie erst nachdem Sie mit der Substitution durch natürliche Schilddrüsenhormone begonnen haben fest, dass Ihr Cortisolspiegel niedrig ist, kann es sein, dass das Level von freiem T3 erhöht ist. Sie sollten mit Ihrem Arzt über einen fT3-Test sprechen. Wenn der Wert erhöht ist, reduzieren die Patienten vor dem Beginn der Einnahme von HC ihr Schilddrüsenpräparat, dadurch sinkt der freie T3-Wert. Ein starker Adrenalinanstieg durch die konzentrierte Bewegung der Schilddrüsenhormone zu den Zellen wird so verhindert. Die T3-Ausschüttung vom Blut in die Zellen sollte nicht auf die leichte Schulter genommen werden: Sie kann unangenehm sein und extreme Angstzustände, Herzrasen und/oder andere akute Adrenalinanstiegs-Symptome mit sich bringen, die tagelang anhalten. Sollte dies selbst nach einer Reduktion der getrockneten Schilddrüse noch der Fall sein, leiten Ärzte ihre Patienten dazu an, mit den natürlichen Schilddrüsenhormonen für einen oder mehrere Tage komplett auszusetzen und sich dann langsam wieder zu steigern oder noch besser, auf direktes T3 überzugehen, da die meisten Patienten tendenziell zu viel rT3 aufweisen werden.

Um wieviel sollten Sie die natürlichen Schilddrüsenhormone reduzieren? Wenn Sie mehr als ein Gran einnehmen, ist es empfehlenswert, die Dosis, wenn Sie mit HC beginnen, auf ein Gran oder weniger zu senken. Wurden Sie bislang mit Synthroid oder einem T4-Monopräparat substituiert, müssen Sie sich wahrscheinlich keine Gedanken über einen zu hohen fT3-Wert machen, da es sich dabei nicht um direktes T3, sondern um umgewandeltes T3 handelt.

Warum sich ein T3-Monopräparat möglicherweise in Kombination mit HC besser eignet

Leider ist es ebenso wie bei einem niedrigen Ferritin-/Eisenwert so, dass sich bei vielen Patienten mit einer Nebennierendysfunktion und Schwankungen in der Cortisolproduktion reverses T3 aus der Umwandlung von T4 aus den natürlichen Schilddrüsenhormonen ansammeln kann. Dadurch wird das fT3-Level gesenkt, und die Situation verschlimmert sich. Sie wissen, dass der rT3-Wert zu hoch ist, wenn Sie scheinbar niemals einen ausgeglichenen Zustand erreichen – Sie bemerken sowohl Symptome einer Hypo- wie auch einer Hyperthyreose, oder einen hohen fT4-Wert mit einem suboptimalen fT3-Level. Sie können auch, wie in Kapitel 12 erläutert, das Verhältnis Ihres freien T3 zu dem reversen T3 bestimmen, wobei das freie T3 mindestens zwanzigmal höher als das rT3 sein sollte.

Eine Möglichkeit, die übermäßige rT3-Produktion aufzuhalten, besteht darin, das T4 der natürlichen Schilddrüsenhormone aus der Gleichung zu nehmen, in kleinen Dosierungen mit ausschließlicher T3-Einnahme zu beginnen und dies langsam zu steigern. Offenbar nimmt es bis zu 8 – 12 Wochen in Anspruch, bis das übermäßige rT3 komplett abgebaut ist. Sie müssen dann bei diesem T3-Präparat bleiben, bis Sie Ihre HC-Therapie eine Weile lang beibehalten und die Probleme, die grundlegend für den hohen rT3-Wert waren, beseitigt haben. Manche ziehen es vor, T3 ihr Leben lang einzunehmen.

Steigern des Schilddrüsenpräparats bei gleichzeitiger HC-Einnahme

Wenn das HC gesteigert wird, um konstante Temperaturen zu erreichen, ist dies laut Aussage einiger Patienten, die eben diesen Weg gegangen sind, genau der richtige Zeitpunkt, um auch die Dosis des Schilddrüsenpräparats zu steigern. Liegt eine starke Nebennieren-erschöpfung vor, kann eine Extradosis HC bei jeder Steigerung nötig sein, beispielsweise täglich zusätzlich 2,5 mg, oder Sie warten, bis sich die tägliche Durchschnittskörpertemperatur stabilisiert, bevor Sie die Menge weiter steigern.

Patienten und ihre Ärzte sind überzeugt davon, dass der Vergleich der täglichen Durchschnittskörpertemperatur als Bestimmungsmöglichkeit, ob und wann genügend HC zugeführt wird, fortgesetzt werden sollte. S. Kapitel 5, Discovery Schritt 2.

Wie Sie Magenprobleme durch HC vermeiden

Um die Magenschleimhaut zu schonen, nehmen die Patienten das HC präventiv während der Mahlzeiten ein. Auch die letzte Dosis vor dem Zubettgehen sollte nicht ohne einen Snack zugeführt werden. Manche Patienten berichten von Übelkeit oder Magenbeschwerden, wenn sie Hydrocortison ohne Essen zu sich genommen haben.

Sehr selten fällt es Patienten selbst bei gleichzeitiger Nahrungsaufnahme schwer, HC zu vertragen. Sie stellen eine Reaktion innerhalb der ersten Stunde nach Einnahme fest. Eine mögliche Lösung könnte sein, die Dosis zu halbieren, die geringstmögliche Menge zu nehmen und dann langsamer zu steigern. Oder verwenden Sie enterisch ummantelte Tabletten. Eine andere Methode ist das Auftragen von Hydrocortisoncreme an wechselnden Hautstellen.

HC kann auch sublingual eingenommen werden, dann sollten Sie aber auf potentielle Anzeichen von Soor achten. Das würde auf Candida in Ihrem Mund hindeuten, die sich als weiße, weiche Läsionen im Mund und auf der Zunge bemerkbar macht. Das muss jedoch nicht jeden treffen.

Verwendung von Hydrocortisoncreme

Manche Patienten und ihre Ärzte berichten von einer erfolgreichen Anwendung von 1%-HC-Creme zur Behandlung ihrer niedrigen Cortisolwerte. Besonders hilfreich ist diese Therapiemaßnahme, wenn die orale HC-Einnahme selbst in Kombination mit Nahrung die Magenschleimhaut zu stark angegriffen hat. In der 1%-Hydrocortisoncreme kommen ungefähr 10 mg HC auf 1/4 Teelöffel. Eine Dosierungsspritze – erhältlich in Ihrer Apotheke – kann hilfreich sein. Die Maßangabe 1 ml oder 1 CC auf der Spritze entspricht 10 mg HC.

Manche Patienten verwenden die Creme als Stress-Dosis. Die Stellen, an denen sie aufgetragen wird, müssen wechseln, da eine Langzeitanwendung die Haut verdünnt.

Interessanter Hinweis: *Eine Patientin mit Magenschmerzen durch HC stellte fest, dass ihr Magen mit Slippery Elm Bark (Ulmenrinde) HC besser vertragen konnte.*

Süßholzwurzel

Manchmal zeigt der Speicheltest nur morgens leicht niedrige Cortisol-werte, oder sowohl am frühen Morgen als auch am Vormittag, d.h., die Nebennieren sind nur leichtgradig erschöpft. Wenn Sie keinen Bluthochdruck haben (der sich dadurch verstärken kann) und keine Diuretika einnehmen, können Sie Süßholzwurzel mit natürlicher Glycyrrhizin-Säure zur natürlichen Unterstützung Ihrer Nebennieren verwenden, da sie das Aufbrechen von Cortisol in der Leber verlangsamt und verhindert.

Die empfohlene Menge dieses Krauts hängt von Ihrer Reaktion darauf ab, liegt aber bei ungefähr 300 – 500 mg pro Tag. Manche empfehlen bis zu 900 mg täglich. Da keine Studien vorliegen, die die Unbedenklichkeit von Süßholzwurzel nach einer sechswöchigen Einnahme belegen, legen manche Patienten eine Pause von zwei Wochen ein und wählen in dieser Zeit ein anderes Präparat zur Unterstützung ihrer Nebennieren. Sie sollten keine Süßholzwurzel verwenden, wenn Sie schwanger sind, an einer Nieren- oder Herzerkrankung leiden oder Diabetes haben. Einige Patienten berichten von starkem Herzklopfen und Kopfschmerzen durch die Einnahme von Süßholzwurzel, auch wenn der Blutdruck konstant blieb. Andere vertragen das Präparat gut. Sicherheitshalber sollten Sie es nicht zu lange verwenden.

Aufgrund seiner aldosteronartigen mineralcorticoiden Effekte kann das Präparat aus Süßholzwurzel in manchen Situationen mit HC eingenommen werden und ist eventuell bei der Entwöhnung von HC hilfreich.

Sandy, die bei sich Symptome einer adrenalen Fatigue feststellte, sich den Speicheltest jedoch nicht leisten konnte, berichtet:

Ich wusste, ich hatte ein Nierenproblem, denn ich konnte sehr schlecht damit umgehen, wenn meine Kinder dieses oder jenes brauchten, und mir wurde bei jeder Gelegenheit übel. Ich zitterte, wenn ich meine Kinder zurechtweisen musste. Als alleinerziehende Mutter stand es im übrigen um meine Finanzen nicht gut. Als ich von der Süßholzwurzel hörte, probierte ich sie aus, und tatsächlich hat sie meine Fähigkeit, Dinge zu bewältigen, verändert. Ich musste auf Cortisol umsteigen, aber es hat mich doch sehr beeindruckt, was die Süßholzwurzel anfangs bei mir bewirkt hat.

Wenn Sie einen nächtlich erhöhten Cortisolwert haben

Manche Patienten mit einer Nebennierenstörung stellen trotz eines niedrigen Cortisolspiegels am Morgen und am Tag nachts einen erhöhten Cortisolwert fest (ein weiterer Grund also dafür, sich nicht auf einen Einmal-Labortest zur Bestimmung des Cortisols zu verlassen und einen 24-Stunden-Speicheltest vorzuziehen). Die Hauptsymptome, die auf einen hohen nächtlichen Cortisolspiegel hindeuten, sind Schwierigkeiten mit dem Ein- oder Durchschlafen. Trifft das auf Sie zu, finden Sie hier einige Ergänzungsmittel, die Patienten individuell für sich entdeckt haben, um dem hohen Cortisollevel zur Schlafenszeit erfolgreich zu begegnen:

1. Melatonin:

Melatonin wird eine Stunde vor dem Zubettgehen eingenommen, da der hohe nächtliche Cortisolwert die natürliche Melatoninproduktion hemmen kann, wodurch es Ihnen schwerfällt, einzuschlafen oder durchzuschlafen. Einige Ärzte empfehlen, mit 1 mg zu beginnen und es dann jeweils etwas zu steigern, bis Sie die Dosis gefunden haben, die Sie schlafen lässt. Dabei sollte man 3 mg nicht übersteigen, denn Melatonin kann das nächtliche Cortisol auch so weit senken, dass dadurch eine Hypoglykämie ausgelöst wird (niedriger Blutzuckerspiegel). Auch das morgendliche Cortisollevel könnte betroffen sein. Besprechen Sie sich unbedingt mit Ihrem Arzt.

2. Phosphatidylserin (PS):

Dieses Ergänzungsmittel wird ebenfalls zur Schlafenszeit eingenommen. Die empfohlene Menge liegt bei 300 – 1000 mg täglich, um einen hohen Cortisolspiegel zu senken. Phosphatidylserin (PS) ist eine Fettsäure, die sich in Ihren Immunzellen und im Muskelgewebe befindet, aber auch in den Gehirnzellen stark vertreten ist. In der Werbung wird die verbessernde Wirkung von PS auf das Gehirn betont, d.h. eine Verbesserung des Gedächtnisses, der Konzentration, Wachheit und Stimmung, zudem werden Zellen repariert und das Immunsystem gestärkt. Schilddrüsenpatienten mit einem erhöhten nächtlichen Cortisolspiegel haben überdies festgestellt, dass PS einen schädlich hohen Cortisolwert senken kann – die Angaben in der Literatur schwanken zwischen Werten von 30 - 70 %. Die Wirkung von PS scheint auf der Regulierung der HPA (Hypothalamus/Hypophyse/Nebennieren)-Achse zu beruhen.

Wenn Sie PS kaufen möchten, suchen Sie nach einfachem *Phosphatidylserin ohne Komplex*. Mit einem Phosphatidylkomplex haben sich manche Patienten morgens benommen gefühlt. PS ist auch als Creme erhältlich, die auf die Haut aufgetragen wird, und so den Verdauungstrakt umgeht.

Ein negativer Aspekt ist jedoch, dass PS meistens aus Soja hergestellt wird, und Soja ist bekannt dafür, die Schilddrüsenhormonproduktion zu hemmen. Achten Sie darauf, womit Sie eventuell weitere Soja zu sich nehmen, und reduzieren Sie dies, solange Sie PS verwenden. Oder probieren Sie Seriphos, ein anderes, sojafreies PS-Produkt.

3. Zink:

Studien belegen, dass Zink in Dosierungen von 25, 37,5 oder 50 mg den Cortisolspiegel bedeutend senkt, und das bereits vier Stunden nach der Einnahme. Um die Magenschleimhaut zu schonen, wird Zink zu den Mahlzeiten eingenommen. Morgens fügen die Patienten noch 2 - 4 mg Kupfer hinzu, da Zink das Kupferlevel senken kann.

4. Königsbasilikum:

Viele Studien belegen die cortisolsenkenden Eigenschaften dieses Krauts, das auch Ocimum sanctu genannt wird. Es kann den Blutzuckerspiegel regulieren und ist zudem ein Antioxidans.

5. Chinesische Dattel:

Dieses beliebte Heilkraut, auch Jujube genannt, findet in der chinesischen Medizin Verwendung und ist bekannt für seine beruhigende Wirkung bei der Behandlung von Schlaflosigkeit. Diese Wirkung zeigt sich auch an einem Senken des erhöhten Cortisolspiegels. Jujube wird oft in Kombination mit Magnolienextrakten verwendet, die sich ebenfalls positiv auf das Senken des Cortisolwerts auswirken.

6. Relora:

Relora ist ein pflanzliches Ergänzungsmittel, das Extrakte von Phellodendron (Korkbaum) und Magnolie enthält. Es hat sich gezeigt, dass es den Cortisolspiegel senkt, indem es die Cortisolrezeptoren angreift, woraus der Körper schließt, dass er kein Cortisol mehr produzieren muss.

Ihr Ziel bei der Cortisol-Supplementierung

Als Schilddrüsenpatient mit Nebennierendysfunktion sollte Ihr Ziel bei der Dosierung sein, die geringste und geeignetste Menge Cortisol für Ihre Bedürfnisse zu finden. Für viele scheint dies eine Dosis von 25 – 30 mg zu sein, in manchen Fällen weniger, bei anderen (insbesondere bei Männern) mehr, über den Tag auf mindestens vier Male verteilt. Die höchste Dosis (10 mg) sollte morgens eingenommen werden. Es kann keine Pauschalmenge angegeben werden. Wenn Sie die optimale Menge an HC erreicht haben, werden sich auch andere durch den niedrigen Cortisollevel bedingte Symptome legen, der angstauslösende Adrenalinanstieg wird gestoppt, und die Nebennieren finden endlich die Ruhe, die sie so dringend benötigen.

Auch hier ist wieder die beste Möglichkeit um herauszufinden, ob die HC-Menge nun optimal eingestellt ist, die Bestimmung der täglichen Durchschnittstemperatur fünf Tage nach jeder Steigerung um 2,5 mg, wie in Kapitel 5 unter Discovery Schritt 2 beschrieben. Wenn fünf Tage hintereinander die täglichen Durchschnittstemperaturen um nicht mehr als 0,1°C voneinander abweichen oder sogar eine Tendenz gegen 0 abzulesen ist, haben Sie die richtige Menge gefunden oder sind sehr nah dran. Dann können Sie die getrocknete Schilddrüse oder das T3 bis zu der optimalen Dosierung steigern, wodurch die nachmittägliche Körpertemperatur meist beständige 37°C bei einer kräftigen Herzfrequenzrate und gutem Blutdruck erreicht.

Hinweis: Wenn Sie Ihr HC immer weiter steigern müssen und sich Ihre tägliche Durchschnittstemperatur nicht stabilisiert, kann dies auf einen niedrigen Aldosteronwert hinweisen, der dann bestimmt werden sollte. Siehe unten.

Wir haben festgestellt, dass manche Patienten mit recht starker Nebennierendysfunktion oder männliche Patienten mindestens 30 mg benötigen bevor das Schilddrüsenhormon aus dem Blut die Zellen adäquat erreicht und der Adrenalinanstieg, der bei niedrigen Dosierungen üblich ist, gestoppt wird. Peatfield berichtet, dass manche Patienten 40 mg oder mehr einnehmen, obwohl dieser Wert auf mangelhafte Absorption zurückzuführen ist. Es ist auf keinen Fall zu empfehlen, mehr als unbedingt erforderlich einzunehmen, um oben Genanntes zu erreichen. Steigern Sie zu stark und behalten diese Dosis zu lange bei, riskieren Sie eine Nebennieren- oder Immunsystemunterdrückung. Außerdem kann eine Reduktion hoher HC-Werte recht mühsam sein, selbst wenn sie letztendlich erfolgreich verläuft.

Sobald Sie beide Ziele erreicht haben – ausreichend HC, um die Temperatur zu stabilisieren (Überprüfen durch die Bestimmung der täglichen Durchschnittstemperatur) und eine optimale Behandlung der Unterfunktion – entlasten Sie Ihre Nebennieren ungemein. Bei einigen kann überdies die Behandlung eines niedrigen Cortisolspiegels, Optimierung der Schilddrüsentherapie sowie die Behandlung eines niedrigen Ferritin-/ Eisenwerts die Sexualhormone wieder in Balance bringen; andere benötigen eventuell eine separate Therapie für die unausgewogenen Sexualhormone.

HC steigern

Was sich im Glossar der Nebennierenbehandlung sicher nicht findet, ist der Begriff schnell. Bei 20 mg oder auch darüber hinaus, kann es mindestens drei Tage und bis zu einer Woche dauern, bis die Wirkung des Cortisols offensichtlich wird, insbesondere das Stabilisieren der Körpertemperatur (mithilfe einer Messung der täglichen Durchschnittstemperatur) und ein Stoppen des Adrenalinanstiegs, der bei geringen, suboptimalen Dosierungen vorkommen kann. Ihre eigene Aufmerksamkeit sowie ein schrittweises Vorgehen liefern die besten Informationen und Ergebnisse.

Hinweis: *Auch eine zu große Cortisolmenge kann zu instabilen Temperaturen führen. Darum steigern die Patienten stets nur um bis zu 2,5 mg und vergleichen ihre täglichen Durchschnittstemperaturen jeweils fünf Tage nach jeder Steigerung.*

Patienten haben festgestellt, dass es sinnvoll ist, bei der Steigerung von HC bereits auf eine tolerable Menge an Schilddrüsenhormonen eingestellt zu sein. Wenn kein Schilddrüsenhormon vorhanden ist, mit dem gearbeitet werden kann, kann der Cortisolwert zeitweise zu stark ansteigen, selbst wenn die Menge zunächst in Ordnung war.

Stressdosierung

Gesunde Nebennieren würden in Zeiten von physischem oder emotionalem Stress zusätzliches Cortisol produzieren, um den Körper bei der Bewältigung zu unterstützen. Patienten mit Nebennierenproblemen, die sich dieser Tatsache bewusst sind, wissen, dass sie eine Stress-Dosis benötigen, wenn ein dauerhaftes oder ein einzelnes stark belastendes Ereignis bevorsteht, bei einer körperlichen Verletzung oder einer Krankheit wie Grippe oder Schlimmerem. Eine Stress-Dosierung kann für Nebennierenpatienten extrem wichtig sein, um ein Nebennierenversagen infolge eines fatal stressreichen Ereignisses zu vermeiden. Darum, so berichten diese Patienten, haben sie stets Hydrocortisoncreme bei sich.

Bahnt sich eine Krankheit an, besteht eine Methode darin, sofort 10 – 20 mg HC zweimal täglich über drei Tage zusätzlich zuzuführen. Wird es mehr als drei Tage verwendet, wird das Präparat auf zweimal täglich 7,5 mg reduziert, dann auf 5 mg zweimal täglich und dann wieder die Ausgangsdosis allein eingenommen.

In Einzelfällen, wenn ein Freund, der Partner, das Kind oder der Vorgesetzte in Rage ist und Sie die ersten Anzeichen, wie starkes Herzklopfen und körperliche Unsicherheit, an sich bemerken, kann eine gute Dosis bei 5 mg liegen. Fühlen Sie sich dann immer noch stark gestresst, können weitere 5 mg helfen. In den meisten Fällen sind 20 mg täglich über einen Zeitraum von drei Tagen das Maximum für die Stressdosierung, obwohl es Situationen gibt, wie im Urlaub unerwünscht auftauchende Familienmitglieder, die eine längere Dosierung erforderlich machen können.

Jeffries sagt dazu in seinem *Buch Safe Uses of Cortisol (Sichere Anwendung von Cortisol):*

[Im Falle von Stresseinwirkung] *sind höhere Cortisoldosierungen erforderlich, um einen physiologischen Status zu erreichen, der in ruhigeren Zeiten Hypercortisolimus mit den bekannten, unerwünschten Nebenwirkungen hervorrufen würde. Die gesteigerte Sekretion von Nebennierenhormonen soll in Stress-Situationen den gestiegenen Bedarf bedienen und hält Homöostase eher aufrecht als dass sie sie zerstört. Die erhöhte Sekretion ruft keinen Hyperkortizismus hervor, wie er entstehen würde, wenn der Titer dieser Hormone ohne entsprechenden Bedarf künstlich erhöht wäre. Daher kann ein Patient mit Nebennieren-Insuffizienz unter Stress Cortisolgaben benötigen, um einen physiologischen Zustand aufrecht zu erhalten, der in nicht belastenden Situationen zu Hypercortisolismus mit den bekannten, unerwünschten Nebenwirkungen führen würde. Die Menge kann auf das Doppelte von dem erhöht sein, was Sie normalerweise täglich einnehmen würden.*

Sobald Sie die Stress-Dosis einige wenige Tage zu sich genommen haben, oder sobald die Krankheit nachlässt, leiten die Ärzte ihre Patienten dazu an, die Extragaben langsam herunterzufahren, um letztendlich die Menge zu erreichen, auf die man zuvor eingestellt war.

Hinweis: Wenn Sie aufgrund emotionaler Belastung häufig auf die Stress-Dosierung zurückgreifen müssen, kann es schlicht

*sein, dass Sie noch nicht ausreichend HC zu sich nehmen und die
Körpertemperatur noch nicht ausgeglichen ist.*

Wenn selbst höhere Dosen von HC nichts bewirken

Es ist nicht die Regel, aber manche Patienten stellen
tatsächlich fest, dass selbst Dosen mit mehr als 35 – 40 mg HC
ihr abgrundtiefes Glukoselevel nicht so anheben können, dass es
mit den Schilddrüsenhormonen zusammenarbeitet, was möglicherweise auf Probleme mit dem Verdauungstrakt zurückzuführen ist, auf einen Widerstand oder ein Problem mit einem zu
schnellen HC-Stoffwechsel zwischen den Einnahmen. Höhere
Dosierungen steigern überdies das Risiko von Nebenwirkungen,
darunter Wasseranlagerungen, da HC salzspeichernde Eigenschaften besitzt.

Unter der Anleitung ihrer Ärzte gehen sie dann zu einem
fünfmal stärkeren und länger aktiven Glucocorticoid wie Methy-
prednisolon über, das unter dem Markennamen Medrol erhältlich ist. Es wird entweder als Teildosierung oder zur kompletten Behandlung eingesetzt. Medrol verfügt über geringere
flüssigkeitsspeichernde Eigenschaften als das HC und scheint
weniger Nebenwirkungen hervorzurufen. Es liegt eine verminderte Gefahr hohen Blutdrucks vor und die Leber ist geringerem
Stress ausgesetzt.

Medrol kann jedoch schwieriger zu dosieren sein und sollte
nur als letzter Ausweg gewählt werden. Was die Umwandlung-
srate angeht, entspricht 1 mg Medrol ungefähr 5 mg HC. Patienten, die zu Medrol wechseln, nehmen schließlich 6 mg über
den Tag verteilt zu sich, 3 mg am Morgen, 2 mg am frühen Nachmittag und 1 mg zur Schlafenszeit.

Wenn während der Einnahme von Medrol eine Stressdosis
erforderlich sein sollte, nehmen Patienten HC.

DHEA – nehmen oder nicht nehmen?

DHEA ist ein weiteres Stresshormon, das von den Nebennie-
ren freigesetzt wird und ein Gegengewicht zum Cortisol bildet.
Sinkt das Cortisollevel, wird auch das DHEA letztendlich fallen.
Entsprechend einigen Forschungsergebnissen soll eine DHEA-

Supplementierung bereits niedrige Cortisollevel weiter senken, wohingegen andere Forschungsergebnisse besagen, dass durch das DHEA kein Absinken verursacht wird. Auf folgender Website erklärt Dr. John Lowe den Widerspruch zwischen den Studien: *http://www.drlowe.com/QandA/askdrlowe/dhea.htm*.

In Gruppen werden Sie Patienten finden, die sich mit DHEA sehr wohl fühlen. Aufgrund dieser abweichenden Ergebnisse kann eine Antwort auf die Frage, ob eine DHEA-Supplementierung Ihr Cortisol senkt, nur durch die Temperaturmessung, wie Sie in Discovery Schritt 2 in Kapitel 5 beschrieben wurde, beantwortet werden.

Cortisol und Gewichtszunahme

Viele Patienten, die ihre erschöpften Nebennieren mit Hydrocortison behandeln, berichten von unerwünschter Gewichtszunahme. Dafür gibt es einige Gründe. Erstens kann die orale Aufnahme des HC den Körper stimulieren, Glukose (Blutzucker) zu produzieren, was im Gegenzug durch das übermäßige Insulin die Fettproduktion und -anlagerung anregt. Zweitens kann der Mineraliengehalt des HC zur Wasseranlagerung beitragen. Drittens, und dies trifft wahrscheinlich für die meisten zu, verbergen die durch einen niedrigen Cortisolgehalt bedingten Symptome diejenigen einer Hypothyreose, und so enthüllt die Korrektur des erniedrigten Cortisollevels eine weiter anhaltende Schilddrüsenunterfunktion, die die Gewichtszunahme fördert, bis auch die natürlichen Schilddrüsenhormone oder das T3 gesteigert werden. Viertens nehmen Sie möglicherweise zu viel ein und sollten mit Ihrem Arzt darüber sprechen, wie Sie die Dosis langsam senken, zugleich aber konstante Körpertemperaturen aufrecht erhalten.

Was auch immer die Ursache sein mag, es ist auf jeden Fall ratsam, stärker als zuvor auf die Ernährung zu achten und das Augenmerk weniger auf Kohlenhydrate als vielmehr auf Proteine und Gemüse als Hauptbestandteil der täglichen Ernährung zu richten. Wenn Kohlenhydrate enthalten sind, sollten schwach glykämische bevorzugt werden, da schwach glykämische Kohlenhydrate langsamer verdaut werden als stark glykämische. Zu schwach glykämischen Lebensmitteln gehören beispielsweise ballaststoffreiches Getreide, Beeren, Hüttenkäse, Fleisch, das meiste Gemüse usw. Lebensmittel, die Sie reduzieren oder ganz meiden sollten sind Zucker, Kartoffeln, Nudeln, weißer Reis und Produkte aus weißem Mehl.

Sexualhormone während der Einnahme von HC

Manche Patienten möchten nicht warten, bis sie optimal mit HC eingestellt sind, um ihre unausgewogenen Sexualhormone zu behandeln. Daher gehen sie dieses Problem bereits an, während sie noch an ihrem HC arbeiten. Testosteron-Supplementierung ist ein Beispiel, denn die Verwendung von HC kann das Testosteronlevel senken. Bei bereits zuvor niedrigem Level kann dies problematisch sein. Auch ein niedriger Östrogenwert muss in Angriff genommen werden, da der hohe Glukoselevel sich noch weiter verschlechtert oder Hypoglykämie (erniedrigten Blutzucker) hervorruft.

Muskelschwäche bei der Einnahme von HC

Die Einnahme selbst einer geringen Menge Cortisol kann anfangs das Testosteronlevel angreifen, wie auch Kalium zerstören. Ein niedriger Östrogenspiegel verschlimmert die Schwäche zusätzlich. Dies ist besonders für Frauen ohne Ovarien oder in der Menopause ein Problem. Sie sollten daher in den ersten Wochen oder Monaten der Cortisolverwendung mit Ihrem Arzt über Testosteron- und Kalium-Supplementierung sprechen.

Probleme mit der Verträglichkeit von HC

Meist haben die Patienten höchstens dann Probleme mit dem HC, wenn sie zu wenig davon nehmen oder sie die Abstände zwischen den Einnahmen auf beispielsweise 2 – 3 Stunden verkürzen müssen, um kleine Reserven aufzubauen. Die Einnahme von HC während der Mahlzeiten ist ein Muss.

Cortisol und Blutdruck

Bei Bluthochdruck zu Beginn der Cortisoltherapie, sollte der Blutdruck während der gesamten Behandlungsdauer überwacht und der Kontakt zu einem Arzt entsprechend den Blutdruckwerten aufrecht erhalten werden. Die Behandlung von Aldosteron kann Blutdruckveränderungen hervorrufen. Auch wenn kein erhöhter Blutdruck vorliegt, sollten während der Einnahme von HC der Blutdruck sowie der Puls überprüft werden. Beide lassen Rückschlüsse auf die HC-Dosierung zu.

Sportliche Betätigung bei Nebennieren-Dysfunktion

Patienten haben wiederholt festgestellt, dass beinahe jede Form von Sport ungesund für belastete Nebennieren ist. Warum? In dem gleichen Maß, in dem Sie Sport treiben, stehen die Nebennieren unter Leistungsdruck. Für manche kann das in Hinblick auf ihre Trainingsgewohnheiten eine schlimme Nachricht sein. Stattdessen ist Ruhe, Ruhe und nochmals Ruhe die beste Begleitmaßnahme bei der Behandlung und Stabilisierung der Nebennieren. Ich sage Patienten, dass sie es als einen neuen Weg durch ihf Leben betrachten müssen – einen gesunden, überaus wichtigen Weg.

Aufwachen in der Nacht

Wenn Sie mit hohem Cortisolwert zu Bett gehen (wie sich über den Speicheltest herausgestellt hat) und es Ihnen irgendwie gelingt einzuschlafen, werden Sie vermutlich häufig nachts aufwachen.

Auf der anderen Seite haben manche einen extrem niedrigen nächtlichen Cortisolspiegel, der auf Grund des Adrenalinstoß und der Hypoglykämie, d.h. durch einen geringen Blutzuckerwert, viele Betroffene aufweckt. Ein erniedrigter Blutzuckerspiegel wird häufig durch einen geringen Cortisolwert ausgelöst. Manche berichten, dass dies gegen 3 – 4 Uhr morgens der Fall ist, aber das kann individuell variieren. Es ist die Zeit, zu der das

Cortisol zu steigen beginnen sollte, um Sie auf die normale Auf-
stehzeit am Morgen vorzubereiten...doch leider steigt es nicht.
Gegen dieses durch einen niedrigen Cortisolwert bedingte
nächtliche Erwachen nehmen die Patienten ihre letzte Dosis HC
zur Schlafenszeit mit einem Snack ein, beispielsweise 2,5 mg.
Sollten sie dann immer noch nachts wach werden, wird diese
Menge auf 5 mg gesteigert.

Eine weitere Strategie, die Patienten gegen nächtliches Aufwachen anwenden, ist es, ebenfalls mit einem kleinen Snack
zwei Isocort oder ein Nebennierenrindensupplement zu sich
zu nehmen. Wenn Sie ein Nebennierenrindenprodukt verwenden, überprüfen Sie unbedingt, ob es auf dem Etikett als ausschließlich Rinde deklariert ist! Werden auch Drüsen erwähnt,
führen Sie sich zusätzliches Adrenalin zu – genau das, was Sie
nicht gebrauchen können und was in der Hauptsache schuld an
Ihrem nächtlichen Erwachen ist.

Wenn Sie überprüfen möchten, wie sich das Cortisol nachts
verhält, können Sie einen Speicheltest mit sechs Proben durchführen, von denen zwei nachts entnommen werden. Sie können
getrost davon ausgehen, dass das nächtliche Aufwachen von einem niedrigen Cortisolspiegel herrührt, wenn der Speichel bereits einen geringen morgendlichen Cortisolwert angezeigt hat.

Andere hilfreiche Strategien für einen besseren Schlaf sind
solche, die die Entspannung vor dem Zubettgehen fördern. Die
Nebennierenpatientin Kim erklärt es so:

*Ich habe das Fernsehgerät aus unserem Schlafzimmer
entfernt. Wenn ich abends fernsehen wollte, machte ich
das nun in einem anderen Raum. Mein Schlafzimmer
sollte für „Ruhe und Frieden" stehen, nicht für das Dur-
cheinander einer Talk-Show oder die Spannung eines
Abenteuerfilmes. Ich ging so früh zu Bett, dass ich noch
Zeitschriften durchblättern oder ein gutes Buch lesen
konnte. Ich kaufte Satinbettlaken, ein neues Kissen und
ein sehr weiches Nachthemd aus Baumwolle. Ich weiß,
dass es sich vielleicht dumm anhört, aber ich wollte es mir
so angenehm wie möglich gestalten. Und zusammen mit
meinen anderen Strategien hat es mir sehr geholfen.*

Niedriger Aldosteronwert

Wie sich gezeigt hat, haben einige Nebennierenpatienten mit erniedrigtem Cortisolspiegel zudem ein Aldosteronproblem. Wenn die Nebennieren gesund sind, hilft Aldosteron, ein Mineralcorticoidhormon, das Natrium- und Kaliumlevel zu regulieren, es hilft also, das erforderliche Salz zu speichern, welches daran beteiligt ist, den Blutzuckerspiegel unter Kontrolle zu halten. Zudem unterstützt es die Verteilung von Flüssigkeit im Körper. Desweiteren werden Elektrolyte wie Kalzium und Magnesium im Blut ausbalanciert und der Kaliumspiegel daran gehindert, zu stark anzusteigen.

Wenn das Aldosteron zu stark ansteigt, insbesondere bei chronischem Stress, wird sich auch der Blutdruck zu sehr erhöhen und das Kaliumlevel kann zu stark absinken. Die Folge können Muskelkrämpfe sein, Taubheit oder ein Kribbeln in den Extremitäten. Studien belegen außerdem, dass möglicherweise aufgrund des erhöhten Blutdrucks ein hoher Aldosteronspiegel das Leben verkürzen kann.

Wenn das Aldosteron zu stark absinkt, was meist auf Patienten mit Nebennierenerschöpfung zutrifft, stoßen die Nieren zu viel Salz aus, der Blutdruck kann sinken, das Blutvolumen wird reduziert, der Puls und/oder das Herzrasen steigt, es kommt zu Schwindelgefühl und/oder Benommenheit, wenn Sie stehen, Müdigkeit und bei manchen zu einem Verlangen nach den verführerischen salzigen Chips dort im Regal. Zu Symptomen eines niedrigen Aldosteronwertes kommen außerdem häufiger Harndrang, Schwitzen und Durst sowie ein Hitzegefühl hinzu.

Viele Patienten mit einem niedrigen Natriumlevel behandeln diese Symptome, die durch einen geringen Aldosteronspiegel hervorgerufen werden, mit ergänzendem Meersalz. Meersalz enthält wichtige Spurenelemente, die aus dem Tafelsalz meist entfernt sind. Das Salz wird in Wasser aufgelöst und über den Tag verteilt in kleinen Portionen getrunken. Manche beginnen mit ¼ Teelöffel zweimal täglich, um auf ½ Teelöffel zu kommen. Manche gehen auf ½ Teelöffel zweimal täglich über, wieder andere nehmen sogar einen Teelöffel zweimal täglich zu sich.

Aber...zahlreiche Studien belegen, je mehr Natrium Sie zu sich nehmen, desto mehr sinkt der Aldosteronwert, ebenso wie das Angiotensin II-Level, ein Peptidhormon, das mit dem Aldosteron gemeinsam daran arbeitet, die richtige Ausgewogenheit von Natrium und Kalium zu finden. Also werden zu hohe Natriumlevel einen bereits erniedrigten Aldosteronwert weiter senken, was wiederum das Natriumlevel senkt. Je mehr Natrium Sie zuführen, desto durstiger können Sie werden. Diesen Balanceakt muss jeder für sich bewältigen.

Des Weiteren, wenn die Nebennieren kein Aldosteron produzieren, steigt das Nierenhormon Renin. (Ist der Reninwert niedrig, könnte dies auf ein Problem mit der Hirnanhangdrüse deuten.)

Das Aldosteron testen

Es ist überaus wichtig zu wissen, dass die Überprüfung des Aldosteronwerts ein Muss ist, da bei manchen die Symptome für einen erhöhten Aldosteronwert denen eines niedrigen ähneln können. Am Tag vor dem Test sollten Sie auf Salz in jeglicher Form verzichten, seien es Salzstreuergaben, Soda, Fritten, Hüttenkäse, Pizza oder sonstige Speisen mit einem hohen Salzgehalt. Nach dem Zubettgehen sollten Sie nichts mehr zu sich nehmen. Bedenken Sie bitte, dass Motrin, Betablocker, Steroide und Diuretika die Ergebnisse beeinträchtigen können.

Der Test wird am besten morgens um 8 Uhr und nach einem bewegungsreichen Tag, was den Aldosteronlevel in die Höhe schnellen lässt, durchgeführt. Bei der Blutentnahme sollten Sie sitzen, denn auch die Körperposition kann das Aldosteronlevel beeinflussen.

Sie müssen zudem wissen, dass eine Schwangerschaft zu einer Verdoppelung der Aldosteronlevel führen kann und dass das Level bei Kindern meist ein wenig höher ist als bei Erwachsenen. Frauen sollten den Test möglichst in der ersten Woche nach Beginn ihrer Periode durchführen lassen, da das steigende Progesteronlevel Auswirkungen auf das Aldosteron haben kann.

Um ein vollständiges Bild zu erhalten, bitten Sie Ihren Arzt, die Natrium-, Renin-, und Kaliumwerte mitzubestimmen. Ein niedriger Aldosteronspiegel kann auch durch einen Kalium-

Laborwert von über 4,4 mmol/l und geringe Natriumwerte festgestellt werden. Die beiden letzteren Werte können rezeptfrei getestet werden, die Ergebnisse zeigen Sie dann Ihrem Arzt. Siehe Anlaufstellen in Anhang D.

Behandlung bei einem niedrigen Aldosteronwert

Eine der ersten Therapiemöglichkeiten, die ein Patient in Betracht ziehen sollte, wenn die Laborwerte einen geringen Natriumwert anzeigen, ist verschreibungspflichtiges Natrium in Retard-Form (mit verzögerter Freisetzung). Ein solches verschreibungspflichtiges Retard-Natrium, das in großen Mengen eingenommen wird, hat schon vielen Patienten geholfen. Die Laborwerte werden alle 2 – 3 Wochen überprüft, um ein zu hohes Level auszuschließen.

Selbst die Verwendung von Süßholzwurzel kann hilfreich sein, da das Glycyrrhizin in seiner Wirksamkeit dem Aldosteron ähnelt. Behalten Sie jedoch Ihren Blutdruck im Auge, denn, wie Patienten berichten, Süßholzwurzel kann den Blutdruck erhöhen. Wenn weder das Steigern von Natrium noch das Einnehmen von Süßholzwurzel geholfen haben, ist das verschreibungspflichtige Mittel der Wahl bei niedrigem *Aldosteronwert Fludrocortisonazetat, das unter dem Markennamen Florinef erhältlich ist.*

Besprechen Sie mit Ihrem Arzt, ob Sie mit einem Viertel einer 100 µg-Tablette beginnen sollen, anstatt mit der ganzen, sehr starken Tablette. Es wird empfohlen, Florinef mit einer kleinen Menge Meersalz in Wasser einzunehmen.

Bei jeder Dosis sollte man, wie in Kapitel 5, Discovery Schritt 2 erläutert, beobachten, ob sich die Pupillenbewegung und der Blutdruck verbessern. Ist dies nicht der Fall, wird die Dosis alle 7 – 10 Tage, abhängig von den Testergebnissen, um ¼ Tablette gesteigert. Ziel ist, die ganze Tablette einzunehmen oder den Blutdruck zu normalisieren und die Symptome eines niedrigen Aldosteronwerts zu beseitigen. Manche Patienten berichten, dass sie sogar zwei Tabletten einnehmen mussten, um gute Ergebnisse zu erzielen. Üblicherweise reicht jedoch eine geringere Menge aus.

Wenn Sie Ihren Blutdruck überprüfen, sollte der Arm vom Körper abgewinkelt sein und nicht herunterhängen – diesen Fehler begehen leider immer noch viele Ärzte und Arzthelfer.

Unter anderem können Sie an einem erhöhten Blutdruck, Flüssigkeitsanlagerungen und/oder Druck-Kopfschmerzen erkennen, wenn Sie zu viel Florinef einnehmen. Selbst wenn Sie richtig auf Florinef eingestellt sind, kann es als Nebenwirkung die Kaliumlevel senken, daher ist es wichtig, dass Sie ergänzend Kalium zu sich nehmen, wie viele Patienten und Ärzte bestätigen. Die Kaliumwerte sollten überwacht werden.

An dieser Stelle ein weiterer wichtiger Hinweis: manche Patienten, die bereits HC (Cortisol) einnehmen, müssen es eventuell senken, um die glycocorticoide Potenz von Florinef zu kompensieren. Wenn dann die Entwöhnungsphase von HC folgt, zeigt die Erfahrung der Patienten, dass man noch ein wenig länger Florinef einnehmen sollte, bevor man sich auch davon entwöhnt. Stellt man unangenehme Nebenwirkungen durch Florinef fest, wie Schwindel oder Übelkeit, und das Medikament muss abgesetzt werden, steigern die Patienten schließlich das HC und nehmen mehr Meersalz zu sich.

Wichtiger Hinweis: *Wenn Ihr Blutdruck bei niedrigem Kaliumwert hoch ist, besprechen Sie mit Ihrem Arzt die Verwendung von Florinef und seine Nebenwirkungen.*

Wie lange werden Sie HC einnehmen müssen?

Je nachdem wie Patienten die Nebennierendysfunktion wahrnehmen, kann die Therapiedauer mit HC individuell variieren. Wir haben festgestellt, dass der erste Schritt ist, das Erreichen zweier Ziele sicherzustellen: Sie haben genügend Cortisol, um die Temperaturschwankungen zu stoppen und den Schilddrüsenhormonen ein Erreichen der Zellen zu ermöglichen, und Sie haben ausreichend getrocknete Schilddrüse oder T3, damit die Symptome einer Hypothyreose bei guter Herzfrequenz und gutem Blutdruck verschwinden. Sie sollten auch andere Probleme in den Griff bekommen haben: einen geringen Ferritin-/Eisenwert, einen niedrigen B 12-Wert und jeglichen anderen Mangel.

Wenn Sie alles oben Erwähnte erreicht haben, kann es mindestens einige Monate oder auch mehr als ein Jahr dauern, bevor Sie versuchen können, sich langsam zu entwöhnen und bevor die Nebennieren wieder in der Lage sind, die Initiative zu übernehmen. Es kann auch sein, dass Sie einige Monate bei HC bleiben müssen, um Cortisolreserven aufzubauen. Viele Patienten sind letztlich mindestens ein oder zwei Jahre lang auf HC angewiesen. Manche Patienten erzählen, dass sie mit der Entwöhnung begonnen haben, als sie eine kleine Dosis vergessen hatten und feststellten, dass sie ohne diese Dosis einige Tage lang gut klar gekommen waren. Aber bitte überstürzen Sie nichts!

Denken Sie daran: Wenn Sie zu der Minderheit gehören, deren Nebennieren-Erschöpfung mit einem Hypopituitarismus zusammenhängt, einer sekundären Ursache für Nebennieren-Erschöpfung, kann es sein, dass Sie ein Leben lang HC einnehmen müssen.

Teilen Sie anderen mit, dass Sie HC einnehmen

Ich lege Ihnen sehr ans Herz, ein Kärtchen oder Informationsschreiben zu Ihrer täglichen HC-Dosis mit einem Namensvermerk Ihres behandelnden Arztes und dessen Telefonnummer in Ihrer Brieftasche aufzubewahren. Informieren Sie auch nahe Verwandte und Freunde darüber. Es kann für Sie auch beruhigend sein, wenn Sie zusätzliche Hydrocortisontabletten oder Hydrocortisoncreme bei sich haben, wenn Sie für mehrere Stunden das Haus verlassen. Das Schlimmste, was Ihnen bei dem Versuch, Ihre Gesundheit zu verbessern und den Nebennieren den Stress zu nehmen, passieren kann, ist es, eine Einnahme zu vergessen oder bei Bedarf kein HC zur Hand zu haben, wenn Sie es brauchen.

Langsames Entwöhnen ist entscheidend

Patienten und Ihre behandelnden Ärzte haben festgestellt, dass für ein erfolgreiches Entwöhnen anfangs alle 2 - 3 Wochen um mindestens 2,5 mg reduziert werden sollte. Denken Sie daran, dass Ihre Nebennieren durch das Entwöhnen plötzlich aufgefordert werden, ein Fehlen zu kompensieren. Dies sollten Sie ihnen auf sanfte Weise vermitteln. Sie können sich zunächst von der letzten Dosis entwöhnen und dann langsam zu den anderen Einnahmezeiten übergehen oder auch jede Zeit wählen, die Ihnen am geeignetsten erscheint.

Es ist erkanntermaßen wichtig, eine möglichst stressfreie Zeit für das Entwöhnen zu wählen. Sie sollten also nicht an Feiertagen damit beginnen, im Umfeld stressreicher Ereignisse oder zu arbeitsreichen Zeiten. Sollte es während der Entwöhnungsphase zu Stress kommen, müssen Sie eventuell wie oben erläutert zu einer Stressdosis greifen. Das verzögert den Entwöhnungsprozess, wird aber auch weiteren Stress für Ihre Nebennieren vermeiden.

Fehler bei der Entwöhnung

Wenn sich das Entwöhnen als schwierig herausstellt, liegt es oft an unentdeckten oder mindertherapierten Störungen, darunter Glutenintoleranz, einem niedrigen B 12-Wert, Eisenmangel, Lyme Disease oder vielen weiteren Problemen wie einem niedrigen fT3-Spiegel. Daher sind Laborwerte unverzichtbar, Sie sollten auf die Symptome achten und die Hinweise in diesem Buch als Grundlage für ein Gespräch mit Ihrem Arzt nutzen.

Strategien, wie Sie nach der Entwöhnung den Erfolg zu einem dauerhaften machen

Sobald Sie sich erfolgreich von HC entwöhnt haben, gibt es zahlreiche Anschluss-Strategien, die ein Anhalten des Erfolgs fördern können. Dazu gehört eine über mehrere Monate fortgesetzte Ergänzung durch rezeptfreie Nebennierenpräparate, besonders wenn Sie auf Stress reagieren müssen. Auch eine Nahrungsergänzung durch Vitamin C, B-Vitamine und andere Anti-Stress-Vitamine, Kräuter und Mineralien kann von Vorteil sein. Es ist außerdem wichtig, Stress-Faktoren in Ihrem Leben zu beseitigen. Der Vergleich der täglichen Durchschnittstemperaturen liefert auch weiterhin gute Hinweise auf den Fortschritt der Nebennieren-Erholung liefern.

Perry, ein Hypothyreose-Patient, der sich besonders mit männlichen Aspekten dieser Krankheit auseinandergesetzt hat, hat folgende Tipps für die Entwöhnung zusammengestellt:

1. Die Nebennieren werden eine gewisse Zeit nach der Entwöhnung (vielleicht 6 Monate? Bislang konnten wir noch keinen genauen Zeitraum bestimmen) noch schwach sein und müssen in Stress-Situationen unterstützt werden.

2. Je schneller Sie Stress erkennen und darauf reagieren, indem Sie die Nebennieren unterstützen, desto wahrscheinlicher können Sie einen Zusammenbruch vermeiden.

3. Wenn Sie wissen, dass eine Stress-Situation eintreten wird, sollten Sie bereits im Vorfeld die Nebennieren unterstützen. Wie lange vorher Sie damit beginnen sollten, hängt davon ab, ab wann Sie sich mental mit diesem zukünftigen Ereignis beschäftigen, d.h. wann der Stress einsetzt.

4. Einige frühe Anzeichen sind: ständig das Bedürfnis nach einem Snack zu verspüren, die Tendenz, sich von Freunden und Familie zurückzuziehen sowie auf Lieblingsbeschäftigungen zu verzichten, übermäßige Schreckhaftigkeit, tendenzielle Nervosität bei alltäglichen Gelegenheiten wie Anrufen, Überreaktion auf die Worte oder Handlungen anderer, die Rückkehr irgendeines der Symptome, die Sie beim ersten Mal, als Ihre Nebennieren unterstützt werden mussten, an sich bemerkt haben.

5. Die zusätzliche Unterstützung der Nebennieren kann, wenn das (entsprechende) Präparat weniger als eine Woche lang eingenommen wurde, abrupt abgesetzt werden. Nehmen Sie das Präparat jedoch eine Woche oder länger ein, sollte es ebenso langsam abgesetzt werden, wie Sie sich zuvor davon entwöhnt haben. Für Hydrocortison scheint eine gute Rate zu sein, alle 2 – 3 Wochen um 2,5 mg zu reduzieren.

6. Ereignisse, die Sie im Auge behalten sollten, da sie beinahe immer mit Stress verbunden sind: Urlaub, Familienbesuche, Feiertage, Zahnarztbesuche, Erkältungen, Grippe und andere Erkrankungen.

7. Denken Sie nicht, dass eine Rückkehr zu unterstützenden Maßnahmen eine Niederlage wäre.

Eine Unterstützung der Nebennieren, wie sie in der Erholungsphase noch benötigt wird, hilft Ihnen dabei, die Nebennierenfunktion wieder komplett herzustellen.

Hoher Cortisolwert über den ganzen Tag

Was, wenn sich abweichend von allem bislang Erörterten in allen vier Speichelproben ein erhöhter Cortisolwert zeigt? Mir, der Autorin dieses Buches, ist genau das passiert. Und wenn ich nicht schnell reagiert hätte, wäre ich unweigerlich in eine kritische Phase geraten, in der meine Nebennieren nicht mehr hätten mithalten können und der Cortisolspiegel gesunken wäre.

Der Grund für meinen erhöhten Cortisolwert war eine langzeitige Einnahme von topischem Progesteron, mit dem ich meinen hohen Östrogenwert in Angriff nahm. Als ich das feststellte, stoppte ich die Supplementierung. Innerhalb weniger Tage verschwanden die einer Östrogendominanz ähnelnden Anzeichen einer Progesteron-Überdosierung. Doch es sollte noch Monate dauern, bis ich durch die Therapie, zu der auch die freiwillige Einnahme von PS (wie oben beschrieben) gehörte, meinen überhöhten Cortisolwert senken konnte.

Der Cortisolspiegel kann monatelang erhöht sein, bevor Sie es bemerken. Wenn er sich langsam zeigt, bemerken Sie ähnliche Symptome wie bei einem niedrigen Cortisolwert: schnelle Ermüdung, Übelkeit in Stress-Situationen, körperliche Unsicherheit, niedrige Körpertemperatur, Depression, Schmerz usw. Es wird auch eine Tendenz zu erhöhtem Blutdruck vorliegen. Da der hohe Cortisolspiegel die Umwandlung von T4 in T3 erschwert, werden Sie außerdem letztlich zu viel T4 haben, und es wird eine Umwandlung in reverses T3 stattfinden – letzeres hält normales T3 davon ab, die Zellen zu erreichen. Die einzige Möglichkeit, um sicher auf einen erhöhten Cortisolspiegel schließen zu können, ist der 24-Stunden-Nebennierenspeicheltest. Es kann verschiedene Gründe für einen hohen Cortisolwert geben: chronischer emotionaler Stress, chronische Gesundheitsstörungen, Blutzuckerprobleme, schlechte Essgewohnheiten oder Schlafmangel, ein angegriffenes Immunsystem, starke Erschöpfung, eine Herzerkrankung, Übergewicht oder, wie bei mir, die Verwendung von topischem Progesteron. Jeder muss seinen eigenen Auslöser entdecken und dagegen vorgehen.

Unterstützung der Nebenniere – Fazit

Das oberste Gebot in der Unterstützung der Nebenniere ist es, diejenige zu wählen, die am einfachsten anwendbar und dennoch am effektivsten ist. Für manche können das Adaptogene sein, um gegen die Hochs und Tiefs einer beginnenden Dysfunktion anzugehen. Andere mit moderat niedrigen Leveln benötigen vielleicht Süßholzwurzel oder rezeptfreie cortisolhaltige Präparate wie Isocort oder Nebennierenrinde. Wieder andere können zu den entscheidenden Zeiten beides einnehmen – Rezeptfreie Präparate für die Zeiten mit niedrigem Cortisolwert und Adaptogene für einen hohen Cortisolspiegel. Andere schließlich benötigen verschreibungspflichtiges Cortisol.

Es wird stets von Patienten, die diesen Weg bereits beschritten haben, empfohlen, einen 24-Stunden-Nebennierenspeicheltest durchzuführen, da die Symptome für einen hohen Cortisolspiegel denen eines geringen Cortisolwerts ähneln können. Mit einfachen Vermutungen sind Patienten bereits in Schwierigkeiten geraten. Stellen Sie nicht nur Vermutungen an! Gehen Sie nach den Discovery Schritten in Kapitel 5 vor, um herauszubekommen, ob Sie vielleicht einen Speicheltest machen sollten.

Eine „Wiederbelebung" Ihrer erschöpften Nebennieren kann Zeit und Geduld erfordern, ebenso gravierende Veränderungen im Lebenswandel gegen den Stress sowie im Umgang mit Stress. Langsam aber sicher wird sich ein Fortschritt zeigen!

Nebennieren – Schmankerl:

* *Rezeptfreie unterstützende Präparate, die Sie früh am Tag einnehmen (für einen einzelnen niedrigen Speichelwert), werden letztendlich erhöhte Level, die später am Tag folgen würden, senken und umgekehrt.*

* *Eine hohe Herzfrequenz kann von einem hohen Cortisolwert stammen, von einem niedrigen Cortisolspiegel, einem niedrigen Natriumwert, einem geringem Kalium-, Magnesium-, Eisenwert usw.*

* *Während Sie HC einnehmen erholen Sie sich nicht so schnell von einer Krankheit, wie Sie es bei gesunder Nebennierenfunktion tun würden.*

* *Eine leicht erhöhte Temperatur kann durch zu viele Schilddrüsenhormone, einen zu geringen Aldosteronspiegel oder Eisenmangel bedingt sein.*

* *Ein großer Patientenanteil mit Nebennierendysfunktion wechselt aufgrund hoher rT3-Werte zu T3.*

* *Wenn Sie mit HC ergänzen, können die Cortisolwerte zu stark ansteigen, wenn nicht die Einnahme eines Schilddrüsenpräparats zugleich den Cortisol-Bedarf steigert.*

* *Haben Sie Schwierigkeiten dabei, stabile tägliche Durchschnittstemperaturen zu finden, obwohl Sie bereits mehrmals gesteigert haben? Das kann auf einen geringen Aldosteronwert hindeuten.*

* *Es kann sein, dass man zu Beginn der Nebennieren-Unterstützung mit HC mehr benötigt als später, um die erschöpften Reserven zunächst wieder aufzubauen.*

KAPITEL 7

Das Kapitel „Arzt"

Denn das ist der größte Fehler unserer Zeit,
dass die Ärzte Geist und Körper trennen

~ Hippokrates

In den vielen Jahren, in denen ich entweder auf Synthroid oder auf Levoxyl eingestellt war, fühlte ich mich wie ein ausgeleiertes Stück zu lang durchgekautes Kaugummi. Ich war mir sicher, ich würde durch einen Besuch beim Arzt endlich eine Antwort erhalten, und es war mir ganz egal, wie weit ich dafür fahren musste und wieviel Zeit der Termin in Anspruch nehmen würde.

Welcher Schilddrüsenpatient hat noch nicht all seine Hoffnung in die Hilfe eines Arztes gesetzt? Und warum auch nicht? Die medizinische Ausbildung ist intensiver und fordernder als die der meisten anderen Berufe. Mediziner müssen jahrelang Praktika sowie Famulaturen absolvieren und über mehrere Jahre assistieren, bevor sie ihr eigenes Schild an die Tür hängen dürfen.

Wenn Sie dann die Arztpraxis betreten, fühlen Sie sich wie im Werbeslogan einer Versicherung: „Sie wissen, bei uns sind Sie in guten Händen." Der Arzt wird Ihnen geeignete Tabletten verschreiben und die beste Therapie empfehlen, um Ihnen dabei zu helfen, „die Kurve zu kriegen" und sich endlich wieder gesund zu fühlen.

*Und doch haben sich die großen Hoffnungen, die Patienten in
ihren gut ausgebildeten und erfahrenen Arzt gesetzt haben, wiederholt in ein Nichts aufgelöst.*
In der Erfahrung von Thyreosepatienten weltweit reicht die
Bewertung der ärztlichen Betreuung von „enttäuschend, frustri-
erend und traurig" bis hin zu „schäbig, respektlos, ignorant, bev-
ormundend, wichtigtuerisch, engstirnig und an einen ärztlichen
Kunstfehler grenzend".

Intensiv, real und überaus bedauernswert

Gibt es Ärzte, die eine Ausnahme sind? Ja, die gibt es. Und
dank unserer Patienten-Bewegung „Für die Schilddrüse – Gegen
den Starrsinn – Stop the Thyroid Madness" werden es langsam
mehr. Manche Ärzte hören zu. Manche Ärzte sind offen. Manche
Ärzte behandeln ihre Patienten mit Respekt. All denen sind wir
mehr als dankbar!

Im Allgemeinen verläuft der Fortschritt in dieser Hinsicht
jedoch leider recht schleppend. Stephanie, eine Patientin, die
ihren Schilddrüsenkrebs besiegen konnte, verdankt diesen Erfolg u.a. den natürlichen Schilddrüsenhormonen. Sie erinnert
sich noch lebhaft an den Arzt, den sie als ersten darum bat, ihr
Armour zu verschreiben. Sie hatte von anderen Patienten von
dessen positiver Wirkung gehört und meinte, es könnte auch für
sie das Richtige sein. In ihrem Blog schreibt sie:

*Als erstes kommt er in den Behandlungsraum gerauscht,
schüttelt meine Hand und verkündet: „Nun, wir hatten Sie
auf 0,175 mg Synthroid eingestellt, und Sie bekamen Hyperthyreose-Symptome (der TSH lag bei 0,024), darauf haben wir die Dosis reduziert auf 0,150 mg. Jetzt aber ist Ihr
TSH viel zu hoch, also müssen wir Sie wieder auf 0,175
mg einstellen." WIE BITTE? Bei 0,175 mg hatte ich mich
elend gefühlt, und 0,150 mg helfen nicht, also gehen wir
einfach zu der Dosis zurück, bei der es mir schlecht geht
und denken nicht über Optionen nach? Pfui! Ich sprach
es nicht aus, ich dachte es nur. An dieser Stelle warf ich
ein, dass ich gerne wüsste, was mit meinen fT3-Werten los
sei. Ich zeigte ihm mein Laborblatt und erzählte ihm, dass*

ich mich mit T3 beschäftigt habe und dass es eben Menschen gäbe, die T4 nicht gut in T3 umwandeln können. Da bekam ich erst einmal einen Vortrag darüber zu hören, dass dies doch nicht stimme und dass man sogar Proben von toten Babies entnommen habe und selbst dort T3 gefunden wurde. BITTE? Ich sagte: „Noch einmal von vorn. Ich habe nicht gesagt, dass ich überhaupt kein T3 produziere, sondern dass ich einfach zu denjenigen gehören könnte, die es nicht gut genug aus Umwandlung gewinnen, um ausreichend damit versorgt zu sein." Darauf änderte er seinen Ton und meinte: „Ich weiß, was wir tun können. Ich lasse Sie auf 0,150 mg eingestellt, da es Ihnen dabei ja anscheinend recht gut geht (genau genommen hat er mich nie danach gefragt, wie es mir eigentlich ginge, sondern er nahm das nur an, weil ich nicht angerufen hatte), und wir fügen noch etwas synthetisches T3 hinzu – Cytomel." Nochmal Pfui! Er hält mich für einen Idioten und bevormundet mich. Das war mir schon klar, bevor ich in seine Praxis gekommen war. Hier warf ich ein: „Kann ich Armour probieren?" Sie hätten seinen Blick sehen sollen, als er von dem Papier, auf dem er so eifrig geschrieben hatte, aufblickte. Die ganze Zeit war er es gewesen, der gesagt hatte, was wir tun werden, und dabei hatte er nie die Zeit gefunden, mich überhaupt einmal anzusehen. „GANZ SICHER NICHT!", rief er. „Warum nicht?", fragte ich zurück. Das brachte ihn offensichtlich in Rage, denn er begann tatsächlich zu zittern und brachte das bekannte „Das ist nichts für Sie." Aber ich ließ nicht locker. „Warum nicht?" Worauf ich die vorgefertigte Antwort erhielt (Wahrscheinlich lernt man die im Endo-Unterricht) „Weil es nicht stabil ist." Ich fragte ihn: „Was meinen Sie?" Dieser Mann hätte mich erwürgen können für meine vielen Fragen und weil ich seine Autorität hinterfragte, aber ich bestand darauf. „Weil es vom Schwein stammt, und Sie wollen doch wohl keine Schweinehormone haben?"

Stephanie beschreibt in ihrem Blog weiter, wie der Arzt ihr darüber hinaus noch eine ganze Reihe negativer und herablassender Argumente gegen Schweineschilddrüse lieferte, darunter auch, sie könne sterben, wenn sie einnähme.

Ich verließ seine Praxis, ging zu meinem Auto und weinte. Es ist hart, wenn Sie von Ihrem Arzt hören, Sie würden wegen Armour ihrem Krebs erliegen – ob man ihm das nun glaubt oder nicht.

In seiner Untersuchungsakte vermerkte der Arzt:

Stephanie möchte gerne Armour ausprobieren. Ich sagte ihr, dies sei inakzeptabel, und ich würde sie nicht darauf einstellen. Sie wird sich einen anderen Arzt suchen müssen, wenn sie dieses Präparat nehmen möchte, da es Tieren entnommen wurde, die T3- und T4-Level nicht annähernd ausgeglichen sind und nicht individuell angepasst werden können.

Man kann sich leicht ausmalen, wie es Stephanie nun ging – ihr war gesagt worden, dass das, was ihr Wohlbefinden vielleicht verbessert hätte, inakzeptabel war.

Die Erfahrung der Patienten

Wenn Sie sich die meisten Patientengruppen im Internet ansehen oder mit einzelnen Schilddrüsenpatienten sprechen, werden Sie Tausende von sich wiederholenden und herzzerreißenden Geschichten finden über kurzsichtige, unüberlegte, Tabletten verschreibende „Mediziner-Zombies".

Die meisten Schilddrüsenpatienten sagen, ihnen wurde durch die falsche Medikation und Therapie Schaden zugefügt, wenn sie feststellen, dass das T4-Monopräparat ineffektiv ist oder dass der TSH-Test, der „Goldene Standard" für Diagnose und Therapie, versagt. Besonders groß ist der Schaden, wenn sie feststellen müssen, dass sie nun aufgrund dessen dysfunktionale Nebennieren haben.

Patienten zu schaden ist natürlich genau das Gegenteil von dem, was Ärzte beim Hippokratischen Eid schwören, wozu sie sich verpflichten, wenn sie mit der Approbation in der Tasche an Bord gehen.

Betrachten Ärzte den Eid, den sie ablegen, als nichts anderes als ein zwar altehrwürdiges, aber heruntergeleiertes und bedeutungsloses Ritual? Im Hippokratischen Eid, den manche Universitäten großzügig abgeändert haben oder nicht mehr ablegen lassen, heißt es im griechischen Original:

Ich werde niemandem ein tödliches Gift geben, selbst wenn ich darum gebeten werde, und ich werde keinen Rat erteilen, der den Tod bringt.

Und doch war seit Jahrzehnten nichts „tödlicher" für Schilddrüsenpatienten als ein Präparat namens Thyroxin, das von beinahe jedem Arzt so großzügig verschrieben wurde und das bei jedem einzelnen Schilddrüsenpatienten Symptome von Hypothyreose zurückgelassen hat. Das gleiche gilt für den allseits verehrten TSH-Test und seinen fragwürdigen „Normbereich".

Sehen Sie sich allein meine 17 Jahre während Geschichte an (s. Einleitung), wie ich von Arzt zu Arzt gerannt bin und doch nicht einen gefunden habe, der über den Rand seiner Schulmedizin-Schublade hinausgeschaut hätte, um festzustellen, dass Thyroxin als alleiniges therapeutisches Mittel bei Hypothyreose nicht hilft oder dass der TSH- „Norm"-Bereich nicht zu meinem klinischen Bild passte! Ich musste mich mit Ärzten herumärgern, die abweisend waren, engstirnig und herablassend, selbst wenn sie es vielleicht gut meinten.

Die Einzelheiten meiner Geschichte, Stephanies Erfahrung und Schlimmeres findet man bei Millionen von Schilddrüsenpatienten weltweit. Dieses Szenario betrifft nicht nur einige wenige. Wir müssen uns also wirklich fragen: Hören uns die Ärzte überhaupt zu?

Vier entscheidende Fehler, die Mediziner begehen

Schilddrüsenpatienten auf der ganzen Welt wachsen an ihrem Wissen und an den Erkenntnissen, mit denen sie sich gegen das wenden, was die Ärzte bislang unternommen haben. Ich möchte an dieser Stelle vier entscheidende und folgenschwere Fehler hervorheben, die die meisten Betroffenen bereits haben erleben müssen. Jeder Fehler betrifft einen Bereich, der dringend einer drastischen Veränderung bedarf:

1. Ärzte machen die Schilddrüsen-Laborwerte zum „Heiligen Diagnose-Gral" und vernachlässigen das klinische Bild der Schilddrüsenunterfunktion.

Von allen Fehlern, die hier genannt werden können, ist diese Fehleinschätzung die verbreitetste und sowohl physisch als auch psychisch folgenschwerste. Versetzen Sie sich einmal in die Lage eines Patienten, der/die mit tatsächlicher und offensichtlicher Schilddrüsenunterfunktion eine Arztpraxis betritt, über eine schlechte Kondition verfügt, unter Kälteempfinden leidet, verstärkt zugenommen hat, trockene Haut und Haare, einen steigenden Cholesterinwert und/oder Depressionen hat, nur um zu hören, der TSH-Wert und die anderen Ergebnisse lägen im Normbereich, und er oder sie sei dementsprechend physisch „normal". Die Schlussfolgerung ist dann natürlich, dass die Symptome nichts mit einer Hypothyreose zu tun haben können. Daher, so erklärt der Arzt, benötige er/sie andere Medikamente, um diese „Nicht-Thyreose"-Symptome zu behandeln, er/sie müsse weniger essen, mehr Sport treiben oder einen Termin beim Psychiater ausmachen.

So ein Quatsch!

Und das passiert nicht nur, wenn ein Patient zum ersten Mal auf Hypothyreose diagnostiziert wird, sondern, was noch schlimmer ist, selbst dann, wenn der Patient bereits auf ein Schilddrüsenpräparat wie z.B. Levothyroxin T4 oder auf eine inadäquat niedrige Dosis natürlicher Schilddrüsenhormone eingestellt ist.

Die Litanei der Patienten, die diese schizophrene Diagnose „normal" trotz anhaltender Symptome erhalten haben, ist angsterfüllt. „Dann bin ich also verrückt!", so der Aufschrei nach einer solchen, nicht ungewöhnlichen Begegnung mit einem Arzt.

LeeAnn berichtet von folgender empörenden Situation:

Ich hatte Synthroid schon 7 Jahre lang eingenommen, und ich litt unter Depressionen. In meiner Familie war bislang kein Fall von Depressionen vorgekommen, ich war glücklich verheiratet, und ich liebte meinen Job am Gericht. Ich suchte zahlreiche Ärzte auf, und jeder sagte mir, ich hätte ein psychisches Problem. Drei von ihnen drängten mich geradezu Antidepressiva einzunehmen, ein Arzt bestand darauf, ich solle mich in die psychiatrische Abteilung des Presbyterian Hospital einweisen lassen, und zwei meinten, ich bräuchte einen Termin bei einem niedergelassenen Psychiater oder Psychologen. Ich kämpfte lange dagegen an, bis ich schließlich dachte, vielleicht BIN ICH ja wirklich verrückt und brauche Hilfe. Ich kann Ihnen sagen, die ganze Situation war furchteinflößend.

Viele Jahre, Jahrzehnte, bevor Laboruntersuchungen für die Schilddrüse existierten, achteten die Ärzte noch auf das klinische Bild und dosierten entsprechend der Symptome (und verwendeten ausschließlich natürliche Schilddrüse). Heute sind das klinische Bild und die Anzeichen einer Hypothyreose nicht weniger offensichtlich als die Nase im Gesicht, und doch wird die Ansammlung von Unterfunktionssymptomen regelmäßig missachtet, wenn die Tinte auf dem Papier etwas anderes sagt. Engstirnig verehrt man diese fragwürdige TSH-Untersuchung und ihren fehlerhaften „Norm"-Bereich, die Bestimmung des Gesamt-T4 oder des fT4. Der Arzt verkündet „Sie sind normal!" und lässt den Patienten über dem Abgrund seiner deutlichen Hypothyreose-Symptome hängen.

Auf der anderen Seite haben Sie einen Patienten, der getrocknete Schilddrüse einnimmt. Der betritt die Praxis und fühlt sich wunderbar – voller Energie, der Cholesterinspiegel ist gesenkt, die Depressionen sind verschwunden, das Haar wird kräftiger – aber, da das TSH unterdrückt ist, wird ihm gesagt, er solle die natürlichen Schilddrüsenhormone reduzieren, wodurch die alten Hypothyreose-Symptome zwangsläufig zurückkehren.

2. Komplette Ignoranz gegenüber getrockneter Schilddrüse

Jeder Patient, der es bislang gewagt hat, nach Präparaten aus natürlichen Schilddrüsenhormonen wie Nature-Throid, Erfas Thyroid usw. zu fragen, hat alle erdenkliche Arten von Fehlurteilen zu hören bekommen. Daher scheint es, kein Arzt könne über den Rand seines Lehrbuchs schauen, blind vertraut er seinen Fortbildungen, seinen Fachzeitschriften oder den Worten seines liebsten Pharmavertreters. Es ist, als wäre die Erfahrung von Patienten, die früher und auch heute wieder natürliche Schilddrüsenhormone erfolgreich verwendet haben und verwenden, komplett und absolut unsichtbar.

Schlimmer noch sind Patienten dran, die in Ländern leben, in denen die Verwendung eines wertvollen und lebensspendenden Präparats wie getrocknete Schilddrüse oder T3 verboten ist! Trotz religiösen Bedenken in Hinsicht auf Schweinefleisch beschreiben die meisten Patienten, die sich an mich wenden, weil natürliche Schilddrüsenhormone in ihrer Heimat nicht zugelassen sind, ein allgemeines Missverstehen und daher eine starke Voreingenommenheit gegenüber dem direkten T3 in den natürlichen Schilddrüsenhormonen.

Im folgenden Ein-Wort-Zitate von Ärzten gegenüber ihren Patienten bezüglich natürlicher Schilddrüsenhormone. Sie sind als Mahnmal zu betrachten für die unter Medizinern so weit verbreitete Ignoranz, deren Spannbreite von unglaublich falsch bis absurd lächerlich reicht.

Unzuverlässig
Instabil
Gefährlich
Unbeständig
Überholt
Altmodisch
Unkonventionell
Unkontrolliert
Schädlich
Giftig

Interessanterweise ist das einzige wahre Wort in dieser Auflistung das Wort altmodisch, ebenso wie es einfach altmodisch ist, Ihre alten Kleider weiterhin zu tragen, wenn sie noch gut passen, oder altes Werkzeug zu verkaufen, das einwandfrei funktioniert. Patienten haben wiederholt erlebt, dass natürliche Schilddrüsenhormone zuverlässig sind, sicher, beständig von Dosis zu Dosis, modern, konventionell. In den USA werden sie von der USP (Arznei- und Lebensmittelaufsichtsbehörde) kontrolliert und im Gegensatz zu T4-Thyroxin-Monopräparat, retten sie Leben.

Ebenso bizarr und schon beinahe lustig sind die Kommentare von Ärzten, die Patienten an uns weitergegeben haben.

- *Sie werden Rinderwahnsinn bekommen, wenn Sie getrocknete Schilddrüse einnehmen (kleiner Hinweis: Es handelt sich um ein Produkt vom Schwein, nicht vom Rind!)*
- *Das T3 in Armour ist ein Narkotikum oder wie Speed.*
- *Getrocknete Schilddrüse wird nur Patienten verabreicht, die „allergisch auf Synthroid" reagieren.*
- *Wenn es einem Patienten durch natürliche Schilddrüsenhormone besser ging, dann lag das an den Konservierungsstoffen im Präparat.*
- *Die Schilddrüsen werden Pferden entnommen.*
- *Nur weil Sie sich durch Kokain besser fühlen, heißt das nicht, dass es gut für Sie ist.*
- *Das wird nicht mehr hergestellt.*
- *Getrocknete Schilddrüse ist aufgrund der Todesfurcht der geschlachteten Schweine so instabil.*
- *Getrocknete Schilddrüse wird aus Schweinehoden hergestellt.*
- *Das ist ein Abfallprodukt, das aus dem hergestellt wird, was man in Schlachthäusern an Innereien vom Fußboden aufgewischt hat – da ist noch alles mögliche an Knochenpartikeln drin, und es ist voller Keime.*
- *Bei denen, die getrocknete Schilddrüse nehmen, handelt es sich lediglich um eine radikale Randgruppe.*

3. Offensichtliche Hypothyreose-Symptome werden einfach mit dem Medikations- oder Therapie- „Pflaster" abgedeckt

Wenn Patienten während der Substitution durch ein T4-Monopräparat wie Synthroid oder Levothyroxin über eine leichtgradige, anhaltende Depression klagen *(ein klassische Hypothyreose-Symptom)*, werden sie für Jahre auf alle möglichen verschreibungspflichtigen Antidepressiva gesetzt, darunter SSRI (selektive Serotonin-Wiederaufnahmehemmer), Trizyklen und MAO-Hemmer (Monoaminooxidasehemmer), ferner neuere Varianten wie Effexor, Remeron, Serzon und das momentan beliebte Wellbutrin. Oder, wie im Drama meiner Mutter, es werden gar Elektroschocks vorgenommen.

Wenn unser Cholesterinspiegel zu hoch angestiegen ist *(ebenfalls ein klassisches Hypothyreose-Symptom)*, wird uns das auf Fermentation basierende oder synthetische Lieblings-„Statin" unseres Arztes zugesteckt, ebenso Harze, verschreibungspflichtiges Niacin, Gemfibrozil oder Clofibrat (in Deutschland nicht zugelassen) mit all ihren vorhersagbaren Nebenwirkungen.

Wenn unsere Haare ausfallen und unsere Augenbrauen nach außen hin beinahe verschwinden *(ebenfalls ein klassisches Hypothyreose-Symptom)*, werden wir zum nächsten Dermatologen geschickt, der dann von einer Autoimmunerkrankung mit Namen Alopecia Areata spricht. Wir werden dann zu einem rezeptfreien Produkt wie Rogain gelenkt oder bekommen Cortison-Kopfhautinjektionen.

Wenn wir von Ängsten berichten, emotionalen Schwankungen, einer schlechten Konzentrationsfähigkeit, unklarem Denken, Verwirrung usw. *(ebenfalls klassische Hypothyreosesymptom und / oder Anzeichen für einen niedrigen Cortisolwert)*, bekommen wir von unserem Arzt sein liebstes psychotropes Medikamente-„Pflaster", das unerwünschte Fluoride enthalten kann, mit anderen Medikamenten unverträglich ist, unsere Hypothyreose aufgrund seines Lithium-Gehalts verschlimmert, uns dick macht oder klassische Nebeneffekte hervorrufen kann. Nicht einmal annähernd ist hiermit alles genannt, was diese Medikamente anrichten!

Wenn wir, wie es mir erging, bizarr auf körperliche Aktivität reagieren, so dass sie uns lähmt *(ebenfalls ein klassisches Hypothyreose-Symptom)*, müssen wir ungewöhnliche, teure und sogar schmerzhafte Tests über uns ergehen lassen oder erhalten unbekannte und weit hergeholte Diagnosen, die nur den Schreibaufwand unseres Arztes einen Sinn gaben, nicht aber die Realität.

Wenn wir weiter über Erschöpfung und eine im Vergleich zu anderen schlechte Kondition klagen *(ebenfalls ein klassisches Hypothyreose-Symptom)*, erhalten wir die fragwürdige Diagnose „Chronisches Erschöpfungssyndrom" oder sogar „Fibromyalgie" anstelle von Lyme-Krankheit, Epstein Barr Virus oder anderen Krankheiten.

Wenn wir über Gewichtszunahme klagen, die nicht zu unserer Kalorienzufuhr passt, oder wir feststellen, dass wir kein Gewicht verlieren, egal wie wenige Kalorien wir zu uns nehmen oder wie stark wir uns körperlich betätigen *(ebenfalls klassische Hypothyreose-Symptome)*, heißt es nur, wir sollen weniger essen und mehr Sport treiben. Oder, wie es einer Patientin erging, der gesagt wurde: Sie habe nur eine „Ess-Störung" und „wenn sie in einem Arbeitslager gewesen wäre, wäre auch sie nicht dick".

4. Fehlendes Verständnis für die Folgen von Nebennieren-Dysfunktion, niedrigem Ferritinwert/Eisenmangel, hohem rT3-Wert

Die Wahrheit über Nebennierendysfunktionen, die eine nicht diagnostizierte oder mindertherapierte Hypothyreose begleiten, ist den Patienten in den letzten Jahren ebenso bewusst geworden, wie die Wahrheit über Behandlungsstrategien. Und egal wie gut sich das ärztliche Wissen über natürliche Schilddrüsenhormone, die richtigen Labortests und eine Dosierung entsprechend den Symptomen nach und nach entwickelt, es wird weiter zu Fehlschlägen kommen, wenn man den bei den meisten Hypothyreosepatienten vorliegenden Faktor „niedriger Cortisolspiegel" und wie er zu behandeln ist, nicht versteht. In Kapitel 5 und 6 werden Details zum Zusammenhang zwischen diesen beiden Störungen erläutert.

Ebenso ist bei Schilddrüsenpatienten ein niedriger Ferritin- oder Eisenwert nur allzu verbreitet, der genau wie ein niedriger Cortisolspiegel zu einer Ansammlung von Schilddrüsenhormonen im Blut führt, die von den Zellen nicht aufgenommen werden können. Dieser Faktor ruft Hyperthyreose-Symptome hervor, die mit entsprechender Therapie reversibel sind. Kapitel 13 behandelt dieses Thema. Sowohl ein niedriger Cortisolspiegel als auch Eisenmangel führen dazu, dass ein Patient tendenziell hohe rT3-Werte hat, wodurch ebenfalls die Zellen für die Aufnahme von Schilddrüsenhormonen blockiert werden. Hierzu mehr in Kapitel 12.

Verantwortung und Veränderung

Wenn ein Hund mich beißt, trägt er die Verantwortung für meinen Schmerz. Wenn ein Arzt mich bevormundet, wenn er respektlos ist, arrogant, engstirnig, wie ein Roboter funktioniert und/oder nicht auf die offensichtlichen klinischen Zeichen und die Erkenntnisse seines Patienten achtet, muss er die gesamte Verantwortung schultern, und er verdient es in vollem Umfang, von uns beschuldigt und zu einem Wandel aufgefordert zu werden.

Wenn ein Arzt der großen Pharmalüge vertraut, dass wir nur Tabletten für unsere Krankheiten benötigen, müssen wir Abstand nehmen. Der Einfluss der geldgierigen Pharmaindustrie auf medizinische Ausbildung und Ärzte ist weitreichend und tragisch. Medizinisches Eingreifen beschränkt sich nur noch auf das Verschreiben von Tabletten und vertraut eher der Tinte auf dem Papier als dem klinischen Bild und der Intuition!

Auch die Ärztekammer oder die Krankenversicherungen tragen keine geringe Verantwortung. Mir läuft jetzt noch ein Schauer über den Rücken, wenn ich an die Korrespondenz denke zwischen einem Arzt, der es gewagt hatte, mir natürliche Schilddrüsenhormone zu verschreiben und die Dosierung entsprechend den Symptomen vornahm, und der engstirnigen (amerikanischen) Approbationsbehörde, die ihm gerade das zum Vorwurf machte.

Schilddrüsenpatienten fordern von der Ärzteschaft drastische Veränderungen sowohl in der Diagnose als auch in der Behandlung von Hypothyreose. Wenn Sie Versuchsveröffentlichungen, den Druck der ärztlichen Kollegen oder Verkaufszahlen zur Beweisfindung heranziehen, sind Sie nicht besser als der Kaiser, der blindäugig die Nacktheit als sein schönstes neues Kleid erklärte. Wir aber, die Patienten, rufen: „Aber der Kaiser ist ja nackt!" Der TSH-Wert passt nicht zu unserem Empfinden! Ein T4-Monopräparat kann unsere Hypothyreose nicht beseitigen! Wehren Sie sich gegen den Starrsinn!

Arzt – Schmankerl:

- *Möchten Sie krank bleiben? Patienten in beinahe allen Internetgruppen berichten, dass dies das einzige ist, was bei einem Besuch beim Endokrinologen herausgekommen ist: Sie blieben krank und zwar durch deren stures Beharren auf der T4-Medikation und dem TSH-Test, wie auch durch deren Abneigung gegenüber ihren Erkenntnissen.*

- *Was macht einen guten Arzt aus? Ein guter Arzt respektiert Ihre Kenntnisse und Ihre Intelligenz, lässt die Tests durchführen, um die Sie ihn bitten, und arbeitet mit Ihnen im Team.*

- *Was kennzeichnet einen schlechten Arzt? Ein schlechter Arzt spricht mit Ihnen, als hätten sie keinen Verstand, er verweigert die Tests, um die Sie ihn bitten, und denkt, nur er könne eine Meinung zu Ihrer Gesundheit und Ihrem Wohlergehen haben.*

KAPITEL 8

Mögliche Ursachen für Ihre Hypothyreose

Es werden verschiedene Ursachen für das Ausbrechen einer Hypothyreose vorgeschlagen: verlangsamter Stoffwechsel, verringerte Aktivität der Schilddrüse, genetische Faktoren, ein geringer Iodwert und eine Reihe anderer Auslöser. Manche Ursachen müssen nur korrigiert werden, um die Unterfunktion zu beheben. Bei anderen wird eine Medikation erforderlich. Was ich hier genannt habe, ist keine allumfassende Liste, enthält aber die häufigsten Gründe für eine Hypothyreose. Erkennen Sie sich wieder?

Hashimoto-Thyreoiditis

Auch einfach Hashimoto oder Thyreoiditis genannt. Hierbei handelt es sich um eine Autoimmunerkrankung, bei der das Immunsystem die eigenen Schilddrüsenzellen angreift, eine Entzündung hervorruft und letztendlich zur Zerstörung der Schilddrüse führt. Dies ist möglicherweise die häufigste Ursache für eine Schilddrüsenunterfunktion. Festgestellt wird sie durch zwei Laboruntersuchungen – Überprüfung des Thyroglobulin (TG) und der Thyreoideaperoxidase (TPO). Oft ist sie die Ursache für einen Kropf oder eine Schwellung im Halsbereich. Viele

Patienten berichten von einem Engegefühl beim Schlucken, andere wiederum haben keine Symptome. Bei einem Angriff können nen bei den betroffenen Patienten im Wechsel Symptome einer Hypo- wie auch einer Hyperthyreose vorkommen. Für Autoimmunkrankheiten liegen genetische Ursachen vor. Wenn Sie daher an Hashimoto erkrankt sind, besteht erhöhte Gefahr, dass Sie auch weitere autoimmune Erkrankungen entwickeln, wie Zöliakie. (s. Kapitel 9)

Postpartum (Hypothyreose nach einer Schwangerschaft)

Zahlreiche Patienten berichten, dass Hashimoto oder einfache Hypothyreose nach der Geburt eines Kindes auftrat. Diese Form wird „Silent-Thyreoiditis" oder „Postpartum-Thyreoiditis" genannt. Manche Frauen berichten, dass es bei Ihnen keinerlei Hinweise auf einen Hashimotobedingten Angriff auf ihre Schilddrüse oder einen Wechsel zwischen Hypo- und Hyperthyreose gab, sondern die Postpartum-Hypothyreose hatte sich unbemerkt entwickelt. Erste Anzeichen sind schnelle Erschöpfung, Depressionen (Wochenbettdepression) oder wiederkehrende Übelkeit. Auch hierfür können vielfältige Ursachen vorliegen – genetische Faktoren, Probleme mit dem Blutzucker, Veränderungen des Hormonhaushalts oder des Immunsystems.

Überbehandlung von Morbus Basedow oder Hashimoto mit radioaktivem Iod

Radioiodtherapie (RIT) wird allgemein eingesetzt, um Morbus Basedow zu behandeln und im Zaum zu halten, kann aber auch als post-operative Behandlung dienen, um Schilddrüsenkrebs zu entfernen oder in manchen Fällen auch um Hashimoto zu therapieren. Das Ergebnis ist die Zerstörung der Schilddrüse. Bei manchen tritt die Hypothyreose bald darauf ein, bei anderen dauert es etwas länger, bis die Unterfunktion sich zeigt. Auch Bestrahlungen an Kopf oder Hals, beispielsweise bei Morbus Hodgkin, können Hypothyreose auslösen.

Bromismus

Bromide, organische Verbindungen, die hochkonzentriert in Meeresfrüchten vorkommen, verdrängen Iod, wie dies auch Fluoride tun, was wiederum zu Hypothyreose führt. Ebenso enthalten viele kommerziell produzierte Brote Bromide, einige Pflanzenöle, Limonaden sowie Pestizide, manche Kunststoffarten, Haartönungen, Teppiche, Matratzen und weiteres.

Iodinsuffizienz

Da die Atome der Schilddrüsenhormone sich aus Iod zusammensetzen, besteht ein enger Zusammenhang zwischen inadäquater Iodversorgung und Hypothyreose, sei es durch Iodmangel in Ihrer Nahrung, zu viele Bromide und andere Giftstoffe oder durch iodarme Böden in bestimmten geographischen Regionen.

Selenmangel

Es gibt Hinweise dafür, dass in vielen Erdteilen der Boden arm an dem Spurenelement Selen ist. Bei der Umwandlung des Speicherhormons T4 in das aktive Hormon T3 jedoch spielt gerade Selen eine Schlüsselrolle. Ohne adäquate Mengen kann es zu Hypothyreose kommen.

Operative Schilddrüsenentfernung

Wenn die Schilddrüse operativ entfernt werden muss, also eine Thyreoidektomie durchgeführt wird, kommt es zur Hypothyreose. Eine solche Entfernung der Schilddrüse wird oft durch Hyperthyreose oder Schilddrüsenkrebs erforderlich.

Versagen der Hirnanhangdrüse

Wenn die Hirnanhangdrüse nicht mehr das Thyreoidea stimulierende Hormon (TSH) produziert, kann es zu Hypothyreose kommen, auch Sekundäre Hypothyreose genannt. Eine Ursache dafür kann ein Tumor auf der Hypophyse sein, ebenso eine traumatische Kopfverletzung oder eine Erkrankung. Auch Störungen des Hypothalamus, der die Hirnanhangdrüse beeinflusst, können zu einem Mangel an Schilddrüsenhormonen führen.

Kopf- oder Halsverletzungen

Wenn Kopf oder Hals bei einem Unfall ein Trauma oder Schleudertrauma erleiden, kann dies zu Hypothyreose wie auch zu Hypopituitarismus führen.

Zelluläre Schilddrüsenhormonresistenz

Dieses seltene Krankheitsbild resultiert daraus, dass das Körpergewebe und die Zellen resistent gegenüber Schilddrüsenhormonen sind und nicht auf sie ansprechen können. Eine periphere Resistenz kann in der Hirnanhangdrüse oder im äußeren Gewebe/in den äußeren Zellen festgestellt werden. Zur Therapie sind hohe Dosierungen an T3 erforderlich.

Medikamentös induziert

Lithium, das zur Behandlung psychischer Erkrankungen wie manischen Depressionen eingesetzt wird, kann, da es die Synthese der Schilddrüsenhormone hemmt, einen Kropf erzeugen und/oder Hypothyreose hervorrufen. Auch Medikation gegen Epilepsie, die die Anfälle reduzieren soll, sowie das verschreibungspflichtige Medikament Amiodaron, mit dem Herzrhythmusstörungen behandelt werden, außerdem Nitroprussid, Perchlorate und Sulfonylharnstoffe können zu Hypothyreose führen.

Zu starker Verzehr von Goitrogenen in Nahrungsmitteln wie Soja

Wenn derartige Lebensmittel in großen Mengen und dauerhaft verzehrt werden, kann diese Nahrungsmittelklasse die Kropfbildung sowie Hypothyreose fördern. Meist sind sie nur bedenklich, wenn sie roh serviert werden, da durch das Kochen die goitrogene (kropfbildende) Potenz minimiert oder gar eliminiert werden kann. Zu goitrogenen Nahrungsmitteln gehören Gemüsesorten der Kreuzblütengewächse wie Blumenkohl, Rosenkohl und sonstige Kohlsorten, des weiteren dunkelblättriges Gemüse wie Grünkohl sowie Wurzelgemüse, beispielsweise Rüben, Radieschen und Kohlrüben. Gerade wenn sie übermäßig verzehrt werden, können Sojaprodukte zu einem Problem werden. Sie müssen nicht komplett gemieden, sondern können in Maßen verzehrt werden.

Menopause

Es ist generell bekannt, dass Probleme mit der Schilddrüse in Zeiten hormoneller Unruhe auftauchen, insbesondere kurz vor oder während der Menopause. Statistiken belegen, dass bis zu 20% aller Frauen in der Menopause eine Hypothyreose entwickeln.

Östrogendominanz

Ein Übermaß an Östrogen bei gleichzeitigem geringen Progesteronspiegel kann dazu führen, dass Schilddrüsenhormone sich ansammeln und nutzlos werden. Das erklärt, warum ein bestimmter Prozentsatz von Frauen in der Menopause zum ersten Mal Hypothyreose-Symptome an sich feststellt.

Candida

Candida (eine Hefeart) im Verdauungstrakt ist völlig normal. Es kann jedoch durch Antibiotika, Steroide, stark zuckerhaltige Ernährung, Antibabypille, Schwangerschaften, Diabetes und weiteres zu Wucherungen kommen. Das Immunsystem greift die Candida dann an. Die dadurch freigesetzten Stoffe scheinen die Schilddrüsenhormonfunktion zu beeinträchtigen.

Altern

Hypothyreose ist eine der am wenigsten diagnostizierten Begleiterscheinungen des Alterns und unter Älteren weit verbreitet. Es ist überhaupt nicht ungewöhnlich, wenn Sie sehen, dass Ihre älteren Lieben übermäßig und chronisch müde, depressiv und schwach werden. Ein Gespräch mit dem Arzt über eine mögliche Schilddrüsenbehandlung kann überaus hilfreich sein.

Fluoride, Quecksilber und Umweltgifte

Es besteht der Verdacht, dass die weitverbreitete Verwendung von Fluoriden in unserem Trinkwasser und Essen eine Rolle bei der beinahe epidemischen Verbreitung von Hypothyreose gespielt hat, spielt da Fluoride die Schilddrüsenfunktion beeinträchtigen können. Quecksilber, insbesondere aus unseren Zahnfüllungen, kann bei sensiblen Personen ebenfalls zu der Entstehung von Hypothyreose beitragen.

Rauchen

Medizinischen Artikeln zufolge beeinträchtigen auch die Giftstoffe im Zigarettenrauch das geeignete Funktionieren der Schilddrüse, so dass es zu Hypothyreose oder auch Hyperthyreose kommen kann. Das Rauchen verschlimmert eine bereits vorhandene Schilddrüsenerkrankung.

Hepatitis C

Das American Journal of Medicine berichtete 2004, dass es aufgrund chronischer Hepatitis C, einer durch das Blut übertragenen viralen Erkrankung, die die Leber schädigt, zu einem erhöhten Risiko für das Entwickeln einer Hypothyreose kommen kann.

Down-Syndrom

Neben Herzproblemen stellt man oft auch eine Hypothyreose in Verbindung mit dem Down-Syndrom fest, die bereits in der Kindheit auftaucht.

Autismus

Obwohl kontrovers diskutiert wird, ob Autismus die Ursache für oder umgekehrt die Folge von Hypothyreose ist, treten beide auf jeden Fall häufig gemeinsam auf. Autismus sollte daher in dieser Auflistung nicht fehlen.

Weitere vorgeschlagene Ursachen

- Zeitweise stressbedingt hoher Cortisolwert, der die Umwandlung von T4 in T3 hemmt und die Zellen blockierendes rT3 produziert

- Genetisch vererbte Schilddrüsenprobleme

- Tonsillektomie (Mandelentfernung)

- Anhäufung von Eisen in der Schilddrüse (10% aller Patienten mit Hämochromatose)

- Jegliche Probleme mit der Umwandlung von T4 in T3

- Von Geburt an fehlende Schilddrüse (Aplasie)

- Angeborene Hypothyreose (Kretinismus)

- Asthma und der Gebrauch von Inhalatoren/Expektoranzien

- Vielfach ungesättigte Fette hemmen das Freisetzen und den Transport von Schilddrüsenhormonen

- Übermäßiges Zystein

- Nähe zu einer kerntechnischen Anlage

- Candida (Hefewucherung)

Ursachen für Hypothyreose – Schmankerl:

- Einige Kühe in Finnland, Australien und Großbritannien erhalten goitrogenes Futter, wodurch ihre Milch einen goitrogenen (kropfbildenden) Effekt auf Menschen hat, der wiederum Hypothyreose-Symptome hervorruft.

- Der tägliche Verzehr von Soja kann zur Kropfbildung führen und Hypothyreose hervorrufen.

KAPITEL 9

Wenn die Schilddrüse angegriffen wird: Hashimoto

Wahrscheinlich ist Hashimoto, auch chronische Thyreoiditis genannt, die häufigste Ursache für Hypothyreose. Das Immunsystem spielt in diesem Fall verrückt, wodurch es zu einem autoimmunen Angriff auf die Schilddrüse kommt. Manche Ärzte meinen, Hashimoto könne auch durch einen niedrigen Iodspiegel ausgelöst werden, durch einen Antioxidantienmangel oder Darmprobleme.

Der Angriff des Immunsystems richtet sich gegen die eigenen Organe und das eigene Gewebe anstelle von Bakterien und Viren. Es ist ungefähr als würde ein Musketier sein Schwert gegen die anderen Musketiere richten, anstatt die Drachen anzugreifen.

Fortschritt der Symptome

Wie können Sie feststellen, dass Sie davon betroffen sind? Zunächst einmal vielleicht gar nicht. Die Anfangsstadien können bei Hashimoto ohne Symptome verlaufen. Wenn der Angriff dann fortschreitet, sind die beschädigten Schilddrüsenzellen nicht mehr in der Lage, ausreichend Iod in Schilddrüsenhormone zu verwandeln. Die Schilddrüse versucht das zu kompensieren, indem sie größer wird, sie entwickelt sich zu einem Kropf. Möglicherweise haben Sie einen rauhen Hals, oder einfach nur ein

Engegefühl beim Schlucken. Außerdem fühlen Sie sich vielleicht unwohl in einem Rollkragenpullover oder mit einem gemütlich dicken Kragen.

Schließlich werden Sie die gleichen Symptome bemerken wie bei einer Hypothyreose, darunter schlechte Kondition, schnelle Ermüdung, Kälteempfinden, Gewichtszunahme, trockene Haare, trockene Haut, Verstopfung usw. Im weiteren Verlauf fühlen Sie sich am einen Tag eher wie bei einer Unterfunktion, am nächsten Tag jedoch wie bei einer Überfunktion. Dies wird durch die Zerstörung der Schilddrüse bewirkt. Zu diesen Symptomen gehören Ängste, Herzrasen und starkes Herzklopfen. Die Hyperthyreose entsteht durch das Freisetzen von Schilddrüsenhormonen ins Blut aufgrund der Zerstörung der Schilddrüse. Die Hypothyreose dagegen ist bedingt durch die verminderte Funktion der Schilddrüse aufgrund ihrer autoimmunen Zerstörung.

Wenn der Arzt Laborwerte anfordert, werden Sie möglicherweise Schwankungen feststellen, das eine Mal weisen Sie einen hohen Wert an fT3 oder an fT4 auf, beim nächsten Mal ist der Wert erniedrigt oder scheinbar normal. Diagnose und Dosierung anhand der Laborwerte nahezu unmöglich.

Der Angriff und die schrittweise Zerstörung der Schilddrüse kann sich über Jahre erstrecken, insbesondere wenn Ihr Arzt die falschen Laboruntersuchungen anfordert oder er meint, Hashimoto müsse nicht behandelt werden – letzteres leider eine nicht selten vorkommende Tragödie.

Wer ist davon betroffen?

Drei von vier Patienten mit Hashimoto sind anscheinend rauen, aber auch Männer sind nicht davor gefeit. Bei den meisten iegt Hashimoto oder eine andere Autoimmunerkrankung in der Familie. Bei anderen bricht die Krankheit nach der Geburt eines Kindes aus, allerdings werden die Symptome nicht immer erkannt.

Nancy war sehr erstaunt, als nach der Geburt ihres ersten Kindes Hashimoto bei ihr diagnostiziert wurde. Sie erzählt:

In den ersten 7 Monaten nach Erics Geburt nahm ich kräftig zu, anstatt mein Ausgangsgewicht wieder zu erreichen, und ich konnte nichts dagegen tun, aber ich fühlte mich einfach nur sooo müde und traurig. Meine Mutter meinte, ich hätte eine Wochenbettdepression und wahrscheinlich würde das mit der Zeit vergehen. Also nahm ich mir eine Flasche Johanneskraut, um mir über die Runden zu helfen. Ein paar Wochen später, als ich gerade mein Haar bürstete, stellte ich fest, dass mein Hals vorne verdickt war.

Nancy ließ sich schnell einen Termin bei ihrem Arzt geben und erhielt die Diagnose, die ihre Symptome erklärte: Hashimoto.

Die Hashimoto-Thyreoiditis ist seit dem Jahr 1914 bekannt, als der japanische Arzt Dr. Hakaru Hashimoto eine neu entdeckte Krankheit beschrieb, in der sich die Schilddrüse vergrößert, einen Kropf bildet und später atrophiert (verkümmert). Dr. Hashimoto entstammt einer über mehrere Generationen sich erstreckenden Arztfamilie und prägte den Satz „Medizin ist eine wohlmeinende Kunst". Erst spät erhielt er Anerkennung für seine Entdeckung.

Laboruntersuchungen

Da bis zu 95% aller Hashimoto-Patienten Antikörper aufweisen, kann die Krankheit durch die Laboruntersuchungen zweier Werte bestätigt werden: Anti-TPO und TG-AK (Thyreoglobulin-Antikörper). Die erste Antikörperart attackiert ein Enzym, das normalerweise in der Schilddrüse zu finden ist, die Thyreoid Peroxidase, die an der Produktion von Schilddrüsenhormonen beteiligt ist. Die zweite Antikörperart, Anti-Thyreoglobulin, greift das Schlüsselprotein der Schilddrüse an, das Thyreoglobulin, das für die Produktion der Schilddrüsenhormone T4 und T3 entscheidend ist.

Leider ist es nicht ungewöhnlich, dass ein Arzt nur einen Test veranlasst, aber Sie benötigen beide, da es sein kann, dass ein Test normal ausfällt, und erst der andere auf die Störung hinweist. Das Anti-TPO kommt auch bei Hyperthyreose, Morbus Basedow genannt, vor. Sie sollten also überprüfen lassen, ob Sie Hashimoto haben oder eine Hyperthyreose. Patienten haben festgestellt, dass Hashimoto mit Speichelproben nicht immer so genau nachgewiesen werden kann wie über einen Bluttest.

Manchmal entscheidet ein Arzt, die hohen Antikörperwerte nicht zu behandeln, sondern sie laufen zu lassen, bis sie sich „stabilisieren." Dann könnte er auch genausogut sagen: *„Viel Spaß dabei, sich die nächsten Jahre hundeelend zu fühlen!"* Hinzu kommt, dass, wenn Sie den Antikörpern einfach freie Bahn jassen, was einem starken Autoimmunangriff gleichkommt, die Autoimmunerkrankung auf andere Körperregionen übergehen kann.

Behandlung von Hashimoto

Gewöhnlich behandeln die Patienten Hashimoto ebenso, wie Hypothyreose behandelt wird – mit Schilddrüsenpräparaten. Selbst mit einem T4-Monopräparat kann ein gewisser Erfolg gelingen – der Angriff wird gestoppt und die Antikörperlevel sinken, wenn hoch genug dosiert wird. Noch bessere Ergebnisse aber stellten Patienten fest, die zu natürlichen Schilddrüsenhormonen wechselten, insbesondere wenn sie nach Symptomen und nicht nach Laborwerten dosierten und ausreichend hohe Mengen einnahmen. Wenn Sie tatsächlich Hashimoto haben, müssen Sie bei Ihrem laborfixierten Arzt darauf bestehen, dass die Dosierung der natürlichen Schilddrüsenhormone sich nach Ihren Symptomen und nicht nach Laborwerten richtet.

Warum stoppen die Schilddrüsenhormone die Autoimmunangriff bei manchen Patienten? Ich vermute, dass es zum Teil mit dem Immunsystem zusammenhängt. Ein Antikörperangriff auf das Gewebe bedeutet im Grunde, dass das Immunsystem verrückt spielt. Nehmen Sie die Schilddrüsenhormone zu sich, die dem Körper fehlen, verbessert sich die Gesundheit des Immunsystems, das im Gegenzug die Produktion der Antikörper stoppt. Was auch immer die Ursache ist, Schilddrüsenpatienten haben wiederholt festgestellt, dass anhaltend niedrige Dosen den Angriff fördern, während höhere Dosen ihn schließlich stoppen. Daher kann es für einen Hashimoto-Patienten entscheidend sein, die Schilddrüsenmedikation eher früher als später zu steigern und sich der Menge anzunähern, die die erhoffte Wirkung erzielt.

Manche stichprobenartigen, plazebokontrollierten Studien deuten darauf hin, dass die Einnahme von Selen, einem wichtigen Spurenelement, beim Senken hoher Antikörperlevel behilflich sein könnte, besonders gegen Anti-TPO. Empfohlene Dosierungen liegen bei 200 – 400 mg täglich. Aber die Patienten haben gelernt, dass sie es zusammen mit getrockneter Schilddrüse, nicht als alleiniges Therapiemittel verwenden sollten.

Bei bestimmten Patienten waren die Antikörper noch Jahre nach dem Gegenangriff mit Schilddrüsenhormonen vorhanden. Dagegen haben Patienten, die getrocknete Schilddrüse einnehmen, haben festgestellt, dass die Antikörperzahl stark sinkt, wenn nur hoch genug dosiert wird.

Es kann für Hashimoto-Patienten auch bedeutend sein, das Vitamin D-Level zu verbessern, da Vitamin D durch die Regulierung der T-Lymphozytenzellen eine gute Immunfunktion fördert. Eine Gruppe dieser Zellen, die T-Helferzellen, besteht aus Th1 und Th2. Hashimoto-Patienten tendieren dazu, entweder in der einen oder der anderen Gruppe dominant zu sein. Dr. Kharrazian hat ein Buch und verschiedene Artikel zu diesem Thema veröffentlicht, dort erhalten Sie weitere Informationen.

Eine Schwangerschaft kann ein Wegbereiter für Hashimoto sein, da die verstärkte Aktivität des Immunsystems entweder eine bereits existierende Autoimmunerkrankung wie Thyreoiditis verschlimmert oder sie erst entstehen lässt. Andere Forscher vermuten, dass die Menopause eine ähnlich auslösende Wirkung hat.

Low Dose Naltrexone (LDN) und Hashimoto

LDN ist eine FDA-zertifizierte Medikation, die unter die Klassifikation „Modulatoren mit opioider und rezeptorischer Aktivität" fällt. Wenn es in geringen Dosen eingenommen wird – 1,5 mg ist die empfohlene Einstiegsmenge für Hashimoto-Patienten, Einnahme vor dem Zubettgehen – ist es in der Lage, Hashimoto effektiv zu behandeln.

Neben medizinischen Studien haben auch die Berichte von Hashimoto-Patienten direkt gezeigt, dass LDN den Fortschritt des Autoimmunangriffs entweder verlangsamt oder stoppt. Es wirkt durch ein Ankurbeln des Immunsystems. Das impliziert umgekehrt, dass die Autoimmunaktivität mit einem schlecht funktionierenden Immunsystem in Zusammenhang gebracht werden muss. Nach Angaben von Hashimoto-Patienten können sie aufgrund der Therapie besser schlafen, sind von Muskelschmerzen befreit, die Verdauung bessert sich, die Haut wird weicher, die Depressionen nehmen ab, die Zahl der Antikörper verringert sich usw. Bei manchen Patienten kann es länger als bei anderen dauern, bis positive Ergebnisse erzielt werden. 4,5 mg sind die maximal zu empfehlende Dosis.

Das Internet bietet zahlreiche interessante Seiten zum Einsatz von LDN in der Behandlung von Hashimoto, und viele Patienten nutzen diese Informationen, um sie ihren behandelnden Ärzten zu vermitteln.

Auf Gluten in der Nahrung verzichten

Ebenso wie die Antikörper beginnen, die Schilddrüse anzugreifen, können sie auch eine Substanz angreifen, die Sie zu sich nehmen, wenn Sie Weizen oder weizenhaltige Produkte verzehren: Gluten. Zu Getreidesorten, die Gluten enthalten, zählen Weizen, Roggen, Hafer, Dinkel, Gerste und weitere. Diese kommen in Brot, Frühstücksflocken, Nudeln, Saucen, Gewürzen und zahlreichen verarbeiteten Nahrungsmitteln vor. Diese Art von Autoimmunangriff wird Zöliakie oder CD genannt. Sie führt zu Entzündungen an verschiedenen Stellen des Körpers und kann den Darm schädigen, was zu schlechter Absorption der Nährstoffe führt.

Warum treten Hashimoto und CD so häufig gemeinsam auf? Es hat sich herausgestellt, dass Schilddrüsenzellen und Gluten einander in der Struktur ähneln. Wenn demnach Gluten, das Sie zu sich nehmen, in ihr Blut gelangt, wird es angegriffen. Dadurch verbleibt der Körper in ständigem Angriffszustand und der Hashimoto-Angriff kann sich noch verschlimmern.

Um die autoimmune Zöliakie von der einfachen Glutenintoleranz zu unterscheiden, bitten Sie Ihren Arzt um Bestimmung von Antikörpern gegen das Gliadin in Gluten, Endomysium in der Muskelhülle und Transglutaminase im Darm. In Anhang D finden Sie weitere Tests, die Sie selbst bestellen können. Manche Patienten unterziehen sich auch einer Biopsie des Dünndarms, um die Zöliakie bestätigen zu lassen.

Was können Sie bei dieser unangenehmen Kombination von Hashimoto und Glutenintoleranz tun? Verzichten Sie möglichst vollständig auf Gluten in Ihrer Nahrung. Manche lassen die oben genannten Tests erst gar nicht durchführen, sondern verzichten einfach ein paar Wochen lang auf Gluten in ihrer Nahrung, um zu sehen, ob sich eine Besserung einstellt. Ist dies der Fall, dann „Bingo!" Siehe S. 189-192.

Iod und Hashimoto

Die Verwendung von Iod im Zusammenhang mit Hashimoto löst bei Schilddrüsenpatienten Kontroversen aus. Manche berichten, sie hätten durch Iod Schilddrüsen-Antikörper entwickelt, die sie vor der Verwendung von Iod nicht hatten.

Andere haben festgestellt, dass sich die Zahl der Antikörper, die sie bereits hatten, noch vermehrte. Wieder andere meinen, die Iodzufuhr habe die Zahl der Antikörper verringert, aber sobald sie die Iodmenge reduzierten, stieg die Menge der Antikörper erneut an.

Bei vielen Hashimoto-Patienten, die durch den Gebrauch von Iod einen Erfolg verzeichnen können, liegt dies an zusätzlichen Nahrungsergänzungsmitteln, die überdies die Entgiftung von Toxinen fördern, die durch Iod erzeugt werden. Zu diesen Nährstoffen zählen Vitamin C (2000 – 5000 mg), Selen (200 – 400 µg), unraffiniertes Meersalz (1/2 TL pro Tag), Magnesium (400 mg) und B-Vitamine, insbesondere B2 und B3.

Als Hashimoto-Patient sollten Sie sich erst nach eigenen Nachforschungen und Verständnis für den eigenen Körper für oder gegen eine eventuelle Iodeinnahme entscheiden. Bei Yahoo gibt es eine gute Iodgruppe (s. Auflistung von Patientengruppen und URLs unter „Quellen" am Ende dieses Buches).

Welcher Zusammenhang besteht zwischen Hashitoxikose und Hashimoto?

Man könnte Hashitoxikose als den „großen Bruder" der autoimmunen Schilddrüsenstörung bezeichnen, denn nicht nur sind hier ebenfalls die zwei Antikörperarten Anti-TPO und TG-AK beteiligt, sondern zusätzlich die Antikörper des Morbus Basedow, die TSI oder Antikörper gegen Thyreoidea stimulierendes Immunoglobulin genannt werden. Die Antikörper gegen TSI greifen den TSH (Thyreoidea stimulierendes Hormon)-Rezeptor an. Sie ähneln in ihrer dort entfalteten Wirkung dem TSH, so dass die Schilddrüse übermäßig viele Schilddrüsenhormone produziert.

Bei den Betroffenen finden sich zwei Spektren von Schilddrüsenerkrankung: Hashimoto-Thyreoiditis, die zu Hypothyreose führt, und Morbus Basedow, der Hyperthyreose hervorruft. Auch die Schwankungen aufgrund der zahlreichen Antikörperangriffe können sich verstärken. Es wird vorgeschlagen, nach den Symptomen zu dosieren, d.h., getrocknete Schilddrüse oder T3 in einer Unterfunktionsphase, während einer Überfunktionsphase dagegen solle kein Medikament eingenommen werden. Nichtsdestotrotz ist das richtige Einstellen ein schwieriges Unterfangen.

Eine weitere Behandlungsart, die Patienten als erfolgreich erlebt haben, ist die Verwendung von niedrig dosiertem Naltrexone, wie oben beschrieben.

Begleitende Probleme

Da es sich bei Hashimoto um eine Autoimmunerkrankung handelt, besteht die Gefahr, dass auch andere autoimmune Krankheiten auftreten, darunter Zöliakie, Perniziöse Anämie (Vitamin B12-Mangel) und ein Autoimmunangriff auf die Nebennieren. Zudem kann Hashimoto bei anfälligen Patienten gemeinsam mit Diabetes des Typus 1 auftreten. Liegt eine Hashimoto-Thyreoiditis bei Ihnen vor, können Sie auch Nahrungsmittelunverträglichkeiten haben, und es kann ein Candida-Problem hinzukommen.

Bakterielle Ursachen für Hashimoto

In einigen sehr seltenen Fällen kann Hashimoto durch den Kontakt mit pathogenen Bakterien verursacht werden. Die Zeitschrift Clinical Microbiology and Infection schrieb im Jahr 2001, dass möglicherweise ein Zusammenhang besteht zwischen Yersinia Enterocolitica genannten Bakterien und bestimmten Formen von Hashimoto. Mit diesen Bakterien kann man über verdorbenes Fleisch, unpasteurisierte Milch, unbehandeltes, kontaminiertes Wasser oder sogar durch die mangelnde Hygiene eines Lebensmittelhändlers in Kontakt kommen. Behandelt wird die Erkrankung mit einem Antibiotikum wie Doxyzyklin. Bitten Sie Ihren Arzt, eine Stuhlprobe untersuchen zu lassen, um festzustellen, ob Sie mit diesen Bakterien in Berührung gekommen sind.

Ist die Hashimoto-Thyreoiditis nicht auf eine bakterielle Infektion zurückzuführen oder eine antibiotische Therapie schlägt einfach nicht an, kann Hashimoto, so meinen die Patienten, erfolgreich kontrolliert werden, wenn Sie auf Gluten verzichten, wenn mit getrockneter Schilddrüse behandelt wird, und Sie in erster Linie nach den Symptomen dosieren.

Hashimoto – Schmankerl:

* *Thyreoiditis ist der Name einer Gruppe von Krankheiten, die einen Angriff auf die Schilddrüse verursachen, so dass es zu einer Entzündung kommt. Hashimoto zählt zu dieser Gruppe. Manche benutzen die Begriffe Hashimoto und Thyreoiditis als Synonyme.*

* *Es muss auf beide Antikörperarten getestet werden, nicht nur auf eine.*

* *Ein Vitamin D-Mangel erhöht die Gefahr, Hashimoto zu entwickeln, wie zahlreiche Studien belegen.*

* *Viele Antikörpertests zeigen eine geringe Anzahl, selbst wenn eine Hashimoto-Thyreoiditis vorhanden ist. Wenn diese Zahl nah an der Obergrenze des sogenannten Normbereichs liegt, sollte man dies ernst nehmen.*

KAPITEL 10

Komm in den Gaga-Hypo-Psycho-Club!

Ich möchte gerne meine Mitgliedschaft kündigen. Ich möchte zu keinem Club gehören, der jemanden wie mich als Mitglied aufnimmt.

~ Groucho Marx

Noch nie verlief eine neue Mitgliedschaft so automatisch, allumfassend und fragwürdig, wie die, zu der Sie nun zusammen mit Millionen anderen Frauen und Männern weltweit berechtigt sind. Und wie sind Sie zu dieser unerwünschten Mitgliedschaft gekommen? Indem Sie auf ein T4-Monopräparat wie Synthroid, Levoxyl, Eltroxin, Oroxin oder allgemeines Levothyroxin eingestellt wurden und/oder nach den TSH-Laborwerten dosiert wurden und/oder indem wohlmeinende aber uninformierte und roboterartig funktionierende Ärzte sagten, Sie müssten

- Antidepressiva nehmen
- Medikamente gegen Ängste nehmen
- Lithium nehmen (das die Schilddrüsenfunktion beeinträchtigt)
- einen Therapeuten oder Psychiater aufsuchen
- Sich einer Elektroschock-Therapie unterziehen, wie es meine Mutter hat tun müssen.

Also, weil Sie immer geglaubt haben, Ihr Arzt wüsste es am besten, haben Sie eine Wahl getroffen:

1. Pflichterfüllt haben Sie Ihr Rezept abgeholt und das Antidepressivum, das Mittel gegen Ängste oder sonst eine
psychotrope Tablette eingeworfen,

2. Sie haben Ihren Berater, Psychotherapeuten, Psychologen
oder Psychiater aufgesucht, oder

3. Sie haben gelernt, damit zu leben und irgendwie damit
klarzukommen. Und all das wieder, obwohl es eine weit
bessere Medikation und Therapie gibt, durch die die
meisten psychotropen Tabletten und Besuche bei Therapeuten überflüssig gewesen wären. Einfach so.

Und doch wurden wir nie darüber informiert.

Und so kam es, dass wir nicht nur mit unseren physischen
Symptomen zu tun hatten – mit Erschöpfung, schlechter Kondition, trockener Haut, Haarausfall, Gewichtszunahme, Schmerzen und/oder Kälteempfinden, während es anderen warm war,
sondern es kamen auch noch aufgrund der langanhaltenden
mangelhaften Behandlung oder der unerkannten Nebennierendysfunktion ein oder mehrere mentale, emotionale, psychische
Symptome anhaltender Hypothyreose hinzu.

Darunter (nicht ausschließlich):

• Depressionen
• Furcht
• Übermäßige Ängste
• Bipolare Stimmungsschwankungen
• Wut
• Fixe Gedanken
• Chronische Reizbarkeit
• Paranoia
• Verwirrung
• Konzentrationsschwierigkeiten
• Gedächtnisprobleme
• Obsessive/zwanghafte Störungen (OCD)
• Mentales Abschweifen
• Hirnnebel

Bei Hypothyreosepatienten ist es nicht ungewöhnlich, dass
sie ihre psychischen Symptome als bei weitem schwieriger und

lähmender einschätzen als die physischen Symptome. Klar, eine schlechtere Kondition als die anderen zu haben ist eine Sache, aber von noch einem Medikament abzuhängen oder als emotional/psychisch gestört stigmatisiert zu sein, ist etwas ganz anderes. Es ist ein Hohn.

Susan, eine lebhafte Frau in führender Position, die sich entschied, zu Hause zu bleiben, als sie recht spät zum zweiten Mal Mutter wurde, hatte 3 Jahre lang 0,150 Synthroid eingenommen. Sie erzählte:

Als ich zum ersten Mal Synthroid einnahm, dachte ich, mir würde es jetzt bedeutend besser gehen. Mein Arzt überprüfte regelmäßig das TSH und fand, wie er sagte, die perfekte Dosierung für mich. Stattdessen verschlimmerte sich die Depression, unter der ich vorher schon gelitten hatte, und ich war so deprimiert, dass man mich nicht mehr aus dem Haus locken konnte. Keine Unternehmung mit meinem Mann oder meinen Kleinen konnte mir Spaß machen. Der Urlaub war eine Qual für mich, und wenn ich unser Haus herrichten musste, weil sich Besuch angekündigt hatte, dauerte es Stunden, bis ich mich dazu aufraffen konnte. Ich flehte meinen Arzt an, zu schauen, ob es vielleicht noch ein anderes Problem gab, aber alles, was er sagte war: „Suchen Sie sich einen Therapeuten." Ich konsultierte noch zwei weitere Ärzte, aber alles, was ich bekam, waren kostenlose Proben von Antidepressiva und Rezepte für weitere.

Der Student Mark S. hatte Symptome, die noch über eine Depression hinausgingen. So berichtet er davon:

Ich kann nicht behaupten, dass mein Leben der Horror war, während ich 0,125mg Levoxyl einnahm, aber ich konnte mit meinen Kumpeln nicht mehr mithalten. Und noch etwas anderes änderte sich: Ich hatte plötzlich diese angsterfüllten Gedanken. Das fing an, wenn ich morgens aufstand und hörte erst auf, wenn ich abends wieder ins Bett ging. Ich konnte mich nicht mehr konzentrieren, konnte nicht lernen, und meine Gedanken flogen und flo-

*gen und flogen, bis ich dachte, ich werde verrückt. Ich füh-
lte mich dumm und allein.*

Wenn Hypothyreosepatienten wie Mark und Susan Ärzten
von Ihren Symptomen berichten, werden sie gleich auf Antidepressiva, Medikamente gegen Ängste, Lithium oder Mittel gegen
manische Depressionen gesetzt – es fängt mit kostenlosen Probe-
packungen vom freundlichen Pharmavertreter an. Hört sich das
bekannt an?

Weisen Sie auf einen niedrigen fT3-Wert hin

Mitglied im Club wurden Sie, als Ihr Arzt oder Psychiater nicht verstand, dass mentale, emotionale oder psychische
Störungen auf inadäquaten Leveln von fT3, dem aktivsten Schilddrüsenhormon, beruhen können. Der niedrige Wert kann schon
jahrelang vorliegen, bevor die Hypothyreose entdeckt wird – nur
weil Ihr Arzt auf die fehlerhaften TSH-Laborwerte vertraute.
Oder er liegt vor, weil Sie allein mit T4 substituiert werden, wodurch der Körper T3 dann nur aus der Umwandlung von T4,
aber kein direktes T3 erhält, wie das bei getrockneter Schilddrüse der Fall wäre.

Die Ärzte drängen Sie in den Club, indem Sie Ihre Schilddrüsenfunktion, das fT3 und das fT4, nicht mit den geeigneten
Tests untersuchen und indem sie nicht begreifen, was die Ergebnisse bedeuten. *Oder sie erkennen die Symptome einer Nebennierenerschöpfung / einer HPA-Dysfunktion nicht und weisen nicht
auf einen sinnvollen Diagnosetest wie den 24-Stunden-Nebennie-
renspeicheltest hin.*

Und leider kommt es durch die Medikation zu noch mehr
Problemen. Viele Antidepressiva bestehen aus fluoridierten
Molekülen, d.h., Sie erhalten genau die toxische Substanz, Fluoride, die den Zustand Ihrer Schilddrüse verschlechtert. Darüber
hinaus kann es sein, dass die Präparate sich nicht mit Ihren anderen Medikamenten vertragen oder andere unangenehme Nebenwirkungen hervorrufen wie Gewichtszunahme.

Depression und Hypothyreose

Bei meinem Kontakt zu hunderttausenden Hypothyreosepatienten habe ich wiederholt festgestellt, dass eine leichtgradige chronische Depression und gelegentlich auch eine vollentwickelte Depression die häufigste Nebenwirkung einer inadäquaten Thyroxin- und T4-Medikation sind. Sie können davon ausgehen, dass ein großer Anteil an Patienten, deren Unterfunktion mit Thyroxin substituiert wird, dazu ermuntert wurde, Antidepressiva zu nehmen, oder bereits nimmt. Es liegen klinische Studien vor, die zeigen, dass längerfristiges Einnehmen von Antidepressiva für die Nebennieren Stress bedeutet.

Zudem muss man kein Nobelpreisträger sein, um zu mutmaßen, dass ein gewisser Anteil von Betroffenen, die unter einer depressiven Störung leiden, in Wirklichkeit aufgrund des fehlerhaften TSH-„Norm"-Bereichs oder wegen der falschen Untersuchungen von einer nicht diagnostizierten Hypothyreose betroffen sind.

Meine eigene Mutter ist ein klassisches Beispiel für die Tragödie einer schlechten Einschätzung oder Behandlung der Schilddrüsenfunktion. Nachdem sie über Jahre, während derer sie auf T4 eingestellt war, gegen eine klinische Depression und Angstzustände angekämpft hatte, übergab sie die komplette Kontrolle über ihre Gesundheit an einen Arzt, der eine Elektroschocktherapie an ihr durchführen ließ – eine Behandlung, die ihre chronische Depression nur leicht verbesserte und ihr Gedächtnis und ihre Intelligenz für den Rest ihres Lebens lähmte. Auch das Antidepressivum Elavil musste sie in Verbindung mit Synthroid ihr Leben lang einnehmen: zusammen „Pat und Patachon" der Schilddrüsenbehandlung.

T3 und emotionale Gesundheit

In seinem Buch The Thyroid Solution: A Mind-Body Program for Beating Depression and Regaining Your Emotional and Physical Health (Die Schilddrüsenlösung: *Ein Geist-und-Körper-Programm, mit dem Sie Ihre Depressionen bekämpfen und Ihre emotionale und körperliche Kraft zurückerlangen) schreibt Dr. Ridha Arem:*

Wissenschaftler betrachten das Schilddrüsenhormon nun als einen der wichtigsten Beteiligten bei durch biochemische Prozesse bedingten Gehirnstörungen. Und wie bei jeder biochemisch bedingten Gehirnstörung hat die hormonelle Unausgewogenheit ernsthafte Auswirkungen auf die Gefühle und das Verhalten der Patienten.

Die Schilddrüsenhormone Thyroxin (T4 als Speicherhormon) und Triiodothyronin (T3 als umgewandeltes und direkt aktives Hormon) sind nicht nur am metabolischen, endokrinen, nervösen und Immunsystem beteiligt, sie spielen dadurch auch eine bedeutende Rolle für die Gesundheit und das optimale Funktionieren des Gehirns, seine kognitiven Fähigkeiten, die Stimmung, Konzentrationsfähigkeit, Aufmerksamkeitsspanne, Gefühle sowie das Gedächtnis.

Dr. Christiane Northrup schreibt auf ihrer Website über T3 als Neurotransmitter, der die Aktion von Serotonin reguliert, sowie über weitere Transmitter gegen übermäßige Ängste. Sie erwähnt, dass ein niedriger T3-Wert an einer Depression beteiligt sein kann.[19]

Dr. Barry Durrant-Peatfield erklärt in seinem Buch *Your Thyroid and How to Keep It Healthy (Ihre Schilddrüse, und wie Sie sie gesund erhalten)*:

> *Gehirnzellen haben mehr T3-Rezeptoren als das übrige Gewebe, daher ist eine geeignete, ausreichende Aufnahme von Schilddrüsenhormonen besonders entscheidend, um das Funktionieren des Gehirns zu gewährleisten.*

Peatfield schätzt, dass bis zu 50% aller Depressionen ihre Ursache in einer unerkannten Hypothyreose haben. Diese Zahl könnte noch höher ausfallen, wenn man die vielen Schilddrüsenpatienten bedenkt, die auch während der Substitution durch T4 noch unter Depressionen leiden.

Einer meiner Lieblingsartikel, *Hypothyroidism Presented as Psychosis: Myxedema Madness Revisited, (Hypothyreose als Psychose: Myxödeme Psychose)* verfasst von Dr. Heinrich und Dr. Graham, zeichnet den Zusammenhang zwischen einer Schilddrüsenerkrankung und psychiatrischen sowie psychologischen

19 *www.drnorthrup.com/womenshealth/healthcenter/topic_details.php?topic_id*

Ausprägungen nach. Sie betonen:

> *Es kann kein Zweifel daran bestehen, dass das Schilddrüsenhormon in der Stimmungsregulierung eine Hauptrolle spielt, für die Kognition und das Verhalten. Folglich erleben Patienten mit einer gestörten Schilddrüsenfunktion verschiedene Arten von neuropsychiatrischen Folgen. Da es so viele physische und psychiatrische Krankheitsbilder und potentiell subtile Manifestationen gibt, wird eine Hypothyreose als Diagnose oft übersehen. Es kann sein, dass sich das Verhalten ändert, ohne dass es offensichtliche klassische physiologische Anzeichen und Symptome für die Störung gibt. (Primary Care Companion Journal of Clinical Psychiatry 2003.5, S. 265)*

Ein weiteres Problem: niedriger Cortisolspiegel

Ebenso wie die Patienten langsam die Verbindung zwischen ihrer Depression und der mindertherapierten Hypothyreose verstehen, kommt bei vielen ein weiteres Problem hinzu, um das sie sich kümmern müssen: Nebennierenerschöpfung / HPA-Dysfunktion

Eine Nebennierenerschöpfung bedeutet, dass Sie nicht ausreichend viel Cortisol produzieren. Dadurch sammeln sich Schilddrüsenhormone im Blut und gelangen nicht in die Zellen. Es ist unerlässlich, die übliche Kombination aus Hypothyreose und adrenaler Fatigue zu erkennen und zu behandeln.

Nell hatte acht Jahre lang Synthroid und sieben Jahre Antidepressiva – und hatte zahlreiche Probleme. Als sie von getrockneter Schilddrüse hörte, wechselte sie dazu über. Sie erzählte:

> *Ich steigerte mich langsam auf 2,5 Gran, behielt dies fünf Wochen lang bei und bemerkte, dass einige physische Symptome verschwanden, doch es gab noch weitere. Als die Blutwerte erneut untersucht wurden, war mein fT3 oberhalb des Normbereichs, und ich hatte das Gefühl, das sei normal für MICH. Aber ich fühlte mich immer noch unwohl, wenn ich das Haus verlassen musste. Und ich reagierte immer noch zu heftig auf das, was meine Freunde zu mir sagten. Im einen Moment war ich ruhig, im nächsten*

wutentbrannt. Ich dachte auch, meine Freundinnen hät-
ten sich gegen mich verschworen und bei einer, die schon
immer sehr direkt war, war ich mir sehr sicher, dass sie
mir schaden wollte. Das dachte ich wirklich! Als ich dann
von einem niedrigen Cortisolspiegel hörte, machte ich die
Nebennieren-Heimtests, und die zeigten eindeutig eine Ne-
bennierenerschöpfung an. Doch als erstes musste ich me-
ine Angst auch davor überwinden.

Nell ist ein Beispiel dafür, dass ein niedriges Cortisollevel
als potentieller Schuldiger zu vermuten ist, wenn Ihre Schilddrüse eigentlich gut substituiert wird. Ihr hoher fT3-Wert war
im Zusammenhang mit ihren psychischen Symptomen ebenfalls
verdächtig, denn ein niedriger Cortisolwert führt dazu, dass die
Zellrezeptoren die Schilddrüsenhormone aus dem Blut nicht
adäquat aufnehmen können. Zu den emotionalen Symptomen
und dem veränderten Verhalten, das durch einen niedrigen, die
Hypothyreose aufrecht erhaltenden Cortisolspiegel bedingt wird,
gehören ein tendenzielles Widerstreben, das Haus zu verlassen,
Suche nach Ruhe und Frieden, Unfähigkeit, Stress zu ertragen,
niedrige Toleranzgrenze gegenüber lauten Geräuschen, Wut,
emotionale Schwankungen, die einer manischen Depression ähneln, Panik, obsessiv-zwanghaftes Verhalten, Hypersensibilität
gegenüber der Bewertung durch andere, Phobien, Wahnvorstel-
lungen, Suizidabsichten und weitere.

Welche Lösung kann es geben?

Patienten und gut informierte Mediziner wissen, dass, wenn
bestimmte Symptome, die die mentale Gesundheit betreffen, für
Sie oder Ihre Freunde offensichtlich werden, Sie dringend einen
Arzt aufsuchen müssen, der das fT3 untersucht. Auch die Tests
zu den beiden Schilddrüsen-Antikörperarten sollten Sie bei dieser Gelegenheit durchführen lassen. Die Cortisollevel sind über
eine Speichelprobe möglichst zu vier Tageszeiten zu bestimmen.
Denken Sie daran, dass die meisten Ärzte einen Urintest oder
eine Blutentnahme veranlassen werden, aber Patienten haben
wiederholt festgestellt, dass der 24-Stunden-Speicheltest am
aussagefähigsten ist.

Wenn Ihr fT3-Wert im mittleren Bereich oder darunter liegt, oder wenn Ihre Schilddrüse gerade einem Autoimmunangriff ausgesetzt ist (wodurch Laborwerte ihre Aussagekraft verlieren, da Sie zwischen Hypo- und Hyperthyreosewerten schwanken), müssen Sie den Zusatz von Cytomel (synthetisches T3) zu Ihrer derzeitigen Thyroxin-Substitution in Erwägung ziehen. Die Zahl der Ärzte und Forscher, die T3 unterstützend in der Antidepressiva-Therapie einsetzen, wächst, denn durch eine Verbesserung der T3-Level können im Gehirn die Level der Neurotransmitter Serotonin und Norepinephrin auf ein Optimum gehoben werden.

Ausgehend von den Erfahrungen zahlreicher Patienten ist es jedoch noch besser, zu natürlichen Schilddrüsenhormonen zu wechseln, die Ihnen die gesamte Bandbreite dessen liefern, was Sie von Ihrer gesunden Schilddrüse erhalten würden – T4, T3, T2, T1 und Calcitonin. Es gibt unzählige Aussagen von Patienten, die sich selbst von chronischer Depression und anderen emotionalen Problemen haben befreien können, wenn sie nur hoch genug mit natürlichen Schilddrüsenhormonen eingestellt waren, um den fT3-Wert in den oberen Bereich zu bringen (bei gleichzeitig ausreichend vorhandenem Cortisol).

Liegt Ihr fT3-Wert im oberen Bereich oder darüber und Sie stellen weiterhin mentale Probleme an sich fest, kann es sein, dass die Nebennieren das fehlende Puzzleteil sind. Kapitel 5 und 6 liefern Ihnen Informationen, die Patienten zum Thema Diagnose und Dosierung von Nebenniereninsuffizienz gesammelt haben.

Authentische Erfolgsgeschichten

Joans Geschichte: Über einen Zeitraum von zehn Jahren sagten meine Ärzte mir, ich sei auf Antidepressiva angewiesen. Ich lehnte das ab, weil ich nicht wie meine Mutter sein wollte, die jahrelang medikamentös behandelt worden war. Doch letztlich gab ich nach und probierte zwei verschiedene Präparate aus. Das eine bewirkte fast gar nichts. Das andere brachte für drei Monate eine Verbesserung, dann aber löste es eine so starke Morgendepression aus, dass ich dachte, ich müsste sterben. Ich fühlte mich dem Tode geweiht. Eines Tages jedoch erzählte mir eine Freundin von Armour, zu dem ihre Tante kürzlich gewechselt sei. Nachdem ich nun bereits zehn Jahre lang Levoxyl eingenommen hatte, war ich neugierig. Ich fand auch tatsächlich einen Arzt, der mich auf Armour einstellte, und schon als ich nur zwei Gran einnahm, bemerkte ich, wie meine Depression sich auflöste. Mittlerweile nehme ich 3,75 Gran und meine Depression ist vollständig verschwunden.

Nancys Geschichte: Ich hatte Synthroid 14 Jahre lang eingenommen. Die schlimmste Zeit machte ich immer vor meiner Periode durch, wenn ich regelmäßig dachte, alle hätten sich gegen mich verschworen. Das Ergebnis war, dass meine Ehe nur noch ein Scherbenhaufen war. Im Winter litt ich besonders stark unter Depressionen – ich glaube, das nennt man eine „jahreszeitlich bedingte Störung." Im Winter funktionierte ich einfach nicht, und meine Zyklen bereiteten mir solche Schwierigkeiten, dass ich auch in vielen anderen Monaten nicht richtig funktionierte. Jetzt, seit ich Armour nehme, hat sich mein Leben verändert. Ich kann wieder denken. Ich fühle mich um 100% besser. Ich fürchte meine Periode nicht mehr, weil ich jetzt ausgeglichen bin. Und das Beste ist – ich verliere nur noch halb so viel Blut!

Lous Geschichte: Jahrelang musste ich mit ansehen, wie meine Schwester Deb gegen ihre Erschöpfung ankämpfte. Schließlich fand ihr Arzt die Lösung und stellte sie auf Synthroid ein. Es schien, als ginge es Deb besser, aber sie hatte immer noch Depressionen, und ihr Haar wurde immer dünner. Dann war ich dran! Ungefähr vier Jahre nach meiner Schwester entwickelte sich auch bei mir eine Hypothyreose. Aber ich recherchierte im Internet, hörte von natürlichen Schilddrüsenhormonen und nahm Nature-Throid. Als ich über drei Gran kam, fühlte ich mich so viel besser! Glücklicherweise kommt auch meine Schwester langsam von dem Synthroid los und wird wie ich auf natürliche Schilddrüsenhormone umsteigen.

Judys Geschichte: Das ist sehr unangenehm, aber ich war schon immer obsessiv-zwanghaft. Es gab immer eine bestimmte

Art und Weise wie etwas im Haus gemacht werden musste, und ich rege mich auf, wenn mein Mann es anders macht. Wenn es laut donnert, fühle ich mich besser, wenn ich das Alphabet wieder und wieder aufsage. Ich habe 16 Jahre lang Levothyroxin eingenommen, seit ich 18 war. Nie hatte ich eine solche Energie wie meine Freundinnen. Dann hörte ich von Janie und ihrer Gruppe, und ich fand auch einen Arzt, der mich auf Armour einstellte. Er weigerte sich jedoch, mich auf eine Dosis von mehr als 2 Gran steigern zu lassen, so blieb mir nichts übrig, als 1,5 Stunden weiter zu fahren zu einer Ärztin, die dazu bereit war. Und was für ein Schock: Ich bin nicht einmal annähernd mehr so zwangsneurotisch wie ich immer war. Ich denke jetzt, es war die ganze Zeit nur ein Schilddrüsensymptom, das das Levothyroxin nicht hat bekämpfen können! Ich bin so glücklich!

Michelles Geschichte: Ich glaube, ich war in den letzten Jahren bei mehr als neun Ärzten, und jeder sagte mir, ich bräuchte Antidepressiva. Darauf musste ich nur noch mehr weinen, weil ich schon so viel Schlechtes über Antidepressiva gelesen hatte. Jetzt bin ich auf Armour eingestellt und fühle mich weder depressiv noch ängstlich.

Lucilles Geschichte: Ich litt elf Jahre lang unter Depressionen, bevor ich feststellte, dass ich ein Problem mit der Schilddrüse hatte – genau wie meine Mutter. In mindestens sechs dieser elf Jahre hatte ich Antidepressiva genommen. Während meine Unterfunktion mit Levoxyl und später mit Synthroid substituiert wurde, zog ich mehrfach um und musste die Ärzte wechseln, meine Depression wurde dadurch nur noch schlimmer. Weil mein Mann immer Alkohol im Haus hatte, begann ich zu trinken. Jetzt nehme ich 4,5 Gran natürliche Schilddrüsenhormone und meine Depression ist viel besser geworden! Wer hätte das gedacht. Ja, ich trinke jetzt nicht mehr und fühle mich so gut wie schon seit einem Jahrzehnt nicht.

Frau R.s Geschichte: Ich hatte schon oft Suizidgedanken. Ich wurde nicht aktiv, aber passiv war ich auf jeden Fall suizidal – ständig dachte ich darüber nach, und ich war völlig gleichgültig. Immer mal wieder nahm ich Antidepressiva, darunter auch Elavil, was mich in eine Art Zombie verwandelte. Schließlich brachte ich meinen Arzt dazu, mein Blut untersuchen zu lassen. Er stellte fest, dass ich eine Unterfunktion hatte und stellte mich auf Levothyroxin ein. Und es tat sich NICHTS. Absolut NICHTS. Ich trat einer Selbsthilfegruppe im Internet bei, hörte von getrockneter Schilddrüse und wechselte. Momentan geht es mir besser denn je! Ich bin schon furchtbar gespannt, was sich noch alles verändern wird, wenn ich mein fT3-Level weiter steigere.

Steves Geschichte: Ich bin Student. Seit ich 13 war litt ich phasenweise unter Manien und Depressionen. Ich konnte mit meiner Mutter einfach nicht auskommen und wohnte lange bei einer sehr strengen Tante und einem strengen Onkel. Ich dachte, wenn ich mich mit Gewichtheben beschäftige, würde sich etwas ändern, das tat es aber nicht. Als ich in der Oberstufe war, setzte mein Arzt mich auf Synthroid. Das half überhaupt nicht. Als ich dann zur Uni ging, hatte ich aufgrund meiner Stimmungsschwankungen Schwierigkeiten, neue Freunde zu finden und sie zu halten. Abgesehen davon war ich hundemüde und hatte Schmerzen. Der Universitätsarzt steigerte meine Dosis. Das bewirkte nichts. Dann hörte ich von Armour und nahm es. Meine körperliche Reaktion darauf war fürchterlich. Durch das Internet erfuhr ich von Adrenaler Fatigue. Im Moment nehme ich Cortef und auch wieder Armour und endlich fühle ich mich jetzt wieder wie ein ausgeglichener Mensch. Vielen Dank!

Pam C.s Geschichte: Seit 18 Jahren hatte ich Depressionen und musste sogar eine Zeit in der Psychiatrie in Dallas verbringen. Ich nahm auch Levoxyl. Dreimal in diesem Zeitraum fragte ich, ob vielleicht meine Schilddrüse an dem ganzen schuld sein könnte, und jedesmal bekam ich ein „Nein" zu hören, da mein TSH-Wert normal war – ich müsste nur meinen Psychiater aufsuchen und weiter die Antidepressiva einnehmen. Als ich zu Weihnachten einen Computer geschenkt bekam, begann ich, über Google zu recherchieren und fand heraus, dass ein niedriger T3-Wert Depressionen auslöst und Armour in der Lage ist, das zu stoppen, da es direktes T3 enthält. Ich tanzte vor Freude, das kann ich Ihnen sagen. Glauben Sie mir, am ersten Tag, an dem ich es einnahm, ging es mir schlagartig besser. Ich wünschte, ich hätte das vor Jahren schon gewusst. Nicht ein Arzt hat mir davon erzählt. Nicht einer.

Cindys Geschichte: Natürlich kann ich nur für mich sprechen, aber seitdem ich nun drei Monate Armour eingenommen habe, bin ich zwar immer noch zeitweise depressiv. Aber jetzt bin ich anscheinend in der Lage, mich da herauszuziehen! Die Depression ist jetzt auch viel leichter. Ich freue mich schon auf den weiteren Fortschritt.

G. R.s Geschichte: Vor acht Jahren wurde bei mir Hypothyreose diagnostiziert, und mein Arzt stellte mich auf Synthroid ein. Vor sechs Jahren wurde eine körperdysmorphe Störung festgestellt, und ich erhielt verschiedene psychotrope Medikamente, die aber nicht anschlugen. Schließlich erzählte mir meine Mutter, sie hätte von Armour gehört, und ich fand auch einen Arzt, der es mir verschrieb. Erst ein Osteopath (in Deutschland nicht verschreibungsbefugt) jedoch war bereit, meine Dosis zu erhöhen. Jetzt nehme ich 5 Gran, plus 27,5 mg Cortef (Hydrocortison). Es erschreckt mich beinahe, dass ich keine Depressionen mehr habe oder Angstattacken, und ich fühle mich nicht mehr hässlich. Es ist wirklich ein Wunder.

Nehmen Sie sich diese Erfolgsgeschichten zu Herzen

Diese Geschichten berühren gerade nur die Oberfläche des Erfolgs, den Patienten erlebten, die von einem T4-Monopräparat und der TSH-abhängigen Dosierung zu einer T3-Therapie oder zu natürlichen Schilddrüsenhormonen wechselten.

Alle dosierten nicht nach dem TSH, sondern einzig und allein nach den Symptomen, und nutzten das fT3 und das fT4 als Leitfaden nutzten.

Verzweifeln Sie also nicht, wenn Sie ein redliches und ach so privilegiertes Mitglied des „Gaga-Hypo-Psycho-Clubs" sind. Sie können Ihre Mitgliedschaft in einen inaktiven Status umwandeln, indem Sie natürliche Schilddrüsenhormone einnehmen oder indem Sie zumindest Ihr T4-Präparat um T3 ergänzen.

Gaga-Hypo – Schmankerl

- *Viele der obigen Geschichten stammen aus der Zeit, bevor Armour neu zusammengesetzt wurde. Seitdem, so haben die Patienten festgestellt, muss es zerkaut werden, um bessere Resultate zu erzielen.*

- *Manische Depressionen können vielleicht in einem noch direkteren Zusammenhang mit einer Nebennierendysfunktion neben einer Hypothyreose stehen.*

KAPITEL 11

Die großen 10: Die häufigsten Fehler

Missgeschicke, Schnitzer und Fehlkalkulationen: All das kommt vor, wenn man neue Wege geht. Patienten, die an der Schilddrüse oder der Nebenniere behandelt werden, haben sie alle kennengelernt. In diesem Kapitel stellen wir Ihnen Fehler und Lösungen vor, in der Hoffnung, dass Sie nicht die gleichen Umwege gehen.

In meiner eigenen Lernkurve hatte ich eine Ärztin, die mich mit einem ¾ Gran Armour beginnen ließ (bevor es 2009 eine neue Zusammensetzung erhielt.) Es ist nicht unbedingt ein großer Fehler, mit einer kleinen Dosierung zu beginnen, damit der Körper Gelegenheit bekommt, sich an das direkte T3 zu gewöhnen, da es sich dabei ja um ein sehr starkes Schilddrüsenhormon handelt.

Doch was meine Ärztin als nächstes unternahm, war ein Schnitzer: Sie beließ neun Wochen lang die Dosierung bei dem ¾ Gran, bis ich wieder einen Termin bei ihr bekam. Ein großer Fehler! Aufgrund der Rückmeldeschleife meinte meine Hirnanhangdrüse, meine Schilddrüse würde nun ein wenig mehr Hormone produzieren und via TSH forderte sie meine in Wirklichkeit wenig liefernde Schilddrüse auf, noch weniger zu produzieren. Das Resultat war, dass meine Regelblutung doppelt so lange anhielt wie sonst. Und ich war so schrecklich müde!

1. Zu lange bei der Anfangsdosis verweilen:

Wie in meinem Beispiel oben ist es üblich, dass die Ärzte Sie zunächst auf eine niedrige Anfangsdosis einstellen, Sie dann aber zu lange dabei belassen, nämlich bis zum nächsten Termin nach sechs oder acht Wochen. Das Ergebnis? Der Körper meint, die Schilddrüse habe plötzlich mehr Hormone produziert. Und von der Hypophyse aus wird der Schilddrüse über das TSH mitgeteilt, sie solle die bereits schwache Produktion senken. So wird die Hypothyreose noch stärker, als sie zu Beginn war.

Wir haben festgestellt, dass zwar ein Gran für die meisten eine sinnvolle sichere Anfangsdosierung ist, insbesondere bei starken Nebennieren oder adäquat vorhandenem Cortisol, aber es ist keine gute Menge, um länger als eine oder zwei Wochen dabei zu verharren, ohne zumindest um ein halbes Gran zu steigern. Die Patienten fahren fort, die Dosis alle zwei Wochen um ein halbes Gran zu erhöhen. Manche finden ihr Optimum bei 2 Gran, aber die meisten werden mehr benötigen. Bei zwei bis drei Gran wird die Steigerung verlangsamt, damit das T4 in der getrockneten Schilddrüse sich vier bis sechs Wochen lang voll aufbauen kann.

Wenn Sie auf Anweisung Ihres Arztes oder aufgrund von Nebennierenproblemen mit nur 0,5 Gran (30 mg) beginnen müssen, ist es umso dringender, dass Sie am Ende der ersten Woche steigern. Wird eine Nebennierendysfunktion mit Cortisol behandelt, werden Sie jeweils kleinere Steigerungen vornehmen müssen, auch wenn diese eng beieinander liegen können.

2. Nicht hoch genug steigern:

Das kommt häufig vor und kann Ihnen an jedem Ort des Weges bei der Dosierung von natürlichen Schilddrüsenhormonen passieren. Patienten sind auf eine inadäquate Dosis eingestellt aufgrund von:

a) einer zu lange beibehaltenen Anfangsdosierung.

b) Anweisungen eines TSH-fixierten Arztes.

c) fehlender Steigerung der natürlichen Schilddrüsenhormone bis zur „nächsten Laboruntersuchung", die erst nach Wochen oder Monaten stattfindet.

d) einer fehlerhaften Äquivalenztabelle für die Umrechnung von Synthroid in getrocknete Schilddrüse, wodurch es zu einer Unterdosierung kommen kann.

e) eines hohen fT3-Werts mit anhaltenden Hypothyreose-Symptomen, also einem Hinweis auf einen behandlungsbedürftig niedrigen Cortisolspiegel und/oder Eisenmangel, wodurch die Dosis reduziert werden muss. (s. Kapitel 5 und 6).

f) Furcht, höher zu steigern.

Beispielsweise steigert eine Patientin die Dosierung auf 1 oder 1,5 Gran (60 - 90 mg) und stellt Verbesserungen an sich fest, steigert aber nicht ausreichend, um alle Symptome zu beseitigen. Einige Hypothyreose-Symptome werden zurückkehren, vielleicht sogar alle. Oder ein Patient steigert auf zwei Gran und stellt nur einen geringen Fortschritt fest. Gewöhnlich denkt er dann, die getrocknete Schilddrüse wirke nicht. Tatsächöich jedoch kann es einfach bedeuten: Der Patient nimmt noch nicht genug!

Es wird geschätzt, dass die tägliche Schilddrüsenhormonsekretion bei Personen ohne Schilddrüsenerkrankung 94 – 100 µg T4 beträgt und 10 – 22 µg T3[20]; Da in den USA erhältliche natürliche Schilddrüsenhormone 38 µg T4 und 9 µg T3 pro Gran enthalten (60 oder 65 mg), entsprechen oben genannte Mengen ungefähr drei bis fünf Gran getrockneter Schilddrüse. Ein Großteil der Hypothyreosepatienten findet sein Optimum schließlich tatsächlich in diesem drei bis fünf Gran-Bereich oder etwas höher, bevor die Symptome verschwinden, insbesondere bei leichten Verdauungsstörungen.

---

20 *www.thyroidmanager.org/Chapter2/2-text.htm, (Dr. Bernard A. Rousset, PhD. und Dr. John T. Dunn, 13. April 2004)*

Es ist außerdem sinnvoll, die Nebennierenfunktion zu überprüfen, da ein niedriger Cortisolwert die Schilddrüsenhormone
daran hindern kann, in die Zellen zu gelangen. Bei einem geringen Cortisolwert werden Sie auch im drei bis fünf Gran-Bereich
noch Symptome haben oder aufgrund von hyperthyreoseartigen
Symptomen nicht einmal in diesen Bereich gelangen.

3. Annahme, dass Hyperthyreose-Symptome allein von einer zu hohen Dosierung

stammen: Zugegeben, ein Patient kann zu viele natürliche
Schilddrüsenhormone einnehmen und eine Hyperthyreose entwickeln. Die zeigt sich dann an einer höheren Herzfrequenzrate
oder erhöhtem Blutdruck, Schwitzen, Angst, Wanken usw. Lassen Sie dies bei Ihrem Arzt untersuchen, falls es auftritt. Wenn
sich solche Symptome jedoch bei einer Dosierung von unter drei
Gran zeigen, ist es gut möglich, dass die Ursache entweder die
kämpfenden Nebennieren sind (d.h. es nicht genügend oder aber
zu viel Cortisol vorhanden) und/oder ein geringer Ferritin-/Eisen-
wert. Beide Situationen führen dazu, dass sich die Schilddrüsenhormone im Blut ansammeln und nicht in die Zellen gelangen
können, es kommt zu hohen rT3-Leveln. Es kann daher ratsam
sein, die Cortisollevel über einen 24-Stunden-Speicheltest zu
überprüfen (s. Kapitel 5), außerdem das Ferritin mit kompletter
Eisentabelle (s. Kapitel 13) sowie die rT3 / fT3-Laborwerte, um
das richtige Verhältnis zu finden (s. Kapitel 13)

4. Die Dosierung wird nicht über den Tag

verteilt: Bei vielen Medikamenten ist es üblich, eine Tablette
am Tag zu nehmen. Für diejenigen, deren Unterfunktion nur
mit einem T4-Monopräparat substituiert wird, reicht das aus,
da T4 ein Speicherhormon mit einer langen Lebensdauer ist.
Auch manche Patienten, die auf natürliche Schilddrüsenhormone eingestellt sind, nehmen sie nur morgens. Doch im Laufe
der Zeit kann es sein, dass diese Einmal-am-Tag-Strategie nicht
mehr aufgeht und Sie nachmittags erschöpft und/oder die Nebennieren gestresst sind. Da eine gesunde Schilddrüse Sie den
ganzen Tag über mit Schilddrüsenhormonen versorgen würde,

so wie Sie sie gerade benötigen, haben Patienten gelernt, diesen natürlichen Prozess nachzuahmen, indem sie die getrocknete Schilddrüse über den Tag verteilt einnehmen, um das direkte T3 besser zu nutzen. Das direkte T3 wirkt unmittelbar, erreicht ungefähr zwei Stunden nach der Einnahme einen Spitzenwert und fällt dann aufgrund seiner gegenüber T4 geringeren Lebensdauer ab. Es macht also durchaus Sinn, die Dosis aufzuteilen.

Jemand, der beispielsweise auf 3,5 Gran insgesamt eingestellt ist, nimmt dann zwei Gran morgens ein, ein Gran am Mittag oder frühen Nachmittag und 0,5 Gran am späten Nachmittag. Noch häufiger kommt es vor, dass die Dosis zu zwei Zeiten eingenommen wird – am Morgen und am frühen bis mittleren Nachmittag.

Für die Nebennieren ist eine Aufteilung der Dosis mit weniger Stress verbunden, woran Sie gerade bei einer erschöpften Nebennierenfunktion denken sollten, wenn Sie noch auf der Suche nach einer geeigneten Cortisol-Substitution sind.

5. Zeitgleiche Einnahme eines Schilddrüsenpräparats mit Östrogen, Kalzium oder Eisen:

Wenn Sie die natürlichen Schilddrüsenhormone zusammen mit Speisen oder Ergänzungsmitteln einnehmen, die Kalzium, Eisen oder sogar Östrogen enthalten, wird ein bestimmter Anteil des direkten T3 aus der Schilddrüsentablette gebunden und dadurch unbrauchbar. Daher vermeiden die Patienten eine zeitgleiche Einnahme und achten darauf, dass ungefähr drei bis vier Stunden zwischen diesen Produkten und der Einnahme der getrockneten Schilddrüse liegen. Sie müssen nicht nüchtern sein, um natürliche Schilddrüsenhormone einzunehmen, solange oben genannte Inhaltsstoffe nicht im Essen enthalten sind.

Um Kalziumzusätze zu vermeiden, sollten Sie auf mit Kalzium angereicherte Orangensaftsorten ebenso wie auf in den USA freiverkäufliche Kalziumkarbonatprodukte wie Tums oder Rolaids verzichten. Obwohl manche Unternehmen ihre Tabletten nicht zur sublingualen Einnahme herstellen, haben die Patienten mittlerweile einige Präparate entdeckt, z.B. Erfas „Thyroid" aus Kanada, die auch sublingual eingenommen gute Ergebnisse erzielen, also indem die Tablette einfach unter die Zunge gelegt wird, wo sie sich von selbst auflöst. Warum? Annähernd 100% des Inhalts werden verwertet, wenn Sie die Tablette sublingual einnehmen, da das meiste über die Mundschleimhaut direkt in die Blutbahn gelangt. Dagegen geht ein großer Teil verloren, wenn Sie die Tablette hinunterschlucken und sie die Magensäure und die Leber passieren muss. Manche Patienten, die zu der sublingualen Einnahme übergegangen sind, haben entdeckt, dass, wenn sie die Tablette auf diese Art einnehmen und nicht hinunterschlucken, eine leicht verringerte Dosis ausreicht und sie trotzdem die gleichen, hervorragenden Ergebnisse erhalten!

6. Irrglaube, dass die natürlichen Schilddrüsenhormone nicht wirken, wenn ein Problem auftaucht: Das Faszinierende an getrockneter Schilddrüse ist, dass sie direktes T3, Triiodthyronin, enthält. Dabei handelt es sich um das stärkste unter den Schilddrüsenhormonen. Gerade wegen dieser Stärke jedoch kann es zunächst Probleme, die im Zusammenhang mit T3 stehen, verschlimmern.

Ein Beispiel ist mein gutartiges Herzleiden, der Mitralklappenprolaps. Bedingt durch die Mitralklappe verstärkt sich mein Herzklopfen bei jeder Steigerung. Doch innerhalb von fünf Tagen beruhigt sich mein Herz und ist gekräftigt. Eine Patientin hat festgestellt, dass sie, seit sie die natürlichen Schilddrüsenhormone einnahm, sich ständig kratzen musste. Dafür machte sie das Präparat verantwortlich und setzte es ab, um zu Synthroid zurückzukehren, was sie auch tat – aber jucken muss sie sich immer noch. Einige Patienten haben uns seitdem mitgeteilt, dass das Jucken bei ihnen verschwunden ist, als sie die Dosis natürlicher Schilddrüsenhormone erhöht haben.

7. Zu frühes Hinzufügen von T4 oder T3 zu den natürlichen Schilddrüsenhormonen: Die meisten Patienten berichten, dass sie mit natürlichen Schilddrüsenhormonen allein bereits wieder über eine ausgezeichnete Gesundheit, Kondition und Energie verfügen, insbesondere, wenn sie sich die Zeit genommen haben, langsam die Menge zu steigern und die optimale Dosis zu finden. Doch manche Patienten und Ärzte fügen gerne synthetisches T4 oder T3 hinzu, um ein bestimmtes Ergebnis zu erzielen. Die Herausforderung besteht darin, es nicht zu früh hinzuzufügen, denn sonst können Sie die Vorteile einer optimalen Dosierung von T4, T3, T2, T1 und Calcitonin nicht nutzen. Stattdessen haben die Patienten festgestellt, dass, wenn sie einfach die Dosierung steigern, sich die gewünschten Resultate von selbst einstellten.

In manchen Fällen kommt die Vermutung auf, es läge eine Resistenz gegenüber Schilddrüsenhormonen vor, wenn sechs oder sieben Gran getrockneter Schilddrüse keine Veränderung bewirken. Die Betroffenen fügen dann T3, verschreibungspflichtiges Cytomel, hinzu, um Ergebnisse zu erreichen und sich von den Symptomen zu befreien. Da das T4 der meisten Patienten, die optimal mit natürlichen Schilddrüsenhormonen eingestellt sind, nur im mittleren Bereich liegt, fügen manche außerdem noch ein wenig T4 hinzu, um das Level zu steigern. Sie müssen jedoch achtgeben, dass Sie es nicht zu sehr erhöhen, um nicht einen Überschuss an reversem T3 zu erhalten. Auch das ist individuell verschieden.

8. Zu schnelles Steigern der Dosierung: Ich kann mich noch gut an Folgendes erinnern, wovon ich in einer Internet-Schilddrüsenpatientengruppe erfuhr habe: Einem männlichen Patienten wurden natürliche Schilddrüsenhormone verschrieben, und eigenmächtig steigerte er die Dosis von Woche zu Woche um ein Gran, so dass er nach sechs Wochen bei sechs Gran angelangt war. Autsch! Die Symptome zeigten eindeutig, dass er überdosiert war – er hatte starke Angstzustände und war wacklig auf den Beinen. Er durfte einige Wochen lang kein Schilddrüsenpräparat mehr zu sich nehmen, damit das T4-Level sinken konnte. Sein Arzt begann dann wieder mit einem Gran, und dieses Mal wurde vernünftiger dosiert.

Die Erfahrung zeigt, dass, wenn man zwei Wochen lang eine Dosis (beispielsweise ein Gran) beibehalten hat, die Dosis um z.B. 0,5 Gran alle zwei Wochen gesteigert werden kann. Desweiteren hat sich herausgestellt, dass, wenn man sich der 3-Gran-

Marke nähert, jede Dosierung mindestens vier bis sechs Wochen
gehalten werden sollte, damit sich das T4 aufbauen kann und
sich die Ergebnisse der T4 zu T3-Konversion bemerkbar machen
können.

9. Zu starke Konzentration auf Laborwerte:

Leider liegen einige Jahrzehnte hinter uns, in denen Ärzte, einem
verwirrenden Muster folgend, allein entsprechend den Tinten-
flecken auf einem Stück Papier (den Laborwerten) therapierten,
anstatt eine Medikation vorzuziehen, die sich am klinischen
Bild, also an den Symptomen des Patienten orientierte. Um ein
volles Spektrum für die Dosierung zu erhalten, sind Laborresul-
tate interessante und gute Ergänzungen. Aber Patienten wissen
aus erster Hand, dass die Symptome die Pferde sind, die den
Karren ziehen, nicht umgekehrt!

Beispielsweise würde das Feststellen eines hohen fT3-Werts
ohne Beachtung der anhaltenden Hypothyreose-Symptome dazu
führen, dass das Schlüsselsymptom für Nebennierendysfunktion
oder Eisenmangel übersehen wird – das Ansammeln von Schilddrüsenhormonen. Die Schilddrüsenmedikation zu senken, weil
der TSH-Wert unterhalb des Normbereichs liegt, ohne den anhaltenden Hypothyreose-Symptomen als Folge dieser Reduktion
Beachtung zu schenken, befördert die Patienten geradewegs in
die Hypothyreose-Hölle.

10. Fehlendes Verständnis für das Problem eines erhöhten Wertes von reversem T3

(rT3): Eine wachsende Zahl von Patienten, die entweder dysfunktionale Nebennieren, einen niedrigen Ferritin-/Eisenwert
oder andere chronische Störungen an sich feststellen, produzieren eventuell zu viel rT3 aus T4. Daraus resultiert ein Fallen
des fT3-Levels. Es besteht zudem der Verdacht, dass das übermäßige rT3 mit dem T3 um dieselben Rezeptoren kämpft und
so das T3 daran hindert, in die Zellen einzudringen und seine
Arbeit zu verrichten. Es kann eine Herausforderung sein, einen
Arzt zu finden, der versteht, dass dies untersucht und behandelt

werden muss. Zu diesen Untersuchungen gehört eine Evaluierung des rT3- sowie des fT3-Werts und eine Bestimmung ihres Verhältnisses. Die Therapie besteht dann entweder darin, die Menge der natürlichen Schilddrüsenhormone zu reduzieren und gleichzeitig die Probleme zu behandeln, durch die das rT3 angereichert / das T3 gesenkt wird oder für mindestens 8 – 12 Wochen ausschließlich mit T3 zu substituieren, zugleich nach weiteren Störungen zu suchen und diese zu therapieren. Siehe Kapitel 13 für weitere Details.

Zusammenfassend lässt sich festhalten, dass Sie jetzt die Praxis Ihres behandelnden Arztes betreten können und Respekt erwarten dürfen einerseits für Ihr Wissen, das Sie sich durch dieses Buch und über das Internet angeeignet haben, andererseits für die intuitive und subjektive Kenntnis Ihres Körpers. Verschwenden Sie nicht Ihre Energie, und vermeiden Sie die Fehler, die andere Patienten gemacht haben!

Die zehn Großen – Schmankerl:

* *Da Hypothyreose zu „Hirnnebel" führen kann und daher möglicherweise Fehler in der Behandlung geschehen können, bitten Sie einen vertrauten Freund oder einen Ihrer Lieben, dieses Buch gemeinsam mit Ihnen durchzugehen. Versehen Sie es mit Bookmarks, und nehmen Sie es mit zu Ihren Terminen!*

* *Bei manchen Schilddrüsenmedikamenten, wie Armour 2009 oder anderen mit erhöhtem Celluloseanteil, ist es unbedingt erforderlich, dass Sie die Tablette zerkauen, bevor Sie sie hinunterschlucken, sie verliert ansonsten an Effizienz.*

* *Wenn Sie denken, Ihr Arzt wüsste alles besser als Sie, und wenn Sie in der Arztpraxis keinen Respekt für Ihre subjektive Erfahrung und Ihre Kenntnisse fordern, kann es sein, dass Sie krank bleiben.*

KAPITEL 12

Der Star der Show: T3

Derjenige, der der Masse folgt, wird nicht weiter als die Masse kommen.

Derjenige, der alleine geht, wird Orte finden, an denen noch niemals

jemand war.

~ *Alan Ashley-Pitt*

Die meisten Kultbands haben einen Lead-Sänger, der die gesamte Aufmerksamkeit der Fans auf sich zieht, wie Kurt Cobain von Nirvana oder Brian Wilson von den Beach Boys. Bei der Gruppe „Schilddrüsenhormone" geht, ist der Star mit dem von Thyreose-Patienten verliehenen Goldstern an der Tür: T3, auch bekannt als Triiodothyronin.

T3, ein Hormon auf Iodbasis, gehört zu einer prominenten fünfköpfigen „Hormonband", ihr Produzent – die gesunde Schilddrüse: T4, T3, T2, T1 und Calcitonin. Diese Hormone sind ein so harmonisches Team, dass sie für einen optimalen Auftritt ihres Körpers sorgen, wie ein gut abgestimmter Chor. Das Speicherhormon T4 macht ungefähr 80 − 93% der gesamten Schilddrüsenproduktion aus, T3 liegt bei 7 − 20% und T2, T1 und Calcitonin sind in kleineren Mengen vorhanden.

T3 hätte den Oscar verdient

T3 ist das biologisch aktivste, am meisten lebensspendende Schilddrüsenhormon – es ist ungefähr vier- bis achtmal stärker als das Speicherhormon T4. Im Körper erscheint es in zwei Formen: erstens und hauptsächlich entsteht es aus der Umwandlung von T4 in T3 durch die Reduktion um ein Iodatom, und zweitens, wird es endogen, also direkt, erzeugt. T3 beeinflusst das Gewebe, jede Zelle und jedes Organ des Körpers positiv. Es spielt eine entscheidende Rolle für das Energielevel, die Kondition, das Immunsystem, die Gesundheit von Haut und Haar, die Gehirnfunktion, den Stoffwechsel, die Leberfunktion sowie die Körpertemperatur. T3 kommt zudem eine wichtige Aufgabe für die Gesundheit des Herzens sowie das emotionale und mentale Wohlbefinden zu. Das Vorhandensein von direktem T3 (im Vergleich zu T3 aus Konversion) ist neben der synergistischen Interaktion zwischen allen T's und dem Calcitonin die Ursache dafür, dass immer mehr Patienten feststellen, dass sie von natürlicher getrockneter Schilddrüse mehr profitieren als von einem T4-Monopräparat. Zumindest ist eine T4/T3-Kombination alleinigem T4 unbedingt vorzuziehen.

T3 und ein gesundes Herz

Jüngste Studien belegen den engen Zusammenhang zwischen dem Schilddrüsenhormon T3 und einer gesunden Herzfrequenz, einem guten Blutdruck und vaskulärer Resistenz – letzteres bezeichnet die Fähigkeit des Körpers, Blut durch das zirkuläre System zu pumpen. T3 spielt eine wichtige Rolle dabei, hohe Cholesterinlevel zu regulieren. Dagegen können niedrige T3-Level von einer schlechten Herzfrequenz, steigendem Blutdruck und Arteriosklerose, dem Verhärten der Arterien, begleitet sein. Ein niedriger T3-Wert hängt mit einem steigenden Cholesterinspiegel zusammen.

Diese enge Verbindung zwischen dem T3-Schilddrüsenhormon und der kardiovaskulären Gesundheit ist den Thyreosepatienten im Laufe der Jahre nicht entgangen, auch wenn Sie nicht begriffen, was genau sie da wahrnahmen. Cathy musste zunächst hilflos mitansehen, wie es ihrer 68 Jahre alten Mutter nach der Herzoperation erging, aber nach zehn Jahren zog sie daraus einen wichtigen Schluss.

Sie erklärte:

Auf mütterlicher Seite hatte ich nie etwas von Herzproblemen in meiner Familie gehört. Meine Großeltern waren in hohem Alter verstorben, und die Gewichtszunahme meiner Mutter war für mich nicht ungewöhnlich, denn als Inhaberin einer Bäckerei war auch meine Großmutter etwas übergewichtig gewesen. Und dennoch, als meine Mutter Ende 60 war, und ca. 35 Jahre lang Synthroid eingenommen hatte, wurde sie einer Ballon-Angioplastie unterzogen. Man erklärte mir, damit würde eine durch den steigenden Cholesterinspiegel verengte Arterie geöffnet. Das kam mir merkwürdig vor. Aber erst ein Jahrzehnt später, als ich einer Schilddrüsengruppe beitrat, begriff ich. Viele andere Thyreosepatienten sprachen über ihren eigenen hohen Cholesterinwert während der T4-Substitution. Andere sprachen von Herzproblemen. Eine Frau erzählte, sie habe in ihren Vierzigern ein akutes Herzversagen gehabt während ihre Unterfunktion mit Synthroid substituiert wurde. Jetzt, mit der Einnahme natürlicher Schilddrüsenhormone, war alles vollkommen anders! Mir ging ein Licht auf, was meine Mutter anging.

Auf viele Hypothyreosepatienten, deren Unterfunktion mit T4-Monopräparat substituiert wird, trifft ein bekanntes Muster zu, wenn sie älter werden: Sie nehmen zu, der Cholesterinspiegel steigt, und sie leiden unter Herzproblemen. Bereits 1976, als Dr. Broda Barnes sein Buch *Solved: The Riddle of Heart Attacks (Gelöst: Das Rätsel des Herzinfarkts)* verfasste, sah er einen klaren Zusammenhang zwischen Hypothyreose und Herzerkrankungen. Und da die Hypothyreose auch unter T4-Substitution bestehen bleibt, ist ein steigender Cholesterinwert im Alter die Norm, was wiederum zu kardiovaskulären Erkrankungen führen kann. Im Gegensatz dazu berichten diejenigen, die zu natürlichen Schilddrüsenhormonen und damit zu direktem T3 gewechselt sind, und die sich beim Steigern nicht nach den TSH-Werten, sondern nach den Symptomen gerichtet haben, von einer klaren Reduktion des Cholesterinlevels und einer klar verbesserten kardiovaskulären Gesundheit. Sharon erzählt uns ihre inspirierende Geschichte:

Meine Unterfunktion war 16 Jahre lang mit Levothy-roxin substituiert worden, als ich über eine Schild-drüsengruppe im Internet von natürlichen Schild-drüsenhormonen erfuhr. Das hat mich so beeindruckt, dass ich unseren Hausarzt aufsuchte, um mit ihm me-ine Laborwerte zu besprechen, und ich bestand darauf, dass wir zu getrockneter Schilddrüse übergingen. Mein Hausarzt ist schon etwas älter, und er kannte natürli-che Schilddrüsenpräparate. Das war mein Glück, denn er unterstützte mich sehr tatkräftig bei der Umstellung. Bei diesem Termin wurde festgestellt, dass ich einen Cholesterinwert von 305mg/dl hatte! An jenem Nach-mittag nahm ich meine Tabletten und begann, „mich für meine Schilddrüse gegen den Starrsinn zu wehren". Basierend auf den Erfahrungen anderer Patienten erk-lärte ich meinem Arzt, wie ich das Präparat steigern wollte. Er gab mir eine bis zum nächsten Termin aus-reichende Dosis und bat mich, ihm alle drei Wochen zu berichten. Als ich einige Monate später meinen Choles-terinspiegel testen ließ, war der Wert auf 198mg/dl ge-sunken! Und dafür hatte ich nichts anderes getan, als zu einem natürlichen Schilddrüsenpräparat zu wech-seln!

Sharons Geschichte ähnelt derjenigen tausender anderer Schilddrüsenpatienten, die zu getrockneter Schilddrüse wech-seln. Besucht man eine der zahlreichen Schilddrüsenpatienten-gruppen im Internet, findet man bei einer Vielzahl von Schil-ddrüsenpatienten die Bestätigung für eine kardiovaskuläre Verbesserung. Um eine Fülle an Artikeln zu dem Zusammen-hang zwischen T3 und der Gesundheit des Herzens zu finden, ge-ben Sie „*Triiodthyronin kardiovaskulär*" in Ihre Suchmaschine ein.

Die Bedeutung von T3 in der Bekämpfung von Depressionen

Sind Sie ständig traurig? Haben Sie Probleme, mit Ihrem Leben zufrieden zu sein? Studien belegen einen engen Zusammenhang zwischen dem fT3-Level („frei" bezieht sich auf die ungebundene, verfügbare Gesamtmenge an T3) und Depressionen oder dem Gefühl emotionaler Benommenheit; je niedriger nämlich das fT3-Level, desto stärker kann sich eine Depression und die damit zusammenhängende Apathie ausprägen. Im Gegensatz dazu, je mehr sich das fT3-Level einem Optimum annähert, desto besser die emotionale Gesundheit.

Wie in Kapitel 10 beschrieben, sind chronische Depressionen bei einer T4-Substitution nicht außergewöhnlich, da die Patienten auf diese Weise allein T3 aus Konversion erhalten. Wenn Patienten aber zu einer Therapie mit natürlichen Schilddrüsenhormonen und darin enthaltenem direktem T3 überwechseln und so in der Lage sind, den fT3-Wert in den oberen Normbereich zu befördern (unter der Voraussetzung, dass zugleich ihre Nebennieren gesund oder adäquat behandelt sind), berichtet eine Vielzahl von einer Verbesserung und/oder Behebung der chronischen Depression. Auf Antidepressiva kann im Anschluss verzichtet werden.

Aus biologischer Sicht interagieren die Schilddrüsenhormone, insbesondere das aktive, lebensspendende T3, mit den Rezeptoren des Gehirns und sorgen dafür, dass das Gehirn empfänglicher für Noradrenalin oder Serotonin wird. Der Neurotransmitter Noradrenalin spielt eine wichtige Rolle für die Aufmerksamkeit, das Gedächtnis und die Stimmungsbalance. Ein anderer Neurotransmitter, Serotonin, reguliert Stimmung und Emotionen.

Entsprechend zahlreichen Studien zum Gebrauch des T3 bei der Bekämpfung von Depressionen, kam es unabhängig davon, ob ein Patient hypothyreot war oder nicht, zu einer Verbesserung. Man muss sich fragen, ob eine Diagnose, die bei vielen eine Hypothyreose ausgeschlossen hatte, überhaupt den Tatsachen entsprach. Das Vorkommen undiagnostizierter Hypothyreose ist weit verbreitet und geradezu abstoßend wegen des beinahe obsessiven Vertrauens, das in den fehlerhaften TSH-Wert und die Laborwerte zum Gesamt-T4 gesetzt wird. Tatsächlich kann es also sein, dass es einen großen Prozentsatz an klinisch oder chronisch depressiven Patienten gibt, die hypothyreot sind, sei es mit T4-Substitution oder ohne.

Wenn dem Antidepressivum T3 hinzugesetzt wird, sollte das T3 die Wirkung dieses Antidepressivums beschleunigen. Genauer gesagt, bekämpft es möglicherweise die eigentliche Ursache der Depression – einen durch Hypothyreose bedingten niedrigen fT3-Wert. Es gibt unzählige Patienten, deren Depression komplett verschwindet, wenn die Hypothyreose korrekt diagnostiziert und mit natürlichen Schilddrüsenhormonen oder zumindest einem T4/T3-Monopräparat oder T3 allein optimal behandelt wird.

Als Fazit kann man festhalten, dass es zahlreiche Belege dafür gibt, dass der Zusatz von T3 zu der Therapierung einer Depression sicher, praktisch und kostengünstig ist, ob es nun alleine verwendet wird oder in Kombination mit T4 in getrockneter Schilddrüse oder einfach ergänzend zu Antidepressiva. Und es funktioniert wirklich.

In der Oktoberausgabe des Jahres 2000 findet sich in *The Annal of Pharmacotherapy* 34 (10): 1142-45 folgender Abstract, der ein gutes Beispiel dafür liefert, was mit vielen hypothyreotischen und depressiven Patienten geschieht, wenn sie sich einer Schilddrüsenbehandlung unterziehen, die sie mit direktem T3 versorgt:

ZIEL: Beschreibung einer Patientin mit langandauernder Depression und Hypothyreose, die erst nachdem Ihre Thyroxin (T4)-Ersatztherapie um zusätzlich Triiodthyronin (T3) ergänzt wurde, eine Stimmungsaufhellung erkennen ließ.

ANAMNESE: 50 Jahre alte Frau, die bereits lange Zeit, seit 1991, unter Depressionen und diagnostizierter Hypothyreose litt. Trotz einer T4-Behandlung mit Dosierungen von bis zu 0,3mg/Tag, war sie weiterhin depressiv, zeigte Symptome einer Schilddrüsenunterfunktion sowie eine kontinuierlich hohe TSH-Konzentration. Der Zusatz einer geringen Dosis T3 zu ihrer Diät führte zu einer signifikanten Verbesserung ihrer Stimmung.

DISKUSSION: Der Zusammenhang zwischen Hypothyreose und Depressionen ist gut bekannt. Es kann sein, dass die langwierige Depression die Folge einer inadäquat behandelten Hypothyreose war, sei es aufgrund einer mangelnden Mitarbeit der Patientin oder einer T4-Resistenz. Nichtsdestotrotz reagierte ihre Depression auf den Zusatz einer geringen Dosis von T3 zu ihrer Diät. Dieser Fall hebt die Dringlichkeit hervor, depressive Patienten auf Hypothyreose zu untersuchen. Der klinische Verlauf zeigt außerdem, dass die durch die Hypothyreose bedingte Depression eher auf eine Diät mit T3-Zusatz als auf einen T4-Ersatz reagierte. Das passt zu der Beobachtung, dass T3 als unterstützendes Mittel bei der Behandlung einer unipolaren Depression dem T4 überlegen ist.

FAZIT: Depressive Patienten sollten auf Hypothyreose untersucht werden. Es kann sein, dass die Depression bei hypothyreoten Patienten eher auf eine Ersatzdiät mit T3 reagiert als auf T4 allein. Daher kann es, nachdem eine alleinige T4-Substitution versucht wurde, gerechtfertigt sein, auch T3 in die Diät aufzunehmen.

Neben den zahlreichen Studienergebnissen, die die Effizienz einer T3-Substitution für Depressionen belegen, gibt es zudem Hinweise auf eine erfolgreiche Verwendung von T3 in der Behandlung von Angststörungen, körperdysmorphen Störungen, bipolaren Depressionen, obsessiv-zwanghaftem Verhalten oder Suizidgefährdung, um nur einige wenige zu nennen.

Zwei Situationen, die eine T3-Behandlung erforderlich machen können

Unabhängig davon, wie sehr Patienten von natürlichen Schilddrüsenhormonen in der kompletten Bekämpfung ihrer Hypothyreose-Symptome profitiert haben, können, selbst wenn die adrenale Fatigue adäquat behandelt wird, zwei Probleme vorliegen: Schilddrüsenhormonresistenz oder chronisch hohe rT3-Level. In diesen Fällen ist die Einnahme von T3 in Verbindung mit natürlichen Schilddrüsenhormonen oder allein notwendig.

• Periphere Gewebsresistenz gegen Schilddrüsenhormone/ Eingeschränktes Ansprechen auf Schilddrüsenhormone

Stellen Sie sich vor, der Benzintank Ihres Wagens ist voll, aber Ihr Wagen kann den Inhalt nicht nutzen. In der Art muss man sich eine Resistenz oder ein eingeschränktes Ansprechen auf Schilddrüsenhormone vorstellen. Beides kommt sehr selten vor.

Eine Gewebsresistenz wird durch einen Defekt der Schilddrüsenhormon-Zellrezeptoren und/oder Probleme der Gewebsempfindlichkeit der Hirnanhangdrüse ausgelöst. Laboruntersuchungen helfen möglicherweise in diesem Fall nichts, da es sein kann, dass Sie gut eingestellt sind, es aber dennoch nicht zu einem Ansprechen kommt, sondern die Hypothyreose-Symptome weiter vorliegen.

Ein eingeschränktes Ansprechen kann bedeuten, dass der Körper nichts mit dem T4 anfängt, es also nicht verarbeitet und das T4 im Körper toxisch wird. Sollten Sie an peripherer Gewebsresistenz gegen Schilddrüsenhormone erkrankt sein, werden Sie supraphysiologisch hohe Level an getrockneter Schilddrüse und zusätzlich T3 benötigen, bis die Symptome verschwinden. Arbeiten Sie unbedingt eng mit Ihrem Arzt zusammen, um die richtige Dosierung zu finden. Eventuell werden Sie feststellen, dass selbst hohe Dosen den TSH-Spiegel nicht senken, daher ist es wichtig, zunächst auf die Bekämpfung der Symptome zu achten.

Wenn Sie toxisch auf T4 reagieren, müssen Sie auf ein T3-Monopräparat zurückgreifen. Ein Beispiel für T3 ist Liothyronin-Natrium von King Pharmaceuticals, das unter dem Markennamen Cytomel verkauft wird. Paul Robinson, der britische Autor von *Recovering with T3: My Journey from Hypothyroidism to Good Health Using the T3 Thyroid Hormone (Genesung durch T3: Mein Weg von der Hypothyreose zu stabiler Gesundheit mit dem T3-Hormon)* leidet unter dieser Störung.

• Zu hohe Level an reversem T3 (rT3)

In jeder Situation, in der der Körper Energie speichern muss, beispielsweise im Krankheitsfall, bei einer Operation oder einem Unfall, wandelt die Schilddrüse überschüssiges T4 in inaktives reverses T3 um, um die T3-Level zu senken und sich ganz auf das vorliegende Problem zu konzentrieren. Selbst eine Grippe kann diese Umwandlung hervorrufen.

Manchmal jedoch produziert der Körper bei weitem zu viel rT3. Ist der Eisenwert beispielsweise inadäquat oder zu niedrig, der Cortisolspiegel zu hoch oder das B 12-Level zu gering, wandelt der Körper chronisch T4 in übermäßiges rT3 um.

Wenn Sie unter starkem emotionalen, physischen oder biologischen Stress stehen, werden die Nebennieren richtig reagieren, indem Sie zusätzlich Cortisol produzieren, um Sie und Ihren Körper bei der Bewältigung zu unterstützen. Sollte jedoch die Cortisolproduktion als Reaktion auf chronischen Stress lange Zeit zu hoch ausfallen, werden Mineralien wie Selen schlecht absorbiert und die Fähigkeit von T4, in T3 umgewandelt zu werden, wird eingeschränkt. Um das überschüssige T4 zu entfernen, wird es in zusätzliches rT3 umgewandelt. Sogar Betablocker können die Konversion von T4 in T3 hemmen und so zu einem übermäßigen Anteil an rT3 führen.

Wenn außerdem durch chronischen biologischen Dauerstress *(wie die ausschließliche Therapie mit T4)* die Nebennieren schließlich erschöpft sind, wird das Resultat ein erniedrigter Cortisolspiegel sein. Ein niedriger Cortisolwert sorgt dafür, dass sich die Schilddrüsenhormone im Blut sammeln, anstatt gut mit den Zellen zu interagieren. Und auch hier wird die Schilddrüse erneut, um das überschüssige T4 zu entfernen und das derzeitige T3-Level zu senken, es in zusätzliches reverses T3 umwandeln. Wenn das T4 in zu viel rT3 konvertiert wird, kommt es zu unangenehmen Nebenwirkungen.

Stellen Sie sich Wasser vor, das auf einen Abfluss zufließt, doch das Wasser führt noch kleine Zweige und Ästchen mit sich, bis der Abfluss damit so verstopft ist, dass das Wasser nicht mehr abfließen kann. Das passiert im Körper, wenn übermäßig viel rT3 produziert wird – die Menge an T3, das mit den Zellen interagieren könnte, wird gesenkt.

Die genannten Szenarien mit gesenktem Ferritin-/Eisenwert oder einem Nebennierenproblem oder beidem machen eine adäquate Behandlung der Nebennieren und der Ferritin-/Eisenwerte unabdingbar. Das kann jedoch Zeit in Anspruch nehmen, daher muss etwas gegen das recht häufige rT3-Problem unternommen werden.

Wie man einen hohen rT3-Wert erkennt

Es gibt zwei Hinweise, um ein rT3-Problem zu erkennen:

1. Der erste Hinweis ist die persönliche Erfahrung, dass man sich beim Versuch, die Schilddrüsenmedikation zu steigern, eigenartig fühlt. Oder wie Patienten aus erster Hand berichten: Man fühlt sich unwohl, reagiert ungewöhnlich, zieht keinen Nutzen aus der Medikation wie andere Patienten, die Temperatur ist erniedrigt, es kommt zu Angstzuständen usw.

2. Der zweite Hinweis sind die aktuellen Laborwerte. Wenn das fT4 im oberen und das fT3 im unteren Bereich liegt, impliziert dies, dass die Konversion überschüssiges rT3 produziert, und der fT3-Wert sinkt. Patienten meinen, ein fT4-Wert über 1,4 ng/dl sollte aufhorchen lassen.

Sollte einer der genannten Bereiche Auffälligkeiten zeigen, müssen im nächsten Schritt zwei Werte bestimmt werden: der fT3-Wert und der rT3-Wert, um das Verhältnis der beiden zu erfahren. Wird nur der rT3-Wert bestimmt, erhalten Sie nicht die gewünschte Bestätigung, da er normal aussehen kann, das Verhältnis zum fT3 jedoch auf eine Störung hinweist. Wir verdanken einen Großteil unserer Informationen einem Artikel von Dr. Kent Holtorf.[21]

Im Idealfall sollte das Verhältnis 20:1 (fT3:rT3) oder höher sein, dann können Sie von einem gesunden rT3-Level ausgehen. Wenn Sie nur einen Gesamt-T3-Wert bestimmt haben, sollte das Verhältnis zu dem rT3-Level bei gesunden rT3-Leveln 10:1 (T3: rT3) oder höher sein.

Das Problem ist, dass die entsprechenden beiden Laborwerte in unterschiedlichen Maßeinheiten angegeben werden. Am einfachsten bestimmen Sie das Verhältnis online über einen Umrechner: *http://www. stopthethyroidmadness.com /rt3-ratio.*

21 *The Journal of Clinical Endocrinology & Metabolism 2005; 90(12):6403-6409*

Dort geben Sie einfach Ihre Werte und deren Maßeinheiten einzeln ein.

Oder, wenn Sie eine mathematische Herausforderung suchen, geben wir Ihnen hier vier Beispiele dazu, wie Sie das Verhältnis ermitteln können:

1) Wenn sowohl der rT3- als auch der fT3-Wert in pmol/l (oder in pg/ml) angegeben sind, multiplizieren Sie das fT3 mit 1000, und teilen Sie freien fT3 durch den Wert des rT3.

2) Wenn der rT3-Wert in nmol/l und derjenige des fT3 in pmol/l angegeben ist, teilen Sie fT3 durch rT3.

3) Wenn der rT3-Wert in ng/dl und das fT3 in pg/dl angegeben wird, teilen Sie das fT3 durch das rT3.

4) Wenn der rT3-Wert in pg/ml und der fT3-Wert in pg/dl angegeben ist, multiplizieren Sie das fT3 mit 100 und teilen Sie dann fT3 durch rT3.

Hinweis: In Anhang D finden Sie Labore, bei denen Sie die Bestimmung Ihrer Werte in Auftrag geben können, um diese und die weitere Behandlung später mit Ihrem Arzt zu besprechen.

Wie Sie das Verhältnis von fT3 zu rT3 verbessern können

Es gibt mindestens drei Möglichkeiten, wie Sie chronisch erhöhte rT3-Level senken können, um das Verhältnis zu verbessern:

1. Behandeln der Ursachen: Eisenmangel ist eine häufige Ursache, ebenso wie ein Nebennierenproblem (zu hoher oder zu niedriger Cortisolwert) oder selbst ein niedriger B12-Spiegel. Wenn also der Eisen- und der B12-Wert auf ein Optimum gehoben werden oder die Nebenniere gestärkt wird, kann das Verhältnis fT3/rT3 verbessert werden. Manche meinen, die Dosierung der natürlichen Schilddrüsenhormone sollte verringert werden, da dies den T4-Wert senkt, währenddessen müssen die Ursachen bekämpft werden. Eine Veränderung des Lebenswandels kann ebenso ausschlaggebend sein wie eine starke Verbesserung der Nahrungswahl, das Erkennen und Behandeln

einer Alkohol- oder Drogensucht sowie das Vermeiden von hohem und chronischem Stress.

2. **Mithilfe eines die Leber reinigenden/unter-
stützenden Produkts sowie mithilfe von Selen:** Da
der größte Anteil von rT3 in der Leber produziert wird, reduzieren einige ihren rT3-Wert, indem sie ein gutes Leberreini-
gungspräparat verwenden, insbesondere die aus Milchdistelsa-
men hergestellten Präparate sind zu empfehlen. Möglicherweise
müssen Sie die empfohlene Menge VERDOPPELN, damit der
rT3-Wert sinkt. Bei manchen Betroffenen kann Milchdistel
den Ferritinwert weiter senken, daher fügen die Patienten dem
Ergänzungsmittel noch Eisen hinzu oder steigern ihre derzeitige
Dosis. Das Milchdistelpräparat sollte unbedingt von den Samen
stammen, da es ansonsten eine östrogene Wirkung zeigt. Zahlreiche Studien belegen, dass ein niedriger Selenspiegel den rT3-
Wert steigern kann. Um dem entgegenzuwirken, ergänzen die
Patienten mit 200-400 µg Selen.

3. **Mit einem T3-Monopräparat:** Das T3-Monopräparat
richtig zu dosieren, kann eine Herausforderung sein, da es kein
Speicherhormon T4 enthält, das in T3 umgewandelt werden
könnte. Aber wenn es dann richtig dosiert ist, hat es besondere
Bedeutung für das Senken von chronischem rT3, wenn dies auf
andere Weise nicht möglich war. Cytomel ist ein sehr berühmtes
T3- Produkt, ebenso das mexikanische Cynomel. Nicht jeder ist
jedoch von der Notwendigkeit des T3-Präparats überzeugt, auch
wenn man sich einig ist, dass es für die Bekämpfung der Ursachen grundlegend ist.

Wechsel zu einem T3-Monopräparat und rich-tige Dosierung

Entscheiden Sie sich dazu, ein T3-Monopräparat zur Schilddrüsenbehandlung zu verwenden, sei es, um sich besser zu fühlen, wenn Sie die Ursachen des hohen rT3-Werts angehen, oder
aufgrund zellulärer Probleme mit dem T4, ist es auf jeden Fall
ratsam, mit kleinen Mengen zu beginnen, die Dosis über den Tag
verteilt einzunehmen und in kleinen Schritten zu steigern.

Allgemein ziehen die Patienten es vor, mit einer geringen Gesamtdosis zu beginnen, beispielsweise 12,5 µg, aufgeteilt auf 6,25 µg morgens und 6,25 µg vier Stunden später (oder 10 µg, aufgeteilt in zweimal 5 µg). Manche beginnen auch mit 20 oder 25 µg ohne Probleme, und teilen diese Menge in drei oder vier Dosen alle drei Stunden auf. Sollte eine niedrige Dosierung erforderlich sein (wie bei meinem eigenen Mitralklappenprolaps, durch den das Herz sehr empfindlich ist), erhält das Herz so die Möglichkeit, sich in Ruhe an die neue Substitution zu gewöhnen. Die Zeiten für die einzelnen Dosen können von den Symptomen bestimmt werden. Manche bemerken nach weniger als vier Stunden, dass das T3 schwächer wird, und gehen auf einen Dreistundenrhythmus über. Andere kommen mit dem vierstündigen Abstand gut zurecht. Einige Patienten nehmen die letzte Dosis zur Schlafenszeit ein, was die Entgiftung sowie die Zellreparation unterstützt und für einen besseren Schlaf sorgt.

Für die genannte Dosierung kann man keine exakten wissenschaftlichen Werte hinzuziehen, es ist eher ein persönlicher Trial and Error-Prozess. Fazit: Sie wollen mit T3 substituieren, zugleich fällt der T4-Wert (wenn Sie zuvor mit einem T4-Monopräparat oder einem T4/T3-Kombipräparat therapiert wurden). Wenn zudem der rT3-Wert hoch war, kann es sein, dass die Zellrezeptoren immer noch mit rT3 überlastet sind, und so können Sie nicht das gesamte T3 nutzen. Daher ist es möglich, dass Sie sich zeitweise stärker hypothyreot fühlen, oder dass die Körpertemperatur nach einer Steigerung ein wenig verrückt spielt.

Alle 5 bis 7 Tage, nachdem das Aufteilen der Dosierung sich eingespielt hat, fahren die Patienten fort, zunächst zu der Morgendosis weiteres T3 hinzuzufügen, dann zu der nächsten Einnahme und so weiter. Die meisten nehmen nicht mehr als 25 µg pro Einzeldosis; manche müssen bei geringeren Mengen bleiben. Wieder fallen zugleich die T4-Level. Solange das Zufügen von T3 kein verstärktes Herzklopfen verursacht oder die Körpertemperatur auf über 37,2°C steigt, ist es für die Patienten sinnvoll, alle fünf Tage eine Steigerung vorzunehmen. Wenn ein Problem vorliegt, wird empfohlen, in kleineren Dosen zu steigern und die Dosierung über den Tag zu verteilen. Viele Patienten, die T3 zu sich nehmen, ziehen eine fünfmalige Einnahme täglich vor, das beinhaltet eine Dosis zur Schlafenszeit. Manche verteilen es auf weniger Zeiten, aber dafür sind gute Cortisollevel erforderlich.

Manche Nebennierenpatienten haben auch festgestellt, dass eine Einnahme von 25 µg T3 auf einmal Angstzustände hervorrufen kann. Wenn Sie während einer solchen Angstphase den Blutdruck überprüfen, können Sie feststellen, was vor sich geht. Wenn der Blutdruck noch gut und konstant ist, wenn Sie aus dem Sitzen aufstehen, kann es sein, dass zu viel HC ausgestoßen wird, das wie ein Kanu auf einem reißenden Fluss übermäßig viel T3 in die Zellen befördert.

VORSICHT: Wenn der Ferritin-/Eisenwert niedrig ist, haben Patienten festgestellt, dass sie ihn steigern und zugleich bei einer niedrigen Dosis T3 verweilen müssen. Wenn der 24-Stunden-Nebennierenspeicheltest oder extreme Symptome eine adrenale Dysfunktion andeuten und Sie unsicher sind, ob Sie die optimale Menge Cortisol erreicht haben, können selbst 25 µg T3 bereits zu viel für Sie sein. Daher ist es eventuell vernünftiger, die halbe Dosis auf zwei Einnahmen zu verteilen.

Welche T3-Menge ist ausreichend?

Mit welcher Dosis man ein Optimum erreicht, variiert individuell. Nach einer Steigerung auf 50-75 µg T3 erhöhen manche die Dosis weiter, um zu überprüfen, ob sie tatsächlich die optimale Dosierung erreicht haben und das TSH vollständig unterdrückt wird. Andere steigern noch ein wenig mehr, um jegliche weitere Produktion von rT3 zu unterbinden. Wenn Körpertemperatur und Puls einen zu starken Anstieg zeigen, sollte man unbedingt langsamer vorgehen.

Die durch Beobachten von Symptomen und mithilfe der Laborergebnisse als optimal erkannte Menge, die, und das ist entscheidend, gut über den Tag verteilt eingenommen werden muss, beträgt bei vielen Patienten ungefähr 50 µg. Bei manchen Betroffenen kann es erforderlich sein, die Dosis höher, beispielsweise auf 75 µg, zu steigern. Nur wenige müssen noch mehr einnehmen. Das Optimum ist diejenige Menge, die benötigt wird, um problematische Symptome zu beseitigen, dabei aber eine gute Herzfrequenz zu bewahren und die Nachmittagstemperatur auf ungefähr 37°C zu bringen. Es ist also vollkommen individuell festzulegen.

Wenn jemand mit einem T3-Präparat den hohen rT3-Wert beseitigen möchte, bevor die Ursachen, die ihn hervorrufen, bekämpft werden können, nimmt dies offenbar je nach Grad der rT3-Level 8-12 Wochen in Anspruch. Manche Patienten meinen, sie müssten vielleicht größere Mengen T3 einnehmen, um die Zellrezeptoren damit zu bombardieren und übermäßiges rT3 zu beseitigen. Das kann zu viel werden, und die Betroffenen berichten von einer zeitweisen und plötzlich einsetzenden hohen Herzfrequenz/einem erhöhten Blutdruck und Adrenalinanstieg. T3 muss dann umgehend reduziert werden.

Eine optimale Dosierung scheint den fT3-Wert in den oberen Bereich zu befördern oder leicht darüber (bei einer gesunden Nebennierenfunktion oder einer adäquaten Cortisolergänzung). Ein höherer fT3-Bereich bei der Einnahme von T3 kann erforderlich sein, um die Unfähigkeit, T3 aus der Konversion von T4 zu erhalten, zu kompensieren.

Außerdem wurde festgestellt, dass bei einem optimalen Einstellen auf T3 nach Ablauf der genannten 8-12 Wochen die Nebennieren sich zu regenerieren scheinen. Wie hat man das erkannt? Durch plötzliche Symptome eines hohen Cortisolwerts bei Einnahme der gleichen HC-Menge, die zuvor benötigt wurde. Vielleicht beseitigt der Abbau von überschüssigem rT3 auch den Nebennierenstress.

Laborwerte bei der Einnahme von T3

Wenn Sie lange genug und mit der richtigen Dosierung T3 einnehmen, werden der TSH- und der fT4-Wert niedrig sein. Ein gesenkter T4-Wert deutet zudem auf eine geringere Menge rT3 hin. Bei einem optimalen Einstellen auf ein T3-Monopräparat kann der fT3-Wert ohne Symptome einer Überfunktion leicht oberhalb des Bereichs liegen. Dieses höhere Level an fT3 hemmt die Schilddrüse daran, T4 zu produzieren. Es kompensiert die fehlende Konversion von T4 zu T3.

T3 – Marken und Arten

Sämtliche T3-Produkte sind synthetische T3-Präparate. Zu nennen sind Namen wie Cytomel von King Pharmaceuticals, Cynomel (insbesondere die mexikanische Variante), Tertroxin in Großbritannien und Australien, Thybon in Deutschland. T3 wird auch Liothyronin-Natrium genannt. Es mag weitere Markennamen geben und einfache generische Versionen. In den USA ist Cytomel oft sowohl bei den Ärzten als auch bei den Patienten der Favorit. Manche der anderen Produkte können schwächer sein. Durch Gespräche mit anderen Patienten (s. Quellen am Ende des Buches, unter „Patienten-Selbsthilfegruppen") erfährt man Genaueres über deren Wirkung.

Eine andere Variante ist langsam freigesetztes/nach einer bestimmten Zeit freigesetztes T3, das Dr. Denis Wilson empfiehlt. Nach ihm ist das Wilson-Syndrom benannt, das sich über einen hohen rT3-Wert definiert, der hauptsächlich durch Stress oder Krankheit hervorgerufen wird. Es wird auch Euthyroid-Sick-Syndrom genannt. Der Erfahrung von Schilddrüsenpatienten entsprechend wirkt zeitverzögertes T3 nicht bei allen, da die Absorptionsrate variieren kann und es schwierig zu bestimmen ist, ob man zu bestimmten Zeiten ausreichend versorgt ist. Selbst Dr. John C. Lowe hielt zeitverzögertes T3 für keine gute Wahl, da das Kalzium im Darm das T3 binden kann, das länger vorhanden ist, eben weil es zeitverzögert freigesetzt wird[22]. Jeder muss selbst herausfinden, was für ihn das Richtige ist.

Cytomel auf mehrere Dosen aufzuteilen, hat sich als sehr erfolgreich erwiesen und wird von den meisten vorgezogen.

Wie lange Sie bei T3 verweilen sollten

Auch die Länge der Anwendung ist individuell verschieden und richtet sich nach dem Erkennen und Behandeln der für den übermäßigen rT3-Wert ursächlichen Probleme. Zu diesen Faktoren kann eine Glutenintoleranz gehören, Candida, ein niedriger B 12-, Ferritin-/Eisenwert, Cortisolprobleme, Lyme-Borreliose und weitere. Machen Sie sich an die Behandlung dieser

22 *http://www.drlowe.com/QandA/askdrlowe/t3.htm*

Störungen, und nehmen Sie mindestens 12 Wochen lang T3 ein, um das rT3 völlig zu entfernen, dann können Sie langsam daran denken, die T3-Einnahme zu reduzieren und zugleich wieder natürliche Schilddrüsenhormone einzunehmen. Ziehen Sie Ihren Arzt zu Rate, wenn Sie das T3 reduzieren und getrocknete Schilddrüse hinzufügen. Da ein Gran natürlicher Schilddrüsenhormone (die sowohl direktes T3 als auch T3 aus der Konversion von T4 enthalten) ungefähr 25 µg T3 entspricht, kann letzteres abgesetzt und durch dieses eine Gran ersetzt werden.

Wenn das Cortisol-Problem weiterhin besteht, müssen Sie möglicherweise so lange bei dem T3-Präparat bleiben, bis es behoben ist. Erst dann können Sie mit der Einnahme von natürlichen Schilddrüsenhormonen erneut beginnen.

Die Halbwertzeit von T3

Die Halbwertzeit gibt an wie lange es dauert bis die Hälfte des T3 aus dem Blut verbraucht ist. Schilddrüsenpatienten haben festgestellt, dass diese Halbwertzeit davon abhängt, wie stark hypothyreot sie sind, d.h. je stärker die Hypothyreose ausgeprägt ist, desto kürzer überlebt das T3, daher sollten zwischen den einzelnen Einnahmen nicht mehr als vier Stunden liegen, wenn Sie zum ersten Mal T3 oder natürliche Schilddrüsenhormone einnehmen. Umgekehrt, je besser Sie eingestellt sind, desto länger lebt das T3, subjektiv können es sogar bis zu 24 Stunden nach der letzten Dosis sein! Ich, die Autorin dieses Buches, bin adäquat auf natürliche Schilddrüsenhormone eingestellt und weiß, dass, selbst wenn ich die Morgendosis vergesse, es mir bis zum Nachmittag gut geht. Dann aber kann es sein, dass ich schläfrig werde und mir fällt ein: „Upps, ich habe meine Morgendosis vergessen!"

T3- Schmankerl:

- *Morbus Basedow-Antikörper können einen hohen rT3-Wert verursachen.*

- *Patienten haben einen hohen rT3-Wert mit Milchdistelsamen-Ergänzungsmitteln gesenkt.*

- *T3 erhöht das Sexualhormon bindende Globulin (SHBG), daher müssen Männer eventuell eine Testosteron-Ergänzung in Erwägung ziehen.*

- *Eine T3-Substitution kann das Östrogenlevel ein wenig senken.*

- *25 µg T3 entspricht grob einem Gran getrockneter Schilddrüse.*

- *T3 hilft, Leberkrebs zu vermeiden (http://cancerres.aacrjournals.org/cgi/   content/abstract/60/3/603), es repariert und baut auf.*

- *T3 erreicht ungefähr zwei Stunden nach Einnahme von   natürlichen Schilddrüsenhormonen und vier Stunden nach der Einnahme eines T3-Präparats seinen Spitzenwert.*

KAPITEL 13

Wichtige Details zur Hypothyreose

Wie eine Katze, die geschmeidig über den Rand eines Gartenzauns läuft, sind gesunde Körper stets in Balance. In perfektem Gleichgewicht bedingt die gesunde Aktion des einen Organs die stabile Reaktion eines anderen. Wenn dagegen ein Organ erkrankt oder der Körper geschwächt ist, kommt es zu Unausgewogenheiten. Bei Hypothyreosepatienten manifestieren sich häufig Störungen auch anderer Körperpartien, die einer Therapie bedürfen. Hierzu gehören ein geringer Ferritin-/Eisenwert, B 12-Mangel, Zöliakie oder Glutenintoleranz, hoher Cholesterinspiegel und/oder Iodmangel. Dieses Kapitel wurde um einen Abschnitt zur Radioiodtherapie bei Morbus Basedow sowie zu Hypopituitarismus und Schilddrüsenkrebs erweitert.

Geringer Ferritin-/Eisenwert

Wenn Schilddrüsenpatienten zu einer optimalen T3-Substitution wechseln, stellen viele überraschend einen Eisenmangel fest, sei es im Ferritin-Bereich oder eines anderen Eisens. Bei Ferritin handelt es sich um ein Speichereisenprotein in den Zellen, dessen Aufgabe das Binden, Speichern und anschließende Freisetzen von Eisen ist. Es kann sein, dass der Eisen-Blutwert zwar „normal" ist, dass aber dennoch wenig Eisen gespeichert wird. Beim Messen von Ferritin wird festgestellt, wieviel Eisen der Körper tatsächlich für einen späteren Gebrauch gespeichert hat. Auch der Eisen-Blutwert und ebenso das prozentuale Transferrin-Sättigungslevel (der Prozentsatz an Eisen, der vom Transportprotein gebunden wird) können gering sein, während das TIBC (die Gesamteisen-Bindekapazität, an deren Wert man einen Eisenmangel feststellen kann) erhöht ist.

• Die Ursache für einen Eisenmangel

Die Ursache für Eisenmangel hat viele Facetten und steht im Zusammenhang mit dem Schilddrüsenzustand. Bei einem aufgrund der Hypothyreose verlangsamten Stoffwechsel wird die Produktion von Magensäure vermindert, was eine schlechte Eisenabsorption zur Folge hat. Anhaltende Hypothyreose hält außerdem die Körpertemperatur niedrig, dadurch werden weniger rote Blutkörperchen erzeugt. Darüber hinaus bedingt die Hypothyreose bei Frauen stärkere Regelblutungen, so dass vermehrt Eisen und Speichereisen verlorengehen. Je niedriger das Eisenlevel, desto schneller ist das Speichereisen aufgebraucht. Obwohl besonders häufig Frauen unter Eisenmangel leiden, sind auch Männer nicht davor gefeit.

Phil, ein Schilddrüsen-, Nebennieren- und Hypophysenpatient, der sich verstärkt mit den für Männer relevanten Aspekten der Krankheit auseinandergesetzt hat, berichtet:

Ich hatte zahlreiche Probleme, aber ich konnte nicht genau sagen, was es war. Mein Testosteronlevel wurde medikamentös therapiert und war in Ordnung; meine HC-Medikamente funktionierten; meine Schilddrüsenwerte waren verbessert; im Winter wurde ich nicht mehr krank.

Und dennoch ging ich erschöpft zu Bett und stand erschöpft wieder auf. In der Ruhephase hatte ich einen hohen Puls von über 110. Ich war schon außer Atem, wenn ich mir nur ein Glas Wasser nahm. Manchmal hatte ich das Gefühl, mir werde schwarz vor Augen. Ein Schleimpfropf steckte ganz unten in meinem Hals, und ich musste mich wieder und wieder räuspern, um frei atmen zu können.

Um ehrlich zu sein, hatte ich das Gefühl, unter einer Herzinsuffizienz zu leiden. Da nahm ich schon Florinef wegen des niedrigen Aldosteronlevels, und trotzdem speicherte ich so viel Wasser, dass ich jeden zweiten Tag harntreibende Wassertabletten (Diuretika) einnehmen musste. Es machte einfach keinen Sinn.

Schließlich drängten die Frauen in meiner Gruppe, mich auf Ferritinmangel testen zu lassen. Meine Werte lagen mit 18 ng/ml deutlich unterhalb des untersten Wertes im Normbereich (29 ng/ml). Nachdem ich sieben Wochen lang 212 mg elementares Eisen von „Ferrous Fumarate 324mg" eingenommen hatte, war mein Ferritinwert nur auf 24 ng/ml gestiegen. Aber meine Atmung hat sich seitdem um einiges verbessert. Ich fliege jetzt geradezu die Stufen hinauf und hinunter ohne außer Atem zu kommen. Medikamente, die meine Atmung erleichtern sollten, konnte ich jetzt absetzen, ebenso das Mittel gegen Reflux. Seitdem ich das Eisen substituiere und zugleich am Weight Watchers Programm teilnehme, habe ich 11 kg abgenommen, während ich zuvor trotz Weight Watchers weiter zugenommen hatte. Ich treibe jetzt auch Sport und bin nicht mehr ans Haus gebunden. Meine Depressionen haben nachgelassen, und – wow! – ich habe besseren Sex! Ich habe meinen Arzt gefragt, warum meine Eisenwerte so niedrig sind, und er vermutet, es liegt an der Hypophyse und den niedrigen Hormonwerten.

Der Übergang zu einem niedrigen Ferritin-Level kann unbemerkt vonstatten gehen, doch letztendlich ist dies der Vorbote einer Anämie, da die Menge an Hämoglobin, derjenigen Moleküle, die den Sauerstoff in das Gewebe transportieren, im Blut gemindert ist. Sobald dies der Fall ist, zeigen sich entsprechende Symptome (siehe unten).

Wenn der niedrige Ferritin-Wert zur Anämie wird, treten Symptome auf, die denen einer Hypothyreose ähneln, wodurch viele Patienten falsche Schlüsse ziehen und denken, sie nähmen eine zu geringe Menge natürlicher Schilddrüsenhormone ein oder diese bewirkten bei ihnen nichts. Ein übermäßig niedriger Ferritin-/Eisenwert kann auch das weitere Steigern der natürlichen Schilddrüsenhormone erschweren!

Biologisch betrachtet kann ein mangelhafter Eisenwert die ersten zwei von drei Schritten bei der Schilddrüsenhormonbildung hemmen, da die Aktivität des Schilddrüsenperoxidase-Enzyms, das auf Eisen angewiesen ist, verringert wird. Im Gegenzug kann Eisenmangel auch den Schilddrüsenstoffwechsel verändern und die Konversion von T4 zu T3 reduzieren sowie daneben das Binden von T3 modifizieren, d.h. das T3 durch Bindung unbrauchbar machen. Ein geringer Eisenwert kann zu hohe rT3-Werte zur Folge haben. Desweiteren können niedrige Eisenwerte die TSH (Thyreoidea stimulierendes Hormon)-Konzentration im Blutkreislauf erhöhen.

Eisen ist zusammen mit Iod, Selen und Zink essentiell für einen normalen Schilddrüsenhormon-Stoffwechsel.

• Symptome für einen Ferritin-/Eisenmangel

Eisenmangel ähnelt in seinen Symptomen einer Hypothyreose und kann Depressionen hervorrufen sowie zu Schmerzempfinden, leicht eintretender Erschöpfung, Schwächegefühl, Kälteempfinden, Herzrasen, starkem Herzklopfen, verringerter Libido, benebeltem Denken, Atemnot bei Bewegung usw. führen. Die Autorin dieses Buches fand es beschwerlich, die Treppen in ihrem Haus zu steigen, und die Beine brannten, da sich dort Milchsäure aufgebaut hatte.

• Warum die kompletten Eisenwerte inklusive Ferritin bestimmt werden müssen

Viele Patienten stellen fest, dass eine Entzündung in ihrem Körper, die in Zusammenhang mit einer Schilddrüsenunterfunktion und einem geringen Cortisolwert stehen kann, den Ferritinwert normal oder hoch erscheinen lässt. Aus diesem Grund sollten Sie Ihren Arzt bitten, die kompletten Eisenwerte bestimmen zu lassen, inklusive Ferritin, damit Sie ein klareres Bild erhalten. Zu der kompletten Tabelle gehören mit idealen Werten:

- TIBC (Totale Eisenbindekapazität in µg/dl im unteren Viertel des Bereichs)
- Serumeisen (um 110 µg/dl oder höher bei Männern)
- Prozentuale Sättigung (25-45%, bei Männern im oberen Bereich)

TIBC (Totale Eisenbindekapazität): Mit diesem Test wird die Fähigkeit eines anderen Proteins, des Transferrins, überprüft, eine kleine Menge an Eisen zur Leber, zum Knochenmark und zur Wirbelsäule zu transportieren. Das TIBC-Level steigt, wenn der Gesamteisenspeicher zu gering ist. Der Wert sollte eher im unteren Referenzbereich liegen.

Serumeisen: Dieser Test überprüft die kleine Menge des zirkulierenden Eisens, das von dem oben erwähnten Transferrin gebunden wird. Die Menge ist gering, da das meiste Eisen im Körper an Proteine wie Transferrin und Ferritin gebunden ist. Der Wert sollte bei 110 µg/dl liegen.

Prozentuale Sättigung: In diesem Test wird das Serumeisen durch das TIBC dividiert. Die Sättigung sollte bei 25 – 45% liegen. Von einer geringeren Sättigung sind niedrige Eisenlevel abzuleiten.

Wenn der Serumeisenwert oder die Sättigung selbst bei einem normalen Ferritinwert gering sind, sollte eine Eisenergänzung in Erwägung gezogen werden.

Um eine Entzündung zu bestätigen, die den Ferritinwert hochtreibt, sollte Ihr Arzt einen Test des C-reaktiven Proteins (CRP) durchführen lassen sowie die Erythrozytensedimentationsrate (ESR) oder die Leukozytenzahl (WBC) bestimmen.

• Ein Beispiel, das zeigt, warum der Ferritinwert allein als Information nicht ausreicht

Als die betreffende Patientin Ihre Laborwerte erhielt, erkannte sie, weshalb Ferritin allein nicht ausreicht. Der Ferritinwert war offenbar perfekt – optimal liegt er bei Frauen zwischen 22 und 112 ng/ml. Aber der Serumwert und die Sättigung waren viel zu niedrig und zeigten, dass das Ferritinlevel aufgrund einer Entzündung angestiegen war. Dadurch kommt es zu Symptomen, die denen einer Hypothyreose ähneln.

- Ferritin: 82 ng/ml

- Serumeisen: 49 µg/dl (Referenzbereich: 35 – 155 µg/dl, das Ergebnis sollte bei 110 µg/dl liegen)

- Eisensättigung: 18% (Referenzbereich 17 – 55%, das Ergebnis sollte bei mindestens 25 – 35% liegen, jedoch nicht höher als 45%)

- TIBC: 333 µg/dl (Referenzbereich 250 – 370 µg/dl, das Ergebnis sollte nicht höher als 300 µg/dl sein)

- UIBC: 266 µg/dl (ungebundenes Eisen Bindekapazität, Referenzbereich 150 – 372 µg/dl, das Ergebnis sollte nicht höher als 200 µg/dl sein)

• Wie Sie sich auf den Ferritin- und kompletten Eisentest vorbereiten

Sie sollten mindestens 12 – 24 Stunden vorher keine Eisenpräparate einnehmen. Manche Ärzte empfehlen sogar, fünf Tage lang ganz auf Eisen zu verzichten.

• Die Lösung bei Eisenmangel oder einem geringen Speichereisenwert

Sobald der Eisen- oder Ferritinmangel über einen Bluttest bestätigt wurde (d.h. ein Ferritinwert zwischen 10 und 150 ng/ml oder eine Sättigung von weniger als 25% festgestellt wurde), ist der nächste Schritt, die Nahrung um Eisen zu ergänzen. Das

Eisen kommt in unserer Nahrung in zwei Formen vor: Hämeisen
und Nonhäm-Eisen. Hämeisen wird besser absorbiert und ist
in magerem Fleisch, Geflügel und Fisch enthalten. Die höchste Konzentration findet sich in Leber, sollte dies jedoch nicht
Ihrem Geschmack entsprechen, können Sie jedes andere Fleisch
wählen.

Quellen für Nonhäm-Eisen, das nicht so gut absorbiert wird
wie das Hämeisen in Fleisch, sind Spinat, Mandeln, gebackene
und Kidney-Bohnen, Melassesirup und verschiedene um Eisen
angereicherte Mehlsorten und Getreideprodukte. Andere Eisen-
lieferanten sind Trockenfrüchte, Erbsen, Spargel, Salatblätter,
Erdbeeren, Weizenkeime, Rosinen und Nüsse.

Die meisten Patienten jedoch ergänzen ihre Nahrung unter
der Anleitung eines Arztes mit Eisenpräparaten.

• Eisenergänzung

Die gebräuchlichsten rezeptfreien anorganischen Eisenmit-
tel zur oralen Einnahme oder als Flüssigpräparat sind Eisensulfat, Eisengluconat, Eisenfumarat usw. Eisensulfat ist allgemein
das kostengünstigste Mittel. Manche Patienten fügen noch Vitamin E hinzu, da Eisensulfat das Vitamin E-Level leicht senken
kann. Um Übelkeit zu vermeiden, sollte es mit einer Mahlzeit
eingenommen werden.

Eisengluconat und Eisenfumarat rufen weniger Symptome
hervor, beide sind schonender zum Magen und werden gut absorbiert. Eisenfumarat wird vom Arzt häufig in einer stärkeren
Form verschrieben. Eisen kann auch im Krankenhaus intravenös verabreicht werden.

Eisen Bisglycinat, ein cheliertes Aminosäure-Eisensupple-
ment, das leicht toleriert wird und nicht verstopfend wirkt, ist ein
Eisenpräparat, auf das viele Patienten schwören. Ein bekannter
Markenname ist Bluebonnet.

Flüssigeisen ist bei vegetarischer Ernährung (Nonhäm-
Eisen) empfehlenswert. Meiden Sie Flüssigeisen, das von Tieren
stammt (Hämeisen) – da es zeitweise die Zähne schwarz färben
kann, wie es der Autorin dieses Buches ergangen ist.

Zusätzlich sollte Vitamin C eingenommen werden, das die Absorption von Eisen unterstützt und freie Radikale, die vom Eisen produziert werden, bekämpft. Trinken Sie zumindest ein Glas Orangensaft bei der Einnahme der Eisentabletten oder ein Vitamin C-haltiges Getränk. Auch eine Mineralienergänzung kann die Absorption unterstützen, so wie es bei B-Vitaminen der Fall ist. Insbesondere für B6 belegen Studien, dass es dabei hilft, den Ferritinwert zu steigern.

Vermeiden Sie, zuviel Soja zu sich zu nehmen (ohnehin sollten Sie als Schilddrüsenpatient den Verzehr von Soja einschränken), da es die Absorption von Eisen reduziert, ebenso wie schwarzer Tee, Zink, Kalzium, Ballaststoffe und sogar der übermäßige Verzehr von Eigelb. Gehen Sie mit all diesen Nahrungs- und Ergänzungsmitteln sowie Flüssigkeiten sparsam um.

• Wieviel Sie einnehmen sollten

Sie sollten bei jedem Präparat unbedingt auf der Packungs-beilage nachlesen, wieviel „elementares Eisen" pro Tablette enthalten ist. Die Gesamtangabe auf der Flasche entspricht oft nicht dem enthaltenen elementaren Eisen. Hypothyreosepatienten haben festgestellt, dass sie zur Steigerung eines geringen Ferritin-werts eine tägliche Dosis von 150 – 200 mg „elementares Eisen" benötigen, das aufgeteilt und zu den Mahlzeiten eingenommen wird, damit es nicht zu Magenbeschwerden kommt. Elementares Eisen ist der absorbierbare Anteil an Eisen in der Tablette.

Generelles Ziel ist es, den Ferritinwert auf mindestens 70 – 90 ng/ml zu bringen. Dies kann mehrere Monate in Anspruch nehmen. Insbesondere menstruierende Frauen müssen eventuell bei der Einnahme kleinerer Eisenmengen bleiben, um ihre Level aufrecht zu erhalten.

HINWEIS: Flüssigeisen wird bei weitem besser absorbiert als der Inhalt von Tabletten, daher reichen in diesem Fall geringere Mengen aus.

• Bedenklich niedriger Ferritin- oder Eisenwert

Wenn der Ferritinwert im Bereich zwischen dreizehn und neunzehn liegt oder die Eisenwerte bedenklich tief sind, bitten

Sie Ihren Arzt um eine Eiseninjektion oder eine intravenöse Eisen-Infusion. Dadurch steigen die Eisenwerte viel rasanter – innerhalb weniger Wochen anstatt in einigen Monaten wie bei der Nahrungsergänzung. Die intravenöse Infusion wird ambulant verabreicht und kann recht kostspielig sein. Dabei werden Sie überwacht, um einen seltenen anaphylaktischen Schock zu vermeiden.

• Wenn neben dem Eisenmangel auch das TIBC niedrig ist

Die Abkürzung TIBC steht für „Totale Eisenbindekapazität". Gemessen wird die Fähigkeit des Eisens, im Blut zum Transport gebunden zu werden. Bei den meisten Patienten, die unter Eisen- oder Ferritinmangel leiden, ist der TIBC-Wert hoch. Bei manchen kann er jedoch auch niedrig sein. In diesem Fall werden geringere Mengen (beispielsweise 50 – 75 mg pro Tag) an elementarem Eisen eingenommen, um eine starke Ansammlung im Blut zu vermeiden. Manche können eventuell auch 100 mg vertragen, die Eisenwerte müssen dann jedoch regelmäßig überprüft werden, um eine Überdosierung auszuschließen. Im Vergleich zu Patienten mit einem normalen TIBC-Wert dauert das Steigern des Eisen- und Ferritinwertes länger.

• Umgang mit unangenehmen Nebenwirkungen der Eisenergänzung

Durch die Einnahme von Eisen kann es zu Verstopfung oder hartem, kleinteiligem Stuhl kommen. In diesem Fall kann eine zweimal täglich eingenommene Magnesium-Ergänzung hilfreich sein solange bis sich ihr Stuhl normalisiert. Auch verschreibungspflichtige Laxantien können helfen und sind bei längerfristiger Verwendung sicherer.

Da Eisen Schilddrüsenhormone bindet, werden die natürlichen Schilddrüsenhormone sublingual eingenommen, um nicht in direkten Kontakt mit dem Eisen zu kommen. Wenn Sie beides schlucken müssen, sollten sie es nicht zur gleichen Zeit einnehmen.

• **Wenn der Eisenwert sich normalisiert hat**

Einige Patienten haben feststellen müssen, dass die Ferritin- oder Eisenlevel wieder fallen können. Daher kann es ratsam sein, die Einnahme einer kleinen Menge Eisen ergänzend beizubehalten und/oder bewusst eisenreiche Nahrung zu sich zu nehmen. Dies gilt insbesondere für menstruierende Frauen. In der Menopause bleiben die Ferritinwerte stabil.

• **Seltene Störungen, die zu einem niedrigen Ferritinwert führen können**

An dieser Stelle müssen auch seltene Störungen erwähnt werden, die nicht durch die Einnahme von Eisen behoben werden können: Thalassämie und Polyzythämie Vera. Bei der Erbkrankheit Thalassämie, aufgrund derer der Körper eine nicht normale Form von Sauerstoff transportierendem Hämoglobin produziert, kann die Gabe von Eisen wegen eines fehlenden Gens zu einer Eisenüberladung im Hämoglobin führen, die eine Bluttransfusion erforderlich macht. Polyzytämie Vera entspricht einem Überschuss an roten Blutkörperchen, der das Blut verdickt. Wenn die Hämoglobin- und Hämatokritwerte sehr hoch sind, sollte Ihr Arzt Sie auf die genannten Störungen hin untersuchen.

Vitamin B 12-Mangel

B 12 ist ein essentielles Vitamin für die Gesundheit der roten Blutkörperchen und das Nervensystem, ebenso für die Bildung von DNA und die Zellteilung. Es findet sich hauptsächlich in Fleisch, Geflügel und Fisch, außerdem in Milchprodukten und Eiern. B 12 wird mithilfe der Magensäure freigesetzt. Da es infolge von Hypothyreose jedoch zu verminderter Magensäurebildung kommen kann, ist eventuell wegen der verschlechterten Absorption auch der B 12-Level erniedrigt. Zudem führt Stress zu einem Absinken des B 12-Wertes. Daher sollten Sie diesen Wert überprüfen lassen, denn insbesondere eine Anämie bildet sich schrittweise aus und kann schwerwiegender sein, als die Symptome vermuten lassen.

Zu den Symptomen, die sich schließlich einstellen, gehören Schwäche und Erschöpfung, Verwirrung, Gleichgewichtstörungen, Hautblutungen und Blässe, ebenso Kurzatmigkeit, Schwindelgefühl und Herzrasen. In späteren Stadien kann ein Kribbeln in den Extremitäten, Neuropathie, hinzukommen oder eine gerötete, gereizte Zunge und Geschmacksverlust. Ein niedriger B 12-Wert kann den rT3-Wert in die Höhe schnellen lassen.

Dr. John Dommisse aus Tucson, Arizona, vermutet in seinem Artikel *Hidden Causes of Dementia (Versteckte Ursachen für Demenz)*, dass die „Norm"-Bereiche für B 12-Mangel „bei weitem zu niedrig angesetzt" sind. Sollte das der Fall sein, gibt es eine Vielzahl von Hypothyreosepatienten mit B 12-Mangel.

Die Referenzbereiche, die für B 12 als „normal" betrachtet werden, variieren von Land zu Land (in Deutschland 200 – 1000 ng/l). Allgemein sollte ein Wert im oberen Bereich angestrebt werden, wenn nicht sogar oberhalb desselben. Ein B 12-Ergänzungsmittel kann hilfreich sein. Ihr Arzt wird Ihnen sicher Methylcobalamin verschreiben, eine pharmazeutische Form von B 12, das als Tropfen oder in Kapseln eingenommen wird.

Eine andere, ernstere Form des Vitamin B 12-Mangels ist die Perniziöse Anämie, eine Autoimmunerkrankung, die bei Hashimoto-Patienten auftritt. Wie bei einem gewöhnlichen Mangel ist der Körper nicht in der Lage, das B 12 aus dem Verdauungstrakt zu absorbieren. Die Therapie erfolgt über Tabletten oder Injektionen.

Zöliakie oder Glutenintoleranz

Da Autoimmunkrankheiten oft Hand in Hand gehen, leidet ein bestimmter Prozentsatz von Hashimoto-Patienten zudem an einer Zöliakie, auch einheimische Sprue oder Glutenintoleranz genannt. Der Autoimmunangriff führt zu einer atrophierenden Schädigung des Dünndarms, was wiederum in einer schlechten Absorption von Nährstoffen resultiert, so dass es zu Mangelernährung und anderen Erkrankungen kommt. Die Schwere der Zöliakie variiert.

Umgekehrt sind Zöliakie-Patienten einem höheren Risiko ausgesetzt, an Hypothyreose zu erkranken (neben Diabetes oder rheumatoider Arthritis). Laut Schätzungen sind mindestens 10 – 14 % der Hypothyreose-Patienten von Zöliakie betroffen. Die Forschung vermutet, dass, wenn Zöliakie-Patienten ihre Krankheit durch das Vermeiden von Gluten kontrollieren, ein thyreoter Autoimmunangriff entweder gestoppt werden kann oder nicht mehr auftritt!

Ein weiterer wichtiger Grund dafür, dass Zöliakie unbedingt im Zusammenhang mit Hypothyreose erwähnt werden sollte, ist der, dass, wenn Sie wegen der Einnahme von Thyroxin mindertherapiert sind oder die Krankheit nicht diagnostiziert wurde, weil der Arzt sich zu sehr auf den TSH-Wert konzentriert, es sein kann, dass das Immunsystem darunter leidet, was wiederum eben die Bedingungen hervorrufen kann, die zu einer Autoimmunreaktion führen. Dazu gehören Soor, vaginale Infektionen oder intestinale Candida. Diese drei Erkrankungen können auch im Zusammenhang mit einer Nebennierendysfunktion auftreten.

Bei Stress kann die Zöliakie offensichtlich werden, und der Verzehr von bestimmten Arten des Speicherproteins Gluten ruft eine autoimmune Reaktion hervor. Diese Glutene finden sich in Weizen, Roggen, Gerste und Hafer, wie auch in entsprechenden Getreideprodukten. Die genetische Tendenz zu Zöliakie kann durch Soor, vaginale Infektionen und intestinale Candida verstärkt werden. Alle drei weisen die gleiche Proteinsequenz auf wie Weizengluten. Manche Patienten bemerken nach der Geburt eines Kindes eine Zöliakie, andere nach einer Infektion oder Operation.

Die Website der Celiac Sprue Association berichtet, dass auf 133 Personen ein Patient kommt, der an Zöliakie leidet, und nur 3% werden tatsächlich diagnostiziert! Andere Schätzungen liegen bei einem Betroffenen auf 2000. Es liegen Hinweise vor, dass besonders Menschen irischen oder schwedischen Ursprungs an dieser Krankheit leiden. Bei hellhäutigen Personen kommt sie häufiger vor als bei Menschen mit dunkler Hautfarbe und bei Asiaten.

• Symptome einer Zöliakie

Zu den Symptomen einer Zöliakie gehören ein Blähungen, stark riechende Blähungen, Muskelkrämpfe und Diarrhö, ebenfalls kann Verstopfung hinzukommen, Gewichtsverlust, Anämie, chronische Erschöpfung, Schwäche oder vorzeitige Osteoporose und sogar Knochenschmerzen. Außerdem können Erbrechen auftreten, Migräne, Kribbeln in den Händen oder Gehprobleme. Wenn sich die Autoimmunerkrankung schon in frühester Kindheit einstellt, kann sie die Ursache für Minderwuchs sein sowie Probleme mit dem Zahnschmelz hervorrufen. Laktoseintoleranz kommt häufig bei Patienten mit Zöliakie vor. Eine Fehldiagnose auf Reizdarmsyndrom, spastisches Kolon und Morbus Crohn ist nicht ungewöhnlich. Die Zöliakie beeinträchtigt auch das zentrale Nervensystem, und ihre Symptome können der der Multiplen Sklerose ähneln. Zöliakie ist nicht heilbar und schwankt in seiner Intensität.

Die Diagnose wird durch drei entscheidende Tests bestätigt: Bestimmung der Anti-Endomysium-Antikörper (AEm-AK), Anti-Gliadin-Antiköper (AGA) und Tissue-Transglutaminase (tTG) oder Anti-Reticulin-Antikörper. Die Tests, die Patienten jedoch in der Regel empfohlen werden, sind die Bestimmung der Serumkonzentration an Gesamt-Immunglobulin-A und des Tissue-Transglutaminase Immunglobulin-A. Wenn ein Patient aber an einem Mangel an Immunglobulin-A leidet, werden diese beiden Tests nicht aussagefähig sein, und weitere Tests werden erforderlich. Falls er dazu Veranlassung sieht, wird ein Gastroenterologe für eine Biopsie dem Dünndarm eine kleine Gewebeprobe vom Darm entnehmen.

Verzichten Sie auf Gluten in Ihrer Nahrung, und achten Sie darauf, ob sich Ihre Symptome verbessern.

• Behandlung einer Zöliakie

Zu der Behandlung einer Zöliakie gehört glutenfreie Kost, d.h., Sie sollten auf sämtliche Lebensmittel verzichten, die Weizen, Roggen, Gerste und Hafer enthalten, letzterer kann zudem Spuren von Weizen enthalten. Doch bedenken Sie, dass auch zahlreiche andere Produkte Gluten enthalten, wie z.B. die So-

jasauce Ihres Lieblingschinesen und viele verarbeitete Lebensmittel. Es hört sich merkwürdig an, aber selbst einige Kosme-
tika enthalten Gluten, ebenso wie einzelne Haushaltsreiniger.
Sobald Sie bewusst auf Gluten verzichten, dauert es eine Weile,
bis die Zöliakie-Symptome sich legen.

Selbst Reis und Mais können aufgrund von Verunreinigun-
gen problematisch sein für Menschen, die von Zöliakie betroffen sind.

Es gibt verschreibungspflichtige Medikamente, wie beispielsweise Dapson, über die Sie mit Ihrem Arzt sprechen können.
Doch beginnen Sie unbedingt mit einer niedrigen Dosis, damit
der Körper lernt, mit den Nebenwirkungen umzugehen. Am einfachsten ist es auf jeden Fall, auf eine glutenfreie Kost umzu-
steigen.

Dr. Joseph Murray, einer der führenden Ärzte der USA auf
dem Gebiet der Diagnose von Zöliakie und Dermatitis Herpetiformis, berichtet, dass der Schaden, den die Zöliakie am Darm
anrichtet, in den meisten Fällen reversibel ist, wenn man auf
Gluten verzichtet. Die Autorin dieses Buches vermutet des Weiteren, dass eine Substitution mit natürlichen Schilddrüsenhormonen, die auch das Immunsystem stärkt, diesen Heilungsproz-
ess unterstützt, wenn zusätzlich auf Gluten verzichtet wird.
Ganz anders ergeht es denjenigen, die Thyroxin einnehmen oder
aufgrund des blinden ärztlichen Vertrauens in den TSH-Referenzbereich nicht als hypothyreot diagnostiziert worden sind.

• Begleitprobleme bei Zöliakie

Dermatitis Herpetiformis (DH) tritt häufig in Verbindung
mit einer Zöliakie auf. DH ist eine chronische und extrem juck-
ende Hautkrankheit, die sich in roten Quaddeln oder Blasen
manifestiert, und die größtenteils im Bereich der Ellbogen, der
Knie, am Rücken, am Gesäß und sogar auf der Kopfhaut zu finden sind, in Ausnahmefällen auch an anderen Körperstellen. Bei
vielen Patienten beginnt die DH im jungen Erwachsenenalter.
Wie die Zöliakie kann man auch DH durch Vermeiden von Gluten in der Nahrung in den Griff bekommen. Einigen Quellen zufolge kann Iod den Zustand verschlimmern. Wenn Sie also Iod

als Ergänzungsmittel zu sich nehmen, sollten Sie genau darauf achten, ob es Sie in irgendeiner Weise beeinträchtigt. Bei der Krankheit Zöliakie liegt eine Schädigung der intestinalen Mukose vor, die über ein ererbtes Gen ausgelöst wird und mithilfe glutenfreier Nahrung zu kontrollieren ist. Bei einfacher Glutenintoleranz dagegen reagiert der Betroffene zwar empfindlich gegenüber Gluten, dem Darm wird jedoch kein Schaden zugefügt.

Hoher Cholesterinspiegel

Bemerkenswerterweise weist ein großer Prozentsatz von Hypothyreosepatienten, insbesondere diejenigen, die bei der inadäquaten T4-Substitution verharren, einen hohen oder steigenden Cholesterinspiegel auf. Leider erkennen die Ärzte meist nicht den Zusammenhang zu einer Hypothyreose und behandeln ihn üblicherweise wie eine davon unabhängige Störung.

Bei Cholesterin handelt es sich um eine weiche, wachsartige Masse, die bei den Fetten im Blut sowie im Gewebe und in den Zellen zu finden ist. Als Vorstufe von Östrogen, Progesteron, Testosteron, DHEA und Cortisol ist Cholesterin von großer Bedeutung für eine gute Balance

Leidet man jedoch unter Hypothyreose, wird Cholesterinnicht adäquat umgebaut und sammelt sich an. Die Folge ist ein höheres Triglycerid-Level und ein niedriger HDL-Wert – bei HDL handelt es sich um ein Cholesterin, das für den Transport von Lipiden zuständig ist. Dies führt zu einem erhöhten Risiko an kardiovaskulären Erkrankungen, und es kann sein, dass Ihr Arzt Ihnen Statin verschreibt, ein Medikament, das an sich bereits nicht unproblematisch ist, da es eventuell Gedächtnisprobleme hervorruft sowie zu Muskelschwäche und peripherer Neuropathie führt.

Vielmehr sollten Sie Ihre Hypothyreose mit natürlichen Schilddrüsenhormonen oder T3 behandeln, nach den Symptomen dosieren und, bei gesunden Nebennieren oder einer adäquaten Cortisolunterstützung, einen hohen fT3-Wert anstreben. Es liegen zahlreiche Berichte von Patienten vor, deren Cholesterinspiegel dank eines verbesserten Stoffwechsels schließlich sank.

Iodmangel

Wenn Patienten in Schilddrüsengruppen chatten, diskutieren sie häufig darüber, warum es weltweit geradezu eine Explosion an Hypothyreosefällen gibt. Wir wissen, dass es dafür zahlreiche Ursachen geben kann – ein Grund sind sicherlich iodarme Böden in der Landwirtschaft. Überdies „streiten" Toxine, denen wir alle in unserer Umgebung ausgesetzt sind, darunter Fluoride, Bromide, Chloride, Chlorine und Quecksilber, mit Iod um dieselben Zellrezeptoren, wodurch es bei vielen von uns zu Iodmangel kommen kann.

Da zu den primären Funktionen von Iod im Körper die Bildung von Schilddrüsenhormonen gehört, kann ein Iodmangel schwerwiegende Folgen haben. Iod spielt eine wichtige Rolle für die Gesundheit des Herzens, des Gehirns, der weiblichen Hormone, der Brust, des Immunsystems und für vieles andere.

Eines meiner Lieblingsbücher zum Thema „Gesundheit der Brust" ist *Breast Cancer and Iodine: How to Prevent and How to Survive Breast Cancer (Brustkrebs und Iod: Wie Sie Brustkrebs verhindern und bekämpfen)* von Dr. David Derry.

In den meisten Fällen erhalten Sie große Mengen an Iod über den Verzehr von raffiniertem Tafelsalz. Das Iod in der Nahrung kann je nachdem, wieviel davon iodiert wurde oder welches Futter die Tiere erhielten, variieren. Mit wachsendem Interesse der Patienten an Meersalz, das gewöhnlich nicht iodiert ist, sinkt der Level an Iod weiter.

• Lassen Sie Ihr Iodlevel testen

Es ist überaus wichtig, dass Sie herausfinden, ob Sie zusätzlich Iod benötigen oder nicht. Zur Iodwertbestimmung schlucken Sie insgesamt 50 mg Iodoral-Tabletten. Dann sammeln Sie in den nächsten 24 Stunden Ihren Urin, der dann zur Analyse eingeschickt wird. Hier Beispiele für Iodlabore in den USA: Hakala Research Labs unter *www.hakalalabs.com*, FFP Laboratories (E-Mail: ffp_lab@yahoo.com), Doctors Data Inc. unter *www.doctorsdata.com* und Latrix Clinical Services (E-Mail: info@labrix.com)

• Nahrungsergänzung mit Iod

Iodergänzung wird immer beliebter, insbesondere bei Hypothyreosepatienten, die einen niedrigen Iodspiegel bei sich feststellen. Stephanie A. Buist, eine Naturheilkundlerin, die nach ihrem Sieg über den Schilddrüsenkrebs nun das Gefühl hat, dass die Einnahme von Iod ihrem Immunsystem hilft, berichtet:

Hypothyreose breitet sich auf erschreckende Weise immer weiter aus, und ich vermute, dass Iodmangel eine der Hauptursachen ist. Bis in die 1980er Jahre hinein verbesserte Kochsalz die Teigkonsistenz in Backwaren. Aus irgendeinem Grund jedoch wurde es [in den USA] durch Kaliumbromat ersetzt, ein Halogenid, das die Schilddrüsenfunktion hemmt. Halogenide wie Fluorid, Chlorid, Bromid und Quecksilber verhindern die Absorption von Iod, daher muss ausreichend (mehr als RDA) Iod eingenommen werden, um diese Umweltfaktoren zu kompensieren. Eine Ergänzung von 6 – 50 mg Lugol'sche Iodlösung wird allgemein ausreichend sein, um den Schilddrüsenzustand zu verbessern. Für eine erhöhte Effizienz von Iod in der Behandlung von Schilddrüsenstörungen, sollten auch Selen, Vitamin C, Vitamin B2 (Riboflavin) und Vitamin B3 (Inositol Hexanicotinat) in Erwägung gezogen werden.

Am beliebtesten als Ergänzungsmittel ist Iodoral in Tablettenform, 12,5 mg und 50 mg, oder Lugol'sche Lösung 2 oder 5%, die in Saft aufgelöst eingenommen werden kann. Ein Tropfen 5%iger Lugol'sche Lösung enthält ungefähr 6,25 mg Iod (plus 3 – 4 mg Kalium). Empfohlene Dosen, um niedrige Level zu erhöhen, können bis zu 50 mg betragen, manche Patienten nehmen jedoch eine geringere Menge. Für eine bessere Absorption und geringere Magenprobleme sollte die Iodergänzung während der Mahlzeiten eingenommen werden. Die meisten Patienten vermeiden es, sie nachmittags einzunehmen, da eine späte Iodzufuhr das Einschlafen erschweren kann.

• Nebenwirkungen von Iod

Wenn der Urintext zur Iodwertbestimmung ergibt, dass Sie
unter Iodmangel leiden, sollten Sie bedenken, dass die Verwendung von Iod auch der Entgiftung insbesondere von übermäßigem
Bromid und anderer Gifte dient. Stellen Sie sich daher auf Nebenwirkungen wie Müdigkeit, Hautunreinheiten, Kopfschmerzen usw. ein. Diese werden sich nach und nach legen, dabei
können Nährstoffe helfen, wie z.b. Vitamin C, die B-Vitamine,
Vitamin D und Mineralien wie Selen, Magnesium und Zink.
Sie können auch geringere Mengen an Iod einnehmen und es
langsam nach Bedarf steigern. Stephanie Buist, ND, empfiehlt
auf ihrer Website Natural Thyroid Choices (Natürliches für die
Schilddrüse) für maximal drei Tage eine Salzlösung, die sich mit
den Bromiden verbindet und über den Urin mit diesen zusammen ausgeschieden wird. Mischen Sie einen halben Teelöffel
Keltisches Meersalz in eine halbe Tasse warmes Wasser, und
trinken Sie diese Mischung. Anschließend trinken Sie 0,3l Wasser. Beides wiederholen Sie alle halbe Stunde bis Sie urinieren
müssen.[23]

Halten Sie sich auch sämtliche Detox-Möglichkeiten offen.
Dabei sind viele Tees hilfreich, u.a. Löwenzahn-, Zitronen-, In-
gwer-, Brennessel- und Kamillentee. Die Samen der Milchdistel
sind dafür bekannt, dass sie die Leber unterstützen und zugleich
entgiften.

• Iod und Hashimoto

Manche Hashimoto-Patienten haben das Gefühl, dass Iod
die Symptome ihrer Autoimmunerkrankung eher verschlimmert und sie sich noch schlechter fühlen. Die Naturheilkundlerin Stephanie Buist, Owner der Iodgruppe auf Yahoo, geht
davon aus, dass diese Verschlechterung mit den richtigen Nahrungsergänzungsmitteln vermieden werden kann, dazu zählen
Vitamin C, Selen, Meersalz, entgiftende Tees und Cofaktoren
ATP (Adenosintriphosphat). Sie nennt auch Salzlösungen, die
die Giftstoffe noch schneller über die Nieren ausscheiden. Hinzu
kommt, so Buist, dass manche Patienten die Symptome einer

---

23 *http://www.naturalthyroidchoices.com/SaltAdrenal.html.*

Entgiftung fälschlich für einen schlimmer werdenden Autoimmunangriff halten. Alles bislang Genannte finden Sie auch unter: *http://natu-ralthyroidchoices.com/ SaltAdrenal.html* Sind Sie von Hashimoto betroffen, sollten Sie sich über die Einnahme von Iod genauestens informieren und sich mit Ihrem behandelnden Arzt besprechen.

• Iod und Nebennierendysfunktion

Manche Patienten fragen sich, ob die zusätzliche Einnahme von Iod die Nebennieren möglicherweise weiter belastet. Andererseits gibt es Patienten mit adrenaler Fatigue, bei denen die Entgiftungserscheinungen eingedämmt werden konnten, wenn sie neben Iod bestimmte Nahrungsergänzungsmittel zu sich nahmen.

Victoria, eine Patientin mit Nebennierendysfunktion, zeigt, was für einen Unterschied der Verzehr solcher Nährstoffe machen kann:

Meine Nebennierenerschöpfung wurde von einer Integrativmedizinerin fast ein Jahr lang ohne Iod behandelt (sie sagte, mein Speicheltest habe die schlechtesten Werte ergeben, die sie je gesehen habe). Nichts von dem was sie tat, konnte meinen Zustand verbessern, auch die Einnahme von 3 mg Iod pro Tag brachte nur eine minimale Veränderung. Ich verlor dann auch noch meine Versicherung und konnte meine Ärztin nicht mehr aufsuchen. Als meine Gesundheit komplett zusammenbrach, entdeckte ich auf Yahoo die Iodliste (s. Gruppenauflistung am Ende des Buches), und ich wusste, welche Therapie anzuwenden war: größere Mengen Iod und, besonders wichtig, begleitende Nährstoffe plus zusätzliche Ergänzungsmittel, um die Nebennieren zu heilen. Ich verwendete spezielles unraffiniertes Salz (mehr als einen Esslöffel am Tag), zusätzlich Vitamin C, Vitamin E (1200 IE/Tag), Vitamin D3 (8000 IE (Internationale Einheiten), außerdem Isocort (1 – 2 Kügelchen am Tag) und Pregnenolon (40 – 50 mg/Tag). Nach 2 -3 Monaten musste ich Isocort (Nebennierenrinde) absetzen, da ich mit Adrenalin überversorgt war.

*Seitdem kann ich meiner Arbeit wieder stundenlang nach-
gehen, ohne immer wieder einen Zusammenbruch zu erleiden. Ich habe Energiereserven zum Musizieren, für Auf-
tritte mit meinem Partner usw. Ich gehe aus und tanze.
Außerdem habe ich seitdem 10 kg verloren und nicht wieder zugenommen.*

Jody stellte fest, dass Iod im Zusammenhang mit ihrer
Hashimoto-Erkrankung großartig wirkte:

*Ich hatte von der Verwendung von Iod gehört, hatte aber
Angst davor, weil ich auch von Problemen gelesen hatte.
Aber mein Iodwert fiel bei der Bestimmung zu niedrig aus,
also dachte ich mir, ich versuche es einfach mal. Ich stellte
sicher, dass ich mit dem Salzwasser ausreichend Selen
und Mineralien zu mir nahm. Ich begann mit einer geringen Menge und steigerte langsam. Nach zwei Monaten
stellte ich fest, dass mein starkes Herzklopfen verschwunden war, nach vier Monaten war mein Arzt bereit, meine
Antikörper zu testen, und beide Werte waren zu meiner
großen Verwunderung gesunken! Und sie sanken weiter.
Auch die Zeichen meiner fibrocystischen Mastopathie verschwanden.*

Auch hierbei ist jeweils individuell vorzugehen. Manche verzichten bei Nebennierendysfunktion komplett auf Iod, um ihren
Zustand nicht noch zu verschlimmern, andere nehmen eine weit
kleinere Dosis als 50 mg, beispielsweise 12,5 mg, ein, und es geht
ihnen gut dabei. Wieder andere, wie Victoria, haben Erfolg mit
Iod bei Nebennierenerschöpfung, wenn sie zugleich stärkende
Nährstoffe zu sich nehmen sowie entgiftende Tees und Kräuter.

Da die Verwendung von Iod im Zusammenhang mit Nebennierendysfunktion kontrovers diskutiert wird, empfehle ich
Ihnen, der Yahoo Iodgruppe beizutreten und sich Meinungen
einzuholen, bevor Sie entscheiden, was für Sie das Beste ist. Ein
ausgezeichnetes Buch zu dem Thema ist *Iodine: Why You Need It,
Why You Can't Live Without It* (3. Ausgabe) (Iod: Warum Sie es
brauchen, warum Sie ohne es nicht leben können) von Dr. David
Brownstein, das direkt auf seiner Website bestellt werden kann.

Hypopituitarismus

Obwohl diese Erkrankung als selten eingestuft wird, haben Schilddrüsenpatienten festgestellt, dass sie aufgrund der Hypothalamus/Hirnanhangdrüsen-Achse wohl häufiger vorkommt, als bislang angenommen wurde. Bei Hypopituitarismus ist die Funktion der Hirnanhangdrüse, einer kleinen, erbsengroßen Drüse an der Gehirnbasis, eingeschränkt.

Im gesunden Zustand stößt die Hypophyse Hormone aus, deren Funktion die Nebennieren, die Schilddrüse und die Sexualhormone beeinflusst: Für die Schilddrüse ist dieses Hormon das TSH (Thyreoidea stimulierendes Hormon), für die Nebennieren dagegen ACTH (Adrenocorticotropes Hormon). Ein guter Hinweis auf vorliegenden Hypopituitarismus ist, neben Symptomen wie Erschöpfung, Kälteempfinden, Depressionen, niedrigem Blutdruck usw., ein sehr stark erniedrigter TSH-Wert, der bei Frauen unterhalb von 0,8 mU/l liegt, bei Männern unterhalb von 1,8 mU/l, bei gleichzeitig niedrigem fT3-Wert. Die Symptome ähneln den bekannten Hypothyreose-Symptomen. Es kann auch sein, dass das ACTH einen geringen Wert aufzeigt, der LH (Luteinisierendes Hormon)-Wert sowie der FSH (Follikel stimulierendes Hormon)-Wert dagegen niedrig sind. Ein niedriger ACTH-Spiegel wird über einen ACTH-Stim-Test bestimmt.

Eine weitere mögliche Ursache, die zu Hypopituitarismus führen kann, ist eine Kopfverletzung, die Sie sich beispielsweise beim Fahrradfahren zugezogen haben, oder ein Schleudertrauma, das Sie erlitten haben, als Ihnen jemand hinten ins Auto gefahren ist. Dabei kann die Hirnanhangdrüse geschädigt worden sein. Auch ein Tumor auf der Hypophyse kann die Funktion verlangsamen, ebenso wie Blutverlust, Strahlung, Giftstoffe oder Antikörper.

Die Therapie von Hypopituitarismus entspricht derjenigen von Hypothyreose oder einem geringen Cortisolwert, ebenso einer Sexualhormontherapie. Ist er heilbar? Viele werden „Nein" sagen. Und doch kennen wir zumindest einen Patienten, der mit der richtigen Schilddrüsen- und Nebennierenbehandlung den Hypopituitarismus besiegt hat.

Schilddrüsenkrebs

Es gibt nichts Schockierenderes als die Nachricht, Sie seien an Schilddrüsenkrebs erkrankt. Viele Patienten, bei denen dies diagnostiziert wurde, hatten nie zuvor von dieser Krebsart gehört und natürlich nicht erwartet, davon betroffen zu sein. Bei Frauen ist die Wahrscheinlichkeit für Schilddrüsenkrebs dreimal höher als bei Männern.

Im frühen Stadium gibt es möglicherweise keine Symptome, die auf eine Krebserkrankung hindeuten. Später wird sie oft durch ein tastbares Knötchen auf der Schilddrüse entdeckt. Nach einer Ultraschalluntersuchung wird der Krebs durch eine Feinnadelbiopsie bestätigt. (Glücklicherweise belegen medizinische Fachartikel, dass nur 1 – 5% dieser Knötchen tatsächlich bösartig ist, d.h., wenn Sie ein Knötchen bei sich finden, muss das nicht unbedingt auf eine Krebserkrankung hindeuten.) Zu den weiteren Symptomen für Schilddrüsenkrebs gehören Husten oder Heiserkeit, Schwellungen am Hals oder Schwierigkeiten beim Schlucken. Diese Symptome können jedoch auch von der Hashimoto-Erkrankung stammen.

Was verursacht den Krebs? Es scheint mehrere Risikofaktoren zu geben: Übermäßige Strahleneinwirkung ist eine bekannte Gefahr, ebenso wiederholte Strahlentherapie gegen Akne, Röntgenaufnahmen beim Zahnarzt usw. Radioaktiver Niederschlag birgt ebenfalls ein großes Risiko, wie uns der Atomunfall von Chernobyl im Jahr 1986 gezeigt hat und, so steht zu befürchten, die nukleare Kernschmelze in Japan 2011 zeigen wird. Auch eine Genveränderung kann die Gefahr eines Krebsleidens erhöhen. Iodmangel steigert das Risiko eines Schilddrüsenkrebses. Doch gibt es auch einige Betroffene, auf die keiner der erwähnten Risikofaktoren zutrifft.

Ein Laborwert, mit dessen Hilfe eine Krebserkrankung, insbesondere papillärer und follikulärer Krebs, bestätigt werden kann, ist derjenige des Tg oder Thyroglobulin, das von Schilddrüsenkrebszellen produziert wird. Hinweis: Wenn Sie positiv auf Antikörper gegen Thyroglobulin (Antikörper, die zur Diagnose von Hashimoto bestimmt werden) getestet werden, kann Forschungsergebnissen zufolge der Tg-Wert nicht als verlässlicher Hinweis auf Schilddrüsenkrebs verwendet werden.

Es gibt vier Grundformen von Schilddrüsenkrebs: papillär (in der Mehrzahl der Fälle, verursacht durch Strahlenbelastung; gute Heilungschancen), follikulär (etwas aggressiver, Vorkommen bei Iodmangel), medullär (in parafollikulären Zellen, die Calcitonin produzieren) und anaplastisch (kommt am seltensten vor, bösartig).

Bei den meisten Schilddrüsenkrebserkrankungen wird der Schilddrüsenlappen, in dem sich das Krebsgeschwür findet, entfernt, oft auch die andere Seite. Konventionell folgt darauf eine Radioiodtherapie (RIT), eine Maßnahme, die jedoch kontrovers diskutiert wird, denn die Schilddrüsenzellen absorbieren auch weiterhin Iod, und übermäßiges Iod wird dann zu einer Art Chemotherapie. Alternativheilkundler schwächen Nebenwirkungen, die bei der konventionellen Behandlung von Schilddrüsenkrebs erscheinen, durch ganzheitliche Therapiemaßnahmen ab. Sprechen Sie mit Ihrem Arzt über geeignete Möglichkeiten.

Nicht-kommerzielle Gruppe für Patienten, die den Schilddrüsenkrebs erfolgreich bekämpft haben: *thyca.org.*

RIT (Radioiodtherapie) zur Behandlung von Morbus Basedow

Radioiodablation (RIT) oder I-131 zur oralen Einnahme ist ein gebräuchliches Mittel gegen Morbus Basedow, das bereits seit mehreren Jahrzehnten eingesetzt wird. Da Iod von der Schilddrüse benötigt wird, sammelt die Drüse radioaktives Iod. Dadurch wird die Schilddrüse zerstört, der Überschuss wird über den Urin ausgeschieden. Elaine Moore, eine herausragende Fürsprecherin für Hypothyreosepatienten, bemerkt dazu, dass die Schilddrüse auf diese Weise der Therapie zum Opfer fällt, obwohl die eigentliche Ursache doch ein aus den Fugen geratenes Immunsystem war.[24]

Leider führt RIT als Therapie einer Hyperthyreosebehandlung (und in manchen besonders unglücklichen Fällen auch von Hashimoto) bei den meisten Patienten zu Hypothyreose. Schlimmer noch sind die potentiellen Langzeitfolgen. Sie sind

---

24 *www.elaine-moore.com/gravesdisease/RAI.htm*

der eigentliche Grund dafür, dass Schilddrüsenpatienten die RIT tendenziell eher ablehnen. Auf folgender Website finden Sie die 22 besten Gründe, sich keiner RIT zu unterziehen: *http://atomicwomen.org/Top20Reasons.htm*, u.a. werden genannt; ein erhöhtes Risiko für bestimmte Krebsarten, Schädigungen der Nebenschilddrüse, Augenschädigung und andere dauerhafte Probleme. Eine Gegenposition finden Sie im *Journal of Nuclear Medicine Technology, 34.3, 2006, 143-150.* Urteilen Sie selbst. Patienten jedenfalls stehen der RIT eher skeptisch gegenüber.

Alternativen zur RIT sind antithyreoidale Medikamente, die chemisch auf die Schilddrüse einwirken. In den USA und Canada werden meist Propylthiouracil und Methimazol (unter dem Markennamen Tapazol) eingenommen, in Großbritannien ist es eher Carbimazol. In Deutschland wird im Gegensatz zu den USA vorzugsweise mit niedrigdosierten antithyreoidalen Medikamenten (Thyreostatika) therapiert. Verwendet wird z.B. Thiamazol, auch in Verbindung mit Betarezeptorenblockern wie Propranolol. – Anm. der Übersetzerin)

Wichtige Einzelheiten – Schmankerl:

- *Wenn eine Entzündung den Ferritinwert in die Höhe treibt, haben sich 1000-2000 mg Krillöl als entzündungshemmend erwiesen, was im Gegenzug den hohen Ferritinwert senkt.*

- *Befürworter von Iod betonen, dass Iodergänzungsmittel präventiv gegen strahlungsbedingten Schilddrüsenkrebs eingesetzt werden können.*

- *Sie haben bereits alles in Angriff genommen und immer noch Probleme? Bitten Sie Ihren Arzt, Sie auf das EBV (Epstein Barr Virus) und andere Viren sowie Bakterien zu testen, ebenso auf Lyme-Borreliose.*

KAPITEL 14

Erfahrungsberichte

Auch wenn dieses Buch voller bahnbrechender Informationen ist, sind doch meist gerade die Geschichten anderer Betroffener von besonderem Interesse. Hier sind nur einige von weltweit Millionen Erfahrungsberichten, die Sie inspirieren sollen. Manche Erzählungen beziehen sich noch auf das getrocknete Schilddrüse-Präparat Armour, bevor es eine neue Zusammensetzung erhielt und das seitdem zerkaut werden muss. Es gibt auch zahlreiche andere Markennamen guter getrockneter Schilddrüsepräparate.

Meleese Pollocks Geschichte

Meine Geschichte beginnt im Jahr 1994 – ich fühlte mich nicht nur körperlich, sondern auch geistig furchtbar und geradezu lähmend erschöpft. Ich hatte 23 kg zugenommen, obwohl ich vorher nie Probleme mit meiner Figur gehabt hatte.

Und diese Müdigkeit! Ich ging abends ins Bett und war wie tot, 10 – 11 Stunden lang schlief ich wie parkotisiert. Dann quälte ich mich irgendwie aus dem Bett. Ich stand in der Küche und weinte, weil ich einfach zu müde war, um die Kinder zu wecken und sie für die Schule fertig zu machen.

Ich bekam meine drei Kinder, als ich 28, 35 und 38 Jahre alt war. Schließlich suchte ich einen Arzt auf, der Gott sei Dank meine Schilddrüsenfunktion testete – jetzt hatte ich endlich die Antwort! Ich wurde auf eine Unterfunktion vom Typ Hashimoto diagnostiziert und auf 100 µg Oroxin (australischer Markenname für synthetisches T4) eingestellt. Nach drei Monaten wurde ich erneut getestet, die Dosis wurde daraufhin auf 150 µg erhöht. Im Laufe der nächsten Jahre folgten zwei weitere Steigerungen– zunächst auf 200 µg und dann auf 300 µg. Letztgenannte Dosis behielt ich in den kommenden 10 Jahren bei. Aber die Erschöpfung war immer noch da. Ich wurde mein Übergewicht nicht wieder los und litt unter schweren Depressionen.

Ich begann daher, im Internet nach Lösungen zu suchen, und erfuhr auf diesem Weg von Armour. Ein Naturheilkundler hatte mir schon einmal davon erzählt und es „Schweineschilddrüse" genannt. Nun erfuhr ich, dass es hier in Australien von den Apotheken selbst aus importierten Schilddrüsen hergestellt wurde und in Kapselform erhältlich war. Mein Apotheker riet mir, als Äquivalent zu meinen 300 µg Oroxin 180 mg (3 Gran) einzunehmen.

Also begann ich, mit natürlichen Schilddrüsenhormonen zu substituieren und fühlte mich innerhalb weniger Tage besser. Nach drei Monaten jedoch ließ ich mein Blut untersuchen und war schockiert – mein TSH war in die Höhe geschossen, auf einen Wert von über 6,00 mU/l.

Ich kehrte zu Oroxin zurück, weil ich dachte, Armour eigne sich nicht für mich, irgendetwas liefe falsch und es wäre einfach nur meine Schuld. Es ging weiter bergab mit mir, und wenn keine Besserung eingetreten wäre, hätte ich meinem Leben ein Ende bereitet. Und das alles, obwohl ich wieder einen TSH-Wert von 0,05 mU/l hatte, ein fT3-Level von 5,2 mU/l, das damit im oberen Bereich lag, sowie ein fT4-Level von 19, in einem Referenzbereich bis 23. Perfekte Ergebnisse also, aber immer noch all diese Symptome!

Ungefähr vor 18 Monaten entschloss ich mich, den natürlichen Schilddrüsenhormonen noch eine Chance zu geben, nachdem ich erfahren hatte, dass man nach Symptomen und nicht nach einer „Umrechnungstabelle" dosieren soll. Ich habe mich jetzt langsam auf die für mich scheinbar optimale Dosis von 390 mg (6,5 Gran) hinaufgearbeitet. Ich kann es nicht fassen, was das für ein Unterschied ist! Meine Energielevel haben sich so verbessert, der Hirnnebel und die Depressionen verschwinden und...(Trommelwirbel)... ich habe tatsächlich 23 kg abgenommen! Armour hat mein Leben gerettet.

Nancy Kay Adams Geschichte:

Wenn ich zurückdenke, könnte ich heulen, aber ich möchte auch gerne mit meiner Geschichte etwas beitragen. Seit der Highschool bin ich Wettkämpfe gelaufen, auch im Tennis war ich gut. Im College machte ich weiter damit und hatte einige Erfolge. In meiner Vitrine gibt es zahlreiche Medaillen und Trophäen zu bewundern, auf die ich sehr stolz bin.

Nach dem College habe ich sofort meinen Schatz geheiratet, und ein Jahr später kam Michael auf die Welt. Und ich glaube, dass damals alles seinen Anfang nahm. Nach seiner Geburt fühlte ich mich nicht wohl, und ich konnte diese Extrapfunde nicht loswerden. 15 Monate später bekam ich noch eine Tochter, Emily. Und dieses Mal ging es mir noch schlechter. Ich war furchtbar müde und litt an Wochenbettdepressionen. Außerdem wurde ich pummelig, was mich schrecklich ärgerte.

Ich dachte, ich könnte das durch Laufen abtrainieren, und ich hatte die Möglichkeit, die Laufbahn der nahegelegenen Highschool zu nutzen. Doch leider hatte ich mich geirrt. Jedesmal wenn ich trainiert hatte, war ich erschöpfter denn je. Also gab ich auf und konzentrierte mich einfach darauf, Mutter zu sein.

Weitere 5 Jahre vergingen, und ich hatte noch mehr zugenommen! Ich konnte nicht mehr laufen, aber mein Arzt sagte mir immer wieder, ich müsse weniger essen und dafür mehr Sport treiben, weil sämtliche Werte immer im Normbereich lagen! Auch ein Antidepressivum musste ich nun einnehmen. Und dennoch war ich weiterhin deprimiert.

Schließlich fingen die Ängste an. Natürlich liebte ich meine Kinder, ich war gerne ihre Mutter, wir lebten in einem wunderbaren Haus, seit mein Mann seinen neuen Job hatte. Aber ich sah furchtbar aus und fühlte mich auch genauso. Trotz all der guten Dinge waren das schreckliche Jahre für mich.

Da traf ich Janie. Wir saßen bei einem Violinenkonzert nebeneinander. Als wir uns besser kennenlernten, erhielt ich von ihr einige erstaunliche Informationen. Ich las die Bücher und

Artikel, die sie mir empfohlen hatte und ließ mir auf ihren Rat
hin einen Termin bei einem Arzt geben, dessen Praxis 2 Stunden
von mir entfernt war.

Um es kurz zu fassen, ich fand heraus, dass ich die ganze
Zeit über hypothyreot gewesen war, dass das TSH nicht die ganze Wahrheit sagt und dass ich am Anfang einer Nebennierenerschöpfung stand. Ich begann, Isocort zu nehmen und wechselte
später zu HC. Nachdem mithilfe meiner Ärztin das HC gesteigert
worden war, stellte sie mich auf getrocknete Schilddrüse ein. Es
gab ein paar kleinere Hindernisse – ich musste meine Ärztin dazu
bringen, die Dosis noch weiter zu steigern, obwohl sie meinte, ich
sollte bei einer bestimmten Menge bleiben. Und jetzt fühle ich
mich wirklich zu 100% besser. Ich bin bereits vom HC entwöhnt,
und ich laufe auch wieder. Das ist einfach wundervoll!

Helen Trimbles Geschichte:

Nachdem es mit meiner Gesundheit monatelang bergab gegangen war und die Liste der schrecklichen Symptome immer
länger wurde, sorgten die Diagnose „Hypothyreose" und das Rezept für Synthroid für sofortige psychische Erleichterung. Ich war
mir sicher, Synthroid würde diesen lästigen Verlust von Muskel-
kraft, Haaren und Augenbrauen stoppen, der trockenen, schup-
pigen Haut ebenso ein Ende bereiten wie dem rauhen Hals, der
lähmenden Erschöpfung, der Kurzatmigkeit, dem Restless Legs-
Syndrom und dem unaufhörlichen Kribbeln in meinen Gliedern.

Das tat es jedoch nicht. Immer tiefer schlitterte ich in die
Misere und war ernsthaft depressiv. Ich konnte nicht mehr klar
denken und benötigte beim Laufen einen Gehstock. Nachts lag
ich wach und hatte unerträgliche Schmerzen, ständig Atemnot
und Krämpfe; hinzu kamen starkes Herzklopfen und immer
stärkerer Haarverlust. Synthroid brachte mich um. Ich lag buch-
stäblich im Sterben und dachte an Suizid. Mein physischer und
mentaler Verfall waren einfach nicht zu ertragen. Ich hatte auch
keine Angst mehr vor dem Tod; ich hatte Angst vor dem Leben.
Niemandem konnte ich es mehr recht machen, und bald schon
würde ich nur noch eine Nummer in der Statistik von mindertherapierten Schilddrüsenpatienten sein.

Meiner Ärztin zufolge waren meine Laborwerte normal. „Normal?", fragte ich. „Wie können Sie seelenruhig dasitzen und mir sagen, alles sei normal, während ich so aussehe und so herumlaufe?" Darauf hatte sie keine Antwort und zuckte nur mit den Schultern. Ich sagte ihr, ich wollte natürliche Schilddrüsenhormone ausprobieren. Zunächst protestierte sie dagegen, willigte schließlich aber doch ein. Ich fühlte mich so elend, dass es auf einen Versuch ankam.

Innerhalb von zwei Wochen verbesserte sich der Zustand meines Verstandes, meines Körpers und meines Geistes rasant, und in Woche vier konnte ich ohne einen Gehstock laufen, die Muskelschmerzen und Krämpfe waren verschwunden. Ich konnte nun tief und fest schlafen, meine Atemnot hörte auf, und das starke Herzklopfen legte sich. Mein Haar wuchs in dichten Büscheln wieder nach, und auch meine lange verschwundenen Augenbrauen bildeten sich neu. Während des Tages hatte ich neue Energie und der Hirnnebel war Vergangenheit. Weitere Bluttests erwiesen eine Anämie, und ich nahm Ferritin ein, Nahrungsergänzungsmittel und zusätzlich B 12. Nach nur wenigen Monaten war meine Erschöpfung fort.

Der Wechsel von Synthroid zu Armour hat mich vor dem Selbstmord und einem Leben in Unselbständigkeit bewahrt. Armour hat den Irrsinn, den ich in der Therapie erleben musste, gestoppt und mein Leben wieder ins Gleichgewicht gebracht. Heute arbeite ich Vollzeit, bin dabei, meinen Master an der University of Phoenix abzulegen und genieße mein Leben in vollen Zügen.

Kerry Bergus' Geschichte:

Ungefähr zu der Zeit, als ich in die Pubertät kam, meinte meine Mutter, eine Krankenschwester, ich könnte vielleicht hypothyreotische Probleme haben, obwohl meine Werte immer „normal" waren, wenn sie von einem Endokrinologen untersucht wurden. Meine Monatsblutung war so stark und schmerzhaft, dass ich jeden Monat einige Tage in der Schule fehlen und Codein einnehmen musste.

Schließlich wurde mir die Antibabypille verschrieben. Meine Brüste wuchsen enorm, quasi über Nacht von einem B-Cup zu einem D-Cup. Meine Regelblutung war nicht mehr so schmerzhaft und stark, aber ich hatte plötzlich grundlose, starke Furcht. Obwohl ich mit der Trommlergruppe und auch so aktiv war, nahm ich nun auch noch zu. Nach der Highschool setzte ich die Antibabypille ab und bekam daraufhin starke Akne. Ich nahm weiter zu und die schmerzhaften Regelblutungen setzten wieder ein.

Als ich 21 war, mussten meine Mandeln aufgrund chronischer Tonsillitis und ständiger Nebenhöhlenentzündungen entfernt werden. Ich entwickelte Depressionen und dachte tatsächlich an Selbstmord. Gott sei Dank rettete meine Mutter mich vor mir selbst. Von da an kämpfte ich gegen Angstzustände und depressive Phasen, in denen ich von Zeit zu Zeit weiterhin an Suizid dachte. Mit Ende Zwanzig heiratete ich und trat meinen Weg in das Mutterdasein an. Nachdem mein erstes Kind auf die Welt gekommen war, erreichte ich innerhalb von sechs Wochen mein Ausgangsgewicht und konnte glücklich meine alten Jeans wieder anziehen. Nach sechs Monaten wurde ich erneut schwanger, dieses Mal jedoch verlor ich nach der zweiten Entbindung das Gewicht nicht wieder. Mein Muskeltonus verschlechterte sich, meine Haare fielen aus, und ich war fast die ganze Zeit über müde. Meine trockene, schuppige Haut erinnerte an Schlangenhaut, die Angstzustände wurden stärker.

Als wir uns wenige Jahre später ein drittes Kind wünschten, schien meine Fruchtbarkeit beeinträchtigt zu sein. Als ich dann schwanger wurde, verlief die Schwangerschaft sehr kompliziert. Ich nahm rasant zu, ohne mehr zu essen. Ich litt unter ständiger Übelkeit und Diarrhö, meine Haare fielen aus, und mein Blutdruck stieg. Nach der Entbindung achtete ich auf mein Essen, aber konnte nicht abnehmen. Ich verlor immer noch viele Haare, und mein Blutdruck normalisierte sich auch nicht wieder. Schließlich musste eine Endometriumablation (Abtragung der Gebärmutterschleimhaut) vorgenommen werden, um meine hämorrhage Regelblutung zu stoppen.

Die Jahre vergingen, ich nahm immer mehr zu, mein Haar blieb dünn, die Gesamtsituation zerrüttete meine Ehe. Als ich schließlich alleinerziehend war, diagnostizierte man eine Schilddrüsenunterfunktion bei mir, und mein Gynäkologe stellte mich auf Synthroid ein. Ich konnte keine Veränderung feststellen, selbst nach mehreren Steigerungen nicht. Er überprüfte meinen TSH-Wert und meinte dann, es ginge mir gut. Ein Endokrinologe stellte fest, dass ich unter Hashimoto, einer autoimmunen Schilddrüsenentzündung, leide. Mein Cholesterinwert lag zu dieser Zeit bei 217 mg/dl, und ich fühlte mich elend.

Ich wusste, irgendetwas bräuchte ich noch, daher begann ich, das Internet zu durchsuchen und fand eine Gruppe von Befürwortern natürlicher Schilddrüsenhormone. Ich hatte endlich jemanden, der genau wusste, was ich durchmachte. Die Frauen waren so hilfsbereit und verständnisvoll – es war wie ein Glas Wasser für einen Verdurstenden. Schließlich suchte ich meine Ärztin auf und bat sie, mich von Synthroid auf Armour, getrocknete Schilddrüse, umzustellen. Davon hatte sie noch nie gehört, war aber einverstanden, mir ein Rezept dafür auszustellen.

Während ich mich langsam auf 3 Gran hocharbeitete, beobachteten wir drastische Veränderungen meines Cholesterinwertes, der von 217 auf 139 mg/dl sank. Meine Haut wurde so weich und geschmeidig, dass ich im Grunde auf Bodylotion verzichten könnte. Ich hatte keine Probleme mehr mit Akne und konnte meine Blutdruckmedikamente senken. Und das alles, weil ich von Synthroid zu Armour gewechselt war. Mein Leben hat sich so positiv entwickelt, und meine Energie ist auch zurückgekehrt. Die Angst, mit der ich nun beinahe 30 Jahre lang gelebt hatte, war verschwunden. Ich hatte gedacht, ich würde für immer damit leben müssen, aber Armour hat mir mein Leben zurückgegeben.

T.F.s Geschichte

Jahrelang meinte meine Frau, ich sei ein typischer Mann, weil ich mich weigerte, zum Arzt zu gehen. Als meine Probleme aber schließlich überhandnahmen und auch meine Arbeit beeinträchtigten (ich besitze ein Golfgeschäft), ging ich doch. Ich war es leid, ständig müde und außer Atem zu sein. Und meine Frau stand auch nicht wirklich auf meinen Körperumfang. Es stellte sich heraus, dass ich Rückenprobleme habe (das war mir bekannt), und dass ich unter Hypothyreose leide. Also wurde ich auf Levoxyl eingestellt. Ich dachte zunächst, irgendwie hätte das schon geholfen, aber eigentlich tat es das nicht wirklich. Ich war immer noch müde, und mein Rücken schmerzte.

Ungefähr zwei Jahre später erzählte mir meine Frau, die ständig im Internet unterwegs ist, von Armour. Ich hatte nichts dagegen und sprach mit meinem Arzt darüber. Der ist zugleich mein Nachbar, und meine Frau musste ihn schon ein wenig anschubsen. Schließlich aber stellte er mich um. Der Unterschied war wirklich riesig. Meine Eisenwerte sind auch nicht gut, daran arbeite ich jetzt. Aber ich bin wirklich beeindruckt. Man hört nicht oft von Männern mit Hypothyreose, ich jetzt schon, und ich habe noch einige andere getroffen, die darunter leiden. Armour funktioniert wirklich. Meine Rückenbeschwerden sind auch besser geworden, weil ich jetzt das Laufband im Keller wieder benutzen kann.

Cathys Geschichte:

Seitdem mein Vater 1985 gestorben war und meinem Mann sämtliche Maschinen und Werkzeuge, die er für seinen Lebensunterhalt benötigte, gestohlen worden waren, waren wir dauerhaft enormem Stress ausgesetzt. Aufgrund einer Hernie musste mein Mann sich zudem einer Operation unterziehen. Auch unsere beiden Ältesten bereiteten uns Probleme und übten einen schlechten Einfluss auf unseren Jüngsten aus. Zu allem Übel brannte auch noch unser Haus ab, und wir mussten feststellen, dass wir um 100.000$ minderversichert waren. Unser Stresslevel schoss in die Höhe, als unsere beiden älteren Kinder sich immer mehr von den Junkies in unserer Nachbarschaft beeinflussen ließen. Das ging so weiter, bis sie von zuhause auszogen.

Um das Jahr 2000/01 sagte mir mein Chiropraktiker, meine Nebennieren seien angegriffen, aber ich hatte keine Ahnung, was genau das bedeutete, also ignorierte ich seine Worte. Aber zugleich ging es mir immer schlechter, und meine Hypothyreose verschlimmerte sich. Die Ärzte wollten mir nur Synthroid geben. Als ich ein wenig im Internet suchte, entdeckte ich Armour, aber ich fand keinen Arzt, der es mir verschreiben wollte. In den Jahren 2005/06 war ich einfach nur krank und verzweifelt. Als ich dann eine Yahoo-Schilddrüsengruppe fand, bekam ich endlich Unterstützung. Ich begann als erstes, Armour einzunehmen. Dann erfuhr ich, dass Nebennierenprobleme in Zusammenhang mit Hypothyreose stehen können, also setzte ich Armour ab und nahm mit dem Einverständnis meines Chiropraktikers Isocort. Zu der Zeit begann ich auch, Iodoral (Iod) einzunehmen, weil ich vermutete, dass ich bei den seit meiner Kindheit nicht diagnostizierten Hypothyreosesymptomen höchstwahrscheinlich auch unter Iodmangel litt.

Nachdem ich mich zu 3 – 4 Isocort am Tag vorgearbeitet hatte, fing ich wieder an, Armour zu nehmen, steigerte das Isocort langsam auf 8 – 10 pro Tag und Armour gleichzeitig auf 6,75 Gran. Sobald ich bei 8 – 10 Isocort täglich angekommen war, wechselte ich zu HC mit ungefähr 25 mg am Tag.

Mir ging es jetzt viel besser als mit diesem T4-Mist, aber irgendetwas fehlte noch, daher beschäftigte ich mich etwas intensiver mit reversem T3 und war überzeugt, dass bei all diesem Stress, und ich meine extremen und unaufhörlichen Stress, das rT3 vielleicht zu einem Problem geworden sein konnte. Ich hatte kein Geld für eine private Untersuchung, daher stellte ich mich als Versuchsperson für ein T3-Forschungsprojekt zur Verfügung, woran ich immer noch beteiligt bin. Ziel ist es, die Rezeptoren für die Aufnahme von Schilddrüsenhormonen frei zu bekommen. Wenn das T3 aufgebraucht ist, werde ich es annähernd 3 – 4 Monate eingenommen haben, dann werde ich wieder zu Armour zurückkehren. Vielleicht werde ich zusätzlich noch weiter etwas T3 einnehmen, je nachdem, wie die Dinge sich entwickeln. Mein HC-Bedarf hatte sich in dieser Zeit über mehrere Monate hinweg nicht verändert.

Nach und nach aber hatte ich den Eindruck, dass die HC-Menge, die ich einnahm, zu groß war, da ich Symptome einer Hyperthyreose an mir feststellte. Daher reduzierte ich die Dosis auf 22,5 mg und behielt diese Menge über mehrere Monate bei. Wieder erschien es mir zu viel, also reduzierte ich auf 17,5 mg täglich und behielt auch das einige Monate bei. In dieser Zeit, während ich die Dosis reduzierte, vergaß ich manchmal einzelne Einnahmen, ohne dass sich ernsthafte Folgen daraus ergaben. Daran konnte ich erkennen, dass ich weniger HC benötigte. Zwei- bis dreimal fühlte ich mich etwas zittrig, aber das war auch schon alles. Ich habe jetzt schon seit einigen Tagen keine Stressdosis mehr einnehmen müssen, und es geht mir gut dabei, also kann die tägliche HC-Dosis weiter reduziert werden auf 10 mg, dann auf 5 mg, bis ich schließlich ganz darauf verzichten kann. Bei Asthmaanfällen benötige ich noch eine Stressdosis. Ich bin jetzt auf jeden Fall vorsichtig geworden und nehme, falls erforderlich, eine Stressdosis ein, weil ich denke, dass meine Nebennieren sicherlich noch in einem labilen Zustand sind; das schließe ich aus der Zittrigkeit, die ich an mir erlebt habe. Und da ich noch einen kleinen Vorrat an HC habe, werde ich mich weiterhin nach meinen Symptomen richten und bei Bedarf entsprechend dem Stress dosieren; wenn ich es irgendwie verhindern kann, möchte ich NIE wieder mit einer Nebennierenerschöpfung zu tun haben.

KAPITEL 15

Gute Nahrung, gute Nahrungsergänzung

Gut informierte und besser therapierte Schilddrüsen- und Nebennierenpatienten wissen, dass gesunde Nahrungsmittel und bestimmte Nahrungsergänzungsmittel ihnen den Weg zu besserer Gesundheit bahnen. Und das aus gutem Grund. Viele von uns haben einen Mangel an verschiedenen wichtigen Nährstoffen erlebt – einen Mangel an Mineralien wie Kalium, Natrium, Magnesium, Selen und/oder Eisen, an Vitaminen wie Vitamin D, B 12 und weiteren. Sowohl schlechte Ernährung als auch die schlechte Verdauung aufgrund der Hypothyreose haben dabei eine Rolle gespielt. Wir sind in vielen verschiedenen Bereichen auf Unterstützung angewiesen.

Daher sollte besonderer Wert auf eine gute Ernährung und gute Nahrungsergänzungsmittel gelegt werden. Insbesondere rohe Lebensmittel sind sehr nährstoffreich und liefern wichtige Enzyme, die für die Verdauung und die Gesundheit essentiell sind. Bioprodukte sollen weniger Pestizide und Giftstoffe enthalten.

Manche Patienten verzichten bewusst auf Fleisch; andere dagegen halten Fleisch im Rahmen einer ausgewogenen Ernährung für sehr wichtig.

Auch bei den Nahrungsergänzungsmitteln, mit denen wir unsere bewusste Ernährungsweise abrunden, müssen unbedingt die Qualitätsunterschiede zwischen den verschiedenen Produkten beachtet werden. Es heißt, natürliche Vitamine werden vom Körper besser verarbeitet. Andere dagegen vertreten die Ansicht, jedes einzelne Molekül synthetischer Vitamine entspräche denen natürlicher Vitamine. Je nach verwendeten Fillern sind außerdem manche Präparate besser zu verdauen als andere. Ich persönlich mag gepuffertes Vitamin C, daher kaufe ich es als Pulver, dem außerdem Magnesium, Kalzium sowie Kalium zugesetzt wurden, und mische es in mein morgendliches Getränk, d.h. ich nehme es ohne Filler zu mir.

Gute Verbraucherschutzverbände warnen vor Billigprodukten, bei denen sich in Tests herausgestellt hat, dass sie mindestens einen Nährstoff weniger enthielten, als auf der Packung angegeben. Fazit: Es liegt in der Verantwortung jedes einzelnen, sich zu informieren und zu entscheiden, womit man sich am wohlsten fühlt.

Dieses Kapitel ist in zwei Gruppen unterteilt: Einerseits beschäftigen wir uns mit guten Nahrungsmitteln, die Patienten bewusst zu sich nehmen, andererseits mit guten Nahrungsergänzungsmitteln, die eingenommen werden, sei es um einen Mangel auszugleichen und die Werte zu verbessern, oder einfach um dem Körper etwas Gutes zu tun. Diese Liste ist nicht vollständig, sondern steht repräsentativ für verschiedene Nahrungs- und Nahrungsergänzungsmittel, die Hypothyreosepatienten empfehlen. Vorlieben divergieren hier. Manche Patienten bringen ihre verbesserten Laborwerte mit diesen Lebensmitteln in Zusammenhang, das soll aber nicht heißen, dass jeder, der dies liest, genau diese Bestandteile in seine Ernährung aufnehmen sollte. Ein erfahrener Arzt, Naturheilkundler oder Diätist kann Ihnen weiterhelfen und Sie über eventuelle Nebenwirkungen informieren.

Was ist mit dem Gluten in der Nahrung? Viele haben festgestellt, dass sie es in ihrer Ernährung meiden sollten, um ihre Gesundheit zu verbessern. Manche berichten sogar, dass die Hypothyreose verschwand (insbesondere Hashimoto), wenn sie bewusst und konsequent auf Gluten verzichteten.

NAHRUNGSMITTEL:

Apfelessig: Wer hätte das gedacht, aber wenn man einen Esslöffel dieses alten Hausmittels zu Saft oder Wasser hinzufügt, wird die Verdauung (mit der Schilddrüsenpatienten gewöhnlich Probleme haben) enorm verbessert, und sogar Laktoseintoleranz kann durch Apfelessig positiv beeinflusst werden! Entdecken Sie weitere Vorteile auf folgender Website: http://www.earthclinic.com/Remedies/ acvinegar.html.

Aprikosen: Selbst in getrocknetem Zustand sind sie eine großartige Kaliumquelle. Bei Schilddrüsen- oder Nebennierenpatienten kann es zu einem Kaliummangel kommen. Zwei Aprikosen entsprechen ungefähr einer 99 mg-Kaliumtablette.

Avocados: das perfekte Nahrungsmittel. Eine gute Quelle für Kalium, Vitamin A und C. Enthält gesunde ungesättigte Monofettsäuren.

Blaubeeren: erstklassige schwach-glykämische Frucht. Blaubeeren können Entzündungen, die häufig bei Hypothyreose und Nebennierenproblemen auftreten, reduzieren und gewisse Krebsrisiken senken. Studien zufolge verbessern sie das Gedächtnis, senken den Blutzuckerspiegel und heben die Stimmung. Sie sind reich an Vitamin C sowie an Anthocyanidin, das sind antioxidative Phytonährstoffe, die die Wirkung von Vitamin C verstärken. Großartig für Nebennieren und Schilddrüse!

Blumenkohl: geraspelt eine hervorragende, kohlenhydratarme Pizzakruste. (1 Tasse gekochter, gestampfter Blumenkohl, ein Ei, eine Tasse geriebener Mozzarella, ½ Teelöffel Fenchel und ein Teelöffel Oregano. Alles vermischen, in Krustengröße auf ein Backblech legen. Bei 200°C ungefähr 20 Minuten lang backen. Auf Pizza oder mit Alfredo-Sauce verzehren. Fleisch und Gemüse nach Geschmack. Mit weiterem Mozzarella überbacken.) Blumenkohl ist goitrogen, daher sollte er nicht zu oft verspeist werden.

Donuts: kleiner Scherz. Schön wär's.

Eier: Wie andere Proteine sind auch Eier eine gute Vitamin B-Quelle, insbesondere für Riboflavin (B2). Das Eigelb ist reich an Vitamin A und D. Aus Eipulver lassen sich proteinreiche Getränke herstellen, manche werden aro

matisiert angeboten. Großartiges Nahrungsmittel für In-
sulinresistente.

Fisch, Geflügel, Fleisch: jeweils gute Protein- und Vitamin
B- Quellen. Huhn und Pute enthalten etwas mehr Protein. Wenn Sie die tägliche Menge an Proteinen steigern
und zugleich die Kohlenhydratzufuhr senken, werden das
Abnehmen oder das Halten Ihres Gewichts erleichtert –
ein wahrer Segen für Schilddrüsenpatienten.

Joghurt: eine gute und natürliche Möglichkeit, der Verdauung und dem Körper Acidophilus zuzuführen. Der Joghurt
sollte möglichst viele Milchsäurebakterien enthalten,
überprüfen Sie das daher auf dem Etikett. Griechischer
Joghurt weist möglicherweise die geringste Kohlen-
hydratmenge auf.

Kokosnussöl: milchig-weißes, wie Backfett aussehendes und
sehr gesundes Öl. Studien belegen, dass es die Verdauung
unterstützt, bei der Gewichtsregulierung hilft, sich positiv auf Diabetes sowie Alzheimer auswirkt, Energie liefert
usw. Ich nehme zwei Esslöffel täglich zu mir.

Kokosnusswasser (nicht Kokosnussmilch): Dieses nähr-
stoffreiche Getränk ist reich an Kalium und Mineralien –
reicher sogar als Bananen. Es enthält natürlichen Zucker.
Von vielen wärmstens empfohlen.

Kürbiskerne: Wenn das Magnesiumlevel zu niedrig ist, bieten Kürbiskerne eine gute natürliche Quelle nicht nur
für Magnesium, sondern auch für Proteine und Zink. Beinahe alle Körner und Samen sind gut für uns!

Mandeln: reich an Proteinen und Magnesium, Kalium, Vitamin E und B2.

Mandelmehl: eine gesunde Alternative zu Weizenmehl. Es
ist glutenfrei, reich an Ballaststoffen sowie Proteinen und
enthält nur wenige verdauliche Kohlenhydrate. Im Internet
finden Sie zahlreiche gute Rezepte. (Pfannkuchen: 1 Tasse
Mandelmehl, 2 Eier, ¼ Tasse Sprudelwasser, 2 Esslöffel
Kokosnussöl, ¼ Teelöffel Salz und ein wenig Süßstoff).

Paranüsse: gute natürliche Selenquelle. Aus zahlreichen Artikeln geht hervor, dass nicht mehr als zwei am Tag verzehrt werden müssen, um den Tagesbedarf an Selen zu decken.

Spargel: Man höre und staune, er soll wegen seiner Histone und Glutathione krebsbekämpfende Eigenschaften besitzen. Zudem ist er eine gute B 6-Quelle und enthält Magnesium sowie viele weitere Nährstoffe. Ich persönlich mag ihn höchstens dampfgegart oder aber roh. Besonders guten Geschmack bieten die jungen Stängel.

Spinat: ebenfalls eine großartige Gemüsesorte und eine gute Zink-, Niacin- und Vitamin A, C, E und K-Quelle. Ebenso enthalten sind Eisen, Magnesium, Kalium und mehr. Geben Sie Spinat in einen Mixer zusammen mit Ihren schwachglykämischen Lieblingsbeeren, Hüttenkäse, Vanille, Honigkraut, Wasser usw., und genießen Sie ein gesundes Mixgetränk.

Tomaten: Diese „Früchte", die landläufig als Gemüse verwendet werden, enthalten eine große Menge des Antioxidans Lycopin und darüber hinaus Vitamin A, C, K, Kalium und Eisen. Reiben Sie Parmesankäse darüber, und überbacken Sie die Tomaten, um eine leckere Zwischenmahlzeit zu erhalten.

Vegetarische Mixgetränke: Wer kein Gemüse mag, kann es zusammen mit einem Vitamin C-reichen Apfel in den Mixer geben – eine großartige Möglichkeit, etwas für die Nebennieren und die Schilddrüse zu tun. Sehr zu empfehlen sind Gemüsegetränke aus Spinat, Blattkohl, Sellerie, Möhren, Gurken, Spargel und weiterem. Wenn Sie regelmäßig solche Getränke zu sich nehmen, müssen Sie eventuell aufgrund der goitrogenen Wirkung mancher dieser Gemüsesorten Ihre Schilddrüsendosis etwas erhöhen.

Zwiebeln: antioxidatives Gemüse, das reich ist an wertvollen Nährstoffen, darunter Vitamin C, Kalium, Kupfer, Mangan und Vitamin B6. Möglicherweise helfen Zwiebeln aufgrund des Schwefelgehalts dabei, den Blutdruck zu senken.

NAHRUNGSERGÄNZUNGSMITTEL:

Acidophilus: unterstützt nicht nur die Verdauung, sondern ist auch ein ausgezeichnetes Ergänzungsmittel für die vaginale Gesundheit – es hält das natürliche Milieu aufrecht und schützt gegen ungesunde Bakterien und Parasiten. Es scheint außerdem das Immunsystem zu stärken. Wenn apothekeneigene natürliche Schilddrüsenhormone verwendet werden, bitten die Patienten anstelle von Zellulose um Acidophiluspulver als Filler.

ALA (Alpha-Lipoische Säure): Fettsäure und Antioxidans, das bei der Umwandlung von Blutzucker in Energie beteiligt ist, daher sehr geeignet für Diabetiker. Es hilft außerdem bei peripherer Neuropathie. Ein weiterer Vorteil ist, dass es das Tumorwachstum zu hemmen scheint. In größeren Mengen jedoch verhindert ALA offenbar die Konversion von T4 in T3.

Ashwagandha: Dieses adaptogene Kraut scheint Stress und Ängste abbauen zu können und das Immunsystem im Kampf gegen Krebs und Krankheiten zu unterstützen. Es wird zur Stärkung gesunder Nebennieren verwendet, nicht als Cortisolersatz bei Nebennierenerschöpfung.

B-Vitamine: Berichten zufolge steigt der Bedarf an energieliefernden, wasserlöslichen B-Vitaminen, wenn Sie mit natürlichen Schilddrüsenhormonen substituieren, daher bevorzugen Schilddrüsenpatienten hochdosierte B-Vitamine. Sie fördern den Stoffwechsel, verbessern das Hautbild, das Immunsystem, die emotionale Gesundheit und unterstützen hervorragend die Nebennieren.

B5 (Pantothensäure): Das Anti-Stress-B-Vitamin. Gemeinsam mit Vitamin C steht es in engem Zusammenhang mit der Funktion der Nebennierenrinde, daher empfehlen es erfahrene Ärzte für Stress- Situationen.

B6: eines der am besten erforschten B-Vitamine. Bei Schilddrüsenproblemen kann es zu einem Vitamin B6-Mangel kommen. Es wird für das Serotoninlevel benötigt, unterstützt das Immunsystem und die Bildung von roten Blutkörperchen.

B12: Gerade an diesem B-Vitamin herrscht häufig ein Mangel, wenn Schilddrüsenpatienten nicht oder mangelhaft behandelt werden. Die Folge ist eine vermehrte rT3-Produktion. Ohne ausreichende Mengen an B 12 kann es zu Demenz, Reizbarkeit oder Depressionen kommen, zu Kribbeln und/oder Taubheit in Fingern und Zehen, zu Gehproblemen, Sehstörungen usw.

Eleuthero (Sibirischer Ginseng): pflanzliches Adaptogen, das die Stressbewältigung unterstützt und eventuell eine Nebennieren- dysfunktion mit notwendiger Cortisolgabe verhindert. Es fördert zudem die Konzentrationsfähigkeit und das Immunsystem.

Fischöl: Glücklicherweise wird Fischöl heutzutage mit Zitronen- oder Kirschgeschmack hergestellt, dadurch fällt die Einnahme erheblich leichter. Fischöl ist besonders reich an wertvollem Omega 3. Es scheint gut gegen Depressionen zu wirken.

Folsäure: findet sich häufig auch unter der Bezeichnung B 9 in Multimineralpräparaten. Studien belegen, dass es bei bestehendem Kinderwunsch hilfreich ist, es verhindert eine Verminderung der roten Blutkörperchen und unterstützt die Herz- und Hirnfunktion. Manche sind der Meinung, der RBC (Erythrozyten)-Folsäurewert sollte im mittleren Bereich liegen, da sowohl ein Zuviel als auch ein Zuwenig schädlich sein kann.

Gemüsepulver: Geht es Ihnen wie mir, und sind Sie nicht gerade ein Gemüsefan? Dann sollten Sie diese Nahrungsergänzung in Erwägung ziehen. Es gibt verschiedene Marken auf dem Markt, Sie sollten unbedingt auf die Inhalte achten, da manche Produkte Soja enthalten, dessen Verzehr für Schilddrüsenpatienten nicht zu empfehlen ist. Viele andere Sorten enthalten kein Soja. Gemüsepulver kann in das morgendliche Getränk gemischt werden, in Saft oder Wasser mit Zitronensaft. Für einen Extrapep fügen Sie noch aromatisiertes, flüssiges Honigkraut hinzu.

Ginkgo Biloba: sehr beliebtes Kraut, das bei Demenz hilft und sowohl die Kognitionsfähigkeit als auch das Gedächtnis verbessert – alles Probleme also, mit denen man sich bei einer T4-Substitution oder einer Nebennierenerschöpfung herumplagen muss. Als einzige Nebenwirkung ist auf eventuell auftretende Blutungen zu achten.

Ingwer: Während ich mit T4 substituiert wurde, litt ich unter einer Tendonitis. Die Einnahme von pulverförmigem Ingwer in Kapseln hat ebenso wie getrocknete Schilddrüse dagegen geholfen. Ich nehme auch weiterhin Ingwer zu mir, da er so viele gute Eigenschaften aufweist – er reduziert arthritischen Schmerz, verbessert die Herzfunktion, senkt den Cholesterinspiegel und verhindert Diabetes oder hält sie zumindest in Schach.

Iod: Da wir über unsere Nahrung viele chemische Stoffe zu uns nehmen, kann es sein, dass unsere Iodrezeptoren besetzt sind oder dass Iod durch Toxine wie Fluorid, Bromid und Chlorid ausgeschwemmt wird. Daher nehmen viele Schilddrüsenpatienten ergänzend Iod zu sich, sei es als flüssige Lugol'sche Lösung oder Iodoral in Tablettenform. Siehe Kapitel 13 zu Iod.

Kalium: Wie im Fall von Magnesium kann es auch zu einem elektrolytischen Kaliummangel kommen, was Salzansammlungen und Blutdruckprobleme zur Folge hat. Kalium ist wichtig für eine gute Herzfunktion, für die Verdauung und für die glatte Muskulatur sowie die quergestreifte Skelettmuskulatur. Langanhaltender Stress kann zu einer Reduktion führen. Eine Bestimmung des RBC (die Erythrozytenzahl) gibt eher als das Serum Auskunft bezüglich des zellulären Kalium-Levels. Normale Werte liegen zwischen 3,7 und 5,2 Mio/µl. Studien zufolge sollten sie eher im oberen Mittelbereich anzusiedeln sein. Zu hohe Kaliumwerte oberhalb des Referenzbereichs können eine gewisse Gefahr in sich bergen, daher empfehlen erfahrene Ärzte regelmäßige Laborkontrollen.

Koenzym Q10: findet sich in natürlichem Zustand in den Mitochondrienzellen, die Werte können aber bei langzeitiger nicht- oder minderbehandelter Hypothyreose absinken. Es unterstützt die Herzfunktion sowie andere Muskeln und ist ein gutes Antioxidans.

Krillöl: Öl aus Meeresfrüchten, reich an EPA (Eicosapentaensäure), DHA (Docosahexaensäure) und Omega3, hervorragende reduzierende Wirkung bei Entzündungen. 1000 – 2000 mg täglich sind empfehlenswert. Reagieren Sie allergisch auf Meeresfrüchte, sollten Sie auf Krillöl verzichten.

Lebertran: großartig für die Herzfunktion. Es enthält hohe Level an Omega 3, ist reich an Vitamin A und D und lindert bei manchen Betroffenen arthritische Schmerzen. Sehr empfehlenswert, da viele Schilddrüsenpatienten erniedrigte Vitamin D-Level aufweisen.

Magnesium: Selbst nachdem ich schon optimal mit natürlichen Schilddrüsenhormonen eingestellt war, war es ein Schock festzustellen, dass meine Magnesium- und Kaliumwerte so niedrig waren. Magnesium ist ein sehr wichtiges Mineral. Unterversorgung führt zu Muskelkrämpfen und starkem Herzklopfen. Bei optimaler Versorgung unterstützt es das Immunsystem sowie den Blutdruck, es liefert Energie und stärkt die Knochen.

Meersalz: Salz ist sehr bedeutend für eine gute Nebennierenfunktion und dank seiner Spurenelemente sollte Meersalz die Natriumquelle Ihrer Wahl sein. Die meisten Patienten rühren in Stresszeiten und bei diagnostizierter Nebennierendysfunktion sowie niedrigem Aldosteronwert morgens und erneut am späten Nachmittag ¼ bis ½ Teelöffel Meersalz in ein Glas Wasser. Besprechen Sie sich mit Ihrem behandelnden Arzt.

Melatonin: Hilft bei Einschlafschwierigkeiten aufgrund eines hohen nächtlichen Cortisolwerts. Antioxidans, das eine wichtige Rolle bei der Demenz spielen kann.

Milchdistel: Hilft beim Senken von Leberenzymen und einem hohen rT3-Wert. Empfohlene Mengen beginnen bei 400 mg. Studien belegen, dass es unbedenklich ist, täglich bis zu 1200 mg einzunehmen.

Mineralien: Sowohl Makro- als auch Spurenelemente sind äußerst wichtig für die Gesundheit und das Wohlbefinden, daher legen Schilddrüsenpatienten vermehrt Wert auf sie. Zu den Makromineralien gehören Kalzium, Magnesium, Kalium, Natrium, Phosphor, Chlorid und Schwefel, die in größeren Mengen vom Körper benötigt werden. In kleineren Mengen muss er mit Spurenelementen versorgt werden, darunter Iod, Zink, Selen, Mangan, Kupfer und Kobalt. Auch Fluorid ist ein Mineral, von dem wir jedoch über unser Trinkwasser eher zu viel zu uns nehmen.

Multivitamine: Es gibt eine Vielzahl von Multivitaminpräparaten, und Patienten sollten sich genau umschauen, welches Produkt ihren Bedürfnissen am ehesten entspricht. Manche Patienten fügen noch weitere Vitamine und Mineralien hinzu.

Rosenwurz: Dieses pflanzliche Mittel mildert Depressionen, verbessert Energie und Kognitionsfähigkeit. Es hilft gegen Stress und soll die Nebennieren dabei unterstützen, das Cortisol besser über den Tag verteilt auszustoßen. Zudem unterstützt es in Stress-Situationen die gesunde Nebennierenfunktion und gleicht eventuelle Hochs und Tiefs von Cortisolleveln aus.

Selen: hat sich zu einem wichtigen Nahrungsergänzungsmittel für Schilddrüsenpatienten entwickelt. Das Mineral Selen wirkt nicht nur potentiell krebsvorbeugend, es ist zudem Teil desjenigen Enzyms, das die Konversion von T4 in T3 hervorruft. Selen wirkt desweiteren als Chelator bei übermäßigem Quecksilber aus unseren Zahnfüllungen.

Studien belegen, dass Selen die Anzahl von Hashimoto-Antikörpern verringert. Die empfohlene Maximalmenge beträgt 400 µg.

Traubenkernextrakt: sehr sicheres, effektives Bioflavonoid-Antioxidans, das die Arterienwände stärkt und von vielen Ärzten verschrieben wird, um verfettete Gefäße zu reinigen. Es reduziert allergische Reaktionen, verbessert den Blutdruck sowie die Herzfunktion und es vermindert Falten.

Vitamin A: Scheinbar wird Vitamin A von den Schilddrüsenhormonen für die Absorption erforderlichen Iods benötigt. Bei Hypothyreose ist der Körper nicht ausreichend in der Lage, Beta Carotin in Vitamin A umzuwandeln. Daher ist es für ein gutes Immunsystem, für die Sehfähigkeit und weiteres von besonderer Bedeutung. Sie sollten sich unbedingt von einem Fachmann beraten lassen, da auch ein Zuviel an Vitamin A schädlich sein kann.

Vitamin C: Viele, die mit T4 substituiert haben oder deren Schilddrüsenstörung aufgrund der unbrauchbaren TSH-Bestimmung nicht diagnostiziert wurde, haben mit hochdosiertem Vitamin C eine Nebennierendysfunktion verhindern können. Die Nebennieren benötigen mehr Vitamin C als irgendein anderes Organ des Körpers. Vitamin C erleichtert zudem die Absorption von Eisen und greift vom Eisen erzeugte freie Radikale an. Es ist außerdem an der Bildung von Schilddrüsenhormonen beteiligt.

Vitamin D: Wie bei Vitamin B12 und Ferritin/Eisen sind viele Schilddrüsenpatienten auch von einem Vitamin D-Mangel betroffen. Das erklärt eventuell die Knochenprobleme, über die Hypothyreosepatienten klagen. Vitamin D verbessert die Funktion des Immunsystems und es wird ihm eine prophylaktische Wirkung gegen Krebs und Herzprobleme zugesprochen. Wenn die Laborkontrolle einen Mangel herausstellt, wird eine Einnahme von mindestens 2000 bis 10.000 IE empfohlen. Anschließend sollte der Test wiederholt werden.

Zimt: Dieses Gewürz ist nun auch in Kapselform erhältlich. Der Erfahrung von Schilddrüsenpatienten zufolge ist Zimt in der Lage, den Blutzuckerspiegel zu senken, wenn auch klinische Studien von nur 20 – 30 % sprechen. Empfohlene Mengen sind 1 – 4 g (letzteres entspricht ½ Teelöffel). Einige Forscher raten davon ab, noch mehr einzunehmen, da dies für die Leber bedenklich sei.

Zink: Zink stärkt das Immunsystem und dem Linus Pauling Institut zufolge ist es für die Funktion zahlreicher Enzyme erforderlich. Wenn also die Laborkontrolle einen Zinkmangel erweist, ist es ratsam, Ergänzungsmittel einzunehmen. Ist jedoch auch das Cortisollevel erniedrigt, muss auf Zink eher verzichtet werden, da es zusätzlich cortisolsenkend wirkt. Eine Langzeitanwendung, beispielsweise 50 mg Zink täglich, kann außerdem das Kupferlevel absenken.

Gute Nahrung, gute Nahrungsergänzungsmittel – Schmankerl:

• *Natriumergänzung hat bei vielen Schilddrüsenpatienten den hohen Blutdruck senken können, die Werte sollten jedoch unbedingt kontrolliert werden, da ein zu hoher, also oberhalb des Referenzbereichs liegender Natriumwert gefährlich sein kann.*

• *Studien belegen, dass niedrige Selenlevel zu hohe rT3-Werte hervorrufen.*

• *Zink senkt den Cortisolspiegel, daher müssen Sie womöglich darauf verzichten, wenn Sie Ihren Cortisolwert steigern müssen.*

• *Nehmen Sie zusätzlich Progesteron zu sich? Studien zufolge besteht ein enger Zusammenhang zwischen Progesteron und einem hohen Aldosteronspiegel – das sind gute Nachrichten für Patienten mit einem geringen Aldosteronwert. Zu viel jedoch kann den Cortisolspiegel anheben.*

• *Das Nahrungsergänzungsmittel GABA (Aminobuttersäure) beruhigt und bekämpft Ängste. GABA darf nicht über einen längeren Zeitraum eingenommen werden.*

Anhang A

Natürliche Schilddrüsenhormone: Inhaltsstoffe der Präparate

Hier eine Auflistung verschiedener Markennamen natürlicher Schilddrüsenhormone in zufälliger Reihenfolge. Das Schilddrüsenpulver, das für verschreibungspflichtige Präparate verwendet wird, stammt von Schweineschilddrüsen, die gefroren und zerkleinert wurden, getrocknet und zu feinem Pulver zermahlen. Dabei werden für die Herstellung hochkonzentrierten Pulvers die Schilddrüsen mehrere Schweine miteinander vermischt. Anschließend wird das Produkt einem Test unterzogen, um sicherzustellen, dass es den Anforderungen entspricht. Die Schilddrüsen stammen von Mastschweinen aus der Nahrungsmittelindustrie. Mikrobiell entsprechen die Präparate den Richtlinien des USP (US-Arzneibuch) zur Salmonellen- und Escherischia Coli-Freiheit. Älterer Literatur zufolge dürfen bei der Herstellung nicht mehr als 6% des Gewichts verlorengehen. Zudem wird es einer anorganischen Kontrolle unterzogen und darf nicht weniger als 90% oder mehr als 110% der auf dem Etikett angegebenen T4- und T3-Menge enthalten. Die angegebenen Mengen müssen im 10%-Rahmen der 38 µg T4 und der 9 µg T3 pro Gran des Schilddrüseninhalts liegen (1 Gran entsprechen 60 bzw. 65 mg je nach Produkt). Für weitere Details siehe *1995 USP 23 NF 18, S. 2684-2685 & 1997 USPDI-Volume III-17th Edition, S. IV/518. Möglichweise liegen neuere Richtlinien vor.*

1. Armour wird von den Forest Pharmaceuticals herg-estellt.[25] Seitdem es im Jahr 2009 eine neue Zusammensetzung erhielt, enthält es weniger Zucker und mehr Zellulose. Dadurch beklagen zahlreiche Patienten die Rückkehr ihrer Hypothyre-ose-Symptome. Zudem kann es nicht mehr sublingual eingenommen werden – was viele Patienten tendenziell vorziehen würden. Wir haben festgestellt, dass durch Zerkauen die getrocknete Schilddrüse besser aus der übermäßigen Zellulose/der härteren Verdichtung freigesetzt wird und die Hypothyreose-Symptome auf diese Weise zufriedenstellender beseitigt werden können. Armour ist in den folgenden Stärken erhältlich: ¼, ½, 1, 1.5, 2, 3, 4 und 5 Gran-Tabletten. Die 3 und 5 Gran-Tabletten haben eine Kreuzbruchkerbe. Ein Gran entspricht 60 mg und enthält 38 µg T4 sowie 9 µg T3, außerdem eine nicht gemessene Menge an T2, T1 und Calcitonin. Entgegen kursierenden Gerüchten wurden die letzten drei genannten Bestandteile nicht entfernt. Jede Tablette enthält:

- Schweineschilddrüsenpulver, entsprechend US-ameri-kanischem Arzneibuch

- Dextrose, anhydriert (anhydriert bedeutet, dass jeglicher Wasseranteil zur Stabilisierung der Tablette entfernt wurde)

- mikrokristalline Zellulose, Neue Zusammensetzung

- Natrium-Stärke-Glycolat, Neue Zusammensetzung

- Kalziumstearat, Neue Zusammensetzung (Stabilisator und Schmiermittel)

- Filmüberzug Opadry weiß (als Bleichungsmittel wird Titandioxid verwendet, es enthält jedoch auch Spuren von PEG (Polyethylenglycol), Polysorbat 80 und Hydroxypropyl-methycellulose. Siehe unten.) Das Armour Schilddrüsenpräparat ist gluten- und laktosefrei. Ebenso Nature-Throid und Westhroid.

2. Nature-Throid und Westhroid werden von der RLC- Laboratorien[26] GmbH, vertrieben (alter Name: Western Research Labs) und sind in Deutschland über Apotheken bestellbar. Westhroid enthielt Maisstärke als Filler, wird aber jetzt mit mikrokristalliner Zellulose hergestellt und entspricht

25 *www.armourthyroid.com*
26 *www.rlclabs.com/*

in der Zusammensetzung Nature-Throid. Ein Gran entspricht
65 mg Nature- Throid. Es hat einen Mikroüberzug, ist leicht zu
schlucken und der Geruch konnte reduziert werden. Eine sublinguale Einnahme ist nicht möglich. Nature-Throid und Westhroid
enthalten keinen Mais, keine Erdnussspuren, Reis, Gluten, Soja,
Hefe, Eier, Fisch/Meeresfrüchte, künstlichen Aromastoffe oder
künstlichen Farbstoffe.

Inhaltsstoffe:

- Kolloidales Siliciumdioxid (aus Erz: natürliches Trocknungsmittel, zum Schutz vor Feuchtigkeit)

- Dikalziumphosphat (aus Erz, bindet die Inhaltsstoffe)

- Laktosemonohydrat (nachweisbare Spuren als Bestandteil des getrocknete Schilddrüsenpulvers USP)

- Magnesiumstearat (pflanzlich, beispielsweise aus
  Palmöl; Gleitmittel bei der Tablettenverdichtung)

- Mikrokristalline Zellulose (synthetische Faserbasis für
  Volumen und Masse; bindet leider auch Schilddrüsenhormone)

- Croscarmellose-Natrium (hilft bei der Auflösung im Magen; bedeutet leider noch mehr Zellulose!)

- Stearinsäure (pflanzlich – gewöhnlich Palmöl; bindet
  die Bestandteile)

- Opadry II 85F19316 klar

- Schweineschilddrüsenpulver, USP

Bevor Nature-Throid Anfang 2010 neu zusammengesetzt
wurde, sollte es alles oben Genannte enthalten, doch Opadry
wurde als Opadry weiß angegeben (Titandioxid, das als Bleich-
mittel eingesetzt wird, aber auch Spuren von PEG (Polyethylenglykol), Polysorbat 80 und Hydroxypropylmethylcellulose enthält). Es enthielt desweiteren:

- Natriumstärkeglykolat (synthetisch aus Stärkemolekülen gewonnen; hilft bei der Auflösung im Magen)

- Carnaubawachs (aus den Blattporen der brasilianischen Wachspalme; komplette Versiegelung der Tablette)
- Polyethylenglykol (PEG) (synthetisch; gemeinsam mit Hydroxypropylmethylcellulose für einen klaren Überzug)

HINWEIS: *Im Vergleich zu Nature-Throid vor der neuen Zusammensetzung ist der typische Geruch der natürlichen Schilddrüsenhormone nun weniger intensiv. Die Tabletten haben auf einer Seite RLC eingestanzt und ein N über einer 1 auf der anderen Seite. Vorher war nur NT1 eingestanzt oder ein Hinweis darauf, dass Time Caps Labs (TCL) Nature-Throid für die RLC-Laboratorien hergestellt hat. Der Kalziumfiller wurde von 16 mg auf 17 mg erhöht. RLC gibt an, dass der alte Filler Magnesium, Kalium und Natrium enthielt (jeweils weniger als 1 mg), während neu jetzt kein Kalium mehr enthalten ist. Um die Zellulose aufzubrechen, muss die Tablette eventuell zerkaut werden. Das geben die Patienten als Problem bei der neuen Zusammensetzung von Nature-Throid an.*

3. Thyroid-S wird von der Sriprasit Pharma GmbH in Thailand hergestellt (Tochtergesellschaft von Sriprasit Dispensary R.O.P.); Laut Advertising ist Sriprasit Pharma führender Importeur und GMP- sowie ISO 9002-zertifizierter Produzent pharmazeutischer Produkte. Leider scheint es schwierig zu sein, Thyroid-S von Deutschland aus zu bestellen. Fragen Sie in einer großen Apotheke, möglicherweise in einer Flughafen-Apotheke nach. Anm. der Übersetzerin)

Patienten sind recht zufrieden mit diesem Produkt. Inhaltsstoffe laut Pongsak Songpaisan von Sriprasit:

- Schilddrüsenextrakt USP
- Laktose (Milchzucker)
- PVP K90 (Polyvinylpyrolidon; wasserlöslicher Überzug; kein Risiko bekannt)
- Avicel (mikrokristalline Zellulose; bindet das Produkt)
- Aerosil (Siliziumsäurepulver; hilft, die Inhaltsstoffe zu ver-

teilen)

- Natriumstärkeglykolat (hilft beim Auflösen der Tablette)
- Magnesiumstearat (Filler)
- Eudragit (Magensaftresistenter Überzug)
- Methocel (wasserlöslicher Zelluloseether; hilft, die Tablette zu binden)
- Talcum (Filler)
- Ponceau 4r Azofarbstoff (rotes Aluminiumadditiv)
- Tartrazin Azofarbstoff (gelbes Aluminiumadditiv)
- Brillantblau FCF Azofarbstoff (blaues Aluminiumadditiv)
- Sunsetgelb FCF Azofarbstoff (gelbes Additiv)
- Titandioxid (weiß)
- PEG 6000 (wasserlösliches Polymer; Bindemittel)
- Dimethiconelösung

Im August 2009 erhielt ein Arzt auf Rückfrage folgende Liste von Sriprasit:

Verwendete Filler: Maisstärke, Lactose, Avicel (mikrokristalline Zellulose; MCC). Verwendete Bindemittel: PVP K-90 (Polyvinylpyrrolidon). Verwendete Konservierungsstoffe: Methylparaben, Propylparaben. Inhalt pro Tablette (60 mg Schilddrüsenextrakt): ungefähr 38 µg Levothyroxin (T4) und 9 µg Liothyronin (T3). Extraktquelle: Schwein.

Beschreibung von Patienten: Die Thyroid-S Tabletten sind braun und haben einen harten Überzug. Sie lösen sich nicht gut auf, können aber zerkaut werden. Der Geschmack erinnert an Papaya, ähnlich wie „Thiroyd" unten.

4. Thiroyd (korrekte Schreibweise) von Greater Pharma Inc., einem führenden thailändischen pharmazeutischen Produzenten. In einer E-Mail von Greater Pharma an einen Patienten heißt es, ein Gran Thiroyd enthalte 8,31 µg T3; an T4 sind 35µg enthalten. Das entspricht 0,013 % beziehungsweise 0,058 %. Ein Schilddrüsenpatient schreibt: Die Thiroyd-Tabletten sind weiß und schmecken so süß wie Papaya oder

eine ähnliche Frucht. Sie lösen sich sublingual sehr gut auf und scheinen gut zu wirken. Die Packungsbeilage ist komplett auf Englisch verfasst. Greater Pharma Manufacturing Co. Ltd 55/2 Phutthamonthon, Nakhon, Pathom. Wie Thyroid-S kann es über das Internet bezogen werden.

5. Australiens Apothekenschilddrüse: In Australien wird die getrocknete Schilddrüse als „Schilddrüsenextrakt" hauptsächlich in Apotheken hergestellt. Auf Anfrage eines Patienten an Australian Custom Pharmaceuticals, Australiens größter, ausschließlich Medikamente herstellender Apotheke, werden als einzige Inhaltsstoffe der Kapseln aktive Bestandteile (Schilddrüsenextrakt) und mikrokristalline Zellulose als Filler angegeben. 60 mg ACP (entspricht einem Gran) enthält 33,4 µg T4 und 8,37 µg T3. T4 und T3 können sich gegenseitig in ihrer Wirkung verstärken, so dass der therapeutische Effekt 25 µg T3 und 100 µg T4 pro 60 mg entspricht. Das Rohmaterial für den Schilddrüsenextrakt stammt vom Schwein und wird von einem Überseelieferanten bezogen.

6. Kanadas „Thyroid": früher von Pfizer, wird heute von Erfa[27] hergestellt. Erhältlich sind 30, 60 und 125 mg-Tabletten. Wie Armour vor der neuen Zusammensetzung kann Thyroid sublingual eingenommen werden. Inhaltsstoffe:

• getrocknete Schilddrüse

• Magnesiumstearat

• Maisstärke

• Talk

• Zucker

Erfas Kanadisches Thyroid weicht leicht von USP-Verhältnissen amerikanischer Produkte ab:

Jede mit „ECI 30" geprägte Erfa 30 mg-Tablette enthält 18 µg T4 und 4 µg T3 (im Vergleich zu 19/4,5 in amerikanischen Produkten). Das entspricht einem amerikanischen halben Gran.

---

27 *www.erfa-sa.com/thyroid_en.htm*

Jede mit „ECI 60" geprägte Erfa 60 mg-Tablette enthält 35 µg T4 und 8 µg T3 (im Vergleich zu 38/9 in amerikanischen Produkten). Das entspricht einem amerikanischen Gran.

Jede mit „ECI 125" geprägte Erfa 125mg-Tablette enthält 73 µg T4 und 17 µg T3 (im Vergleich zu 76/18 in amerikanischen Produkten). Das entspricht zwei amerikanischen Gran.

Die Erfa Website: *http://thyroid.erfa.net/*.

7. Dänemarks Thyreoideum (SD Extrakt)

von Biofac in Kastrup, Dänemark. Wird über BUFA/Fargo, Importeur für pharmazeutische Produkte, in die Niederlande importiert.

½ Gran= 29 mg (12,7 µg T4 und 4,5 µg T3)

1 Gran= 57 mg (25,3 µg T4 und 9 µg T3)

2 Gran= 114 mg (50,6 µg T4 und 18 µg T3)

Schweineschilddrüse. Auf manchen Websites heißt es, dass das T4-/T3-Verhältnis von 2,3:1 bis 3,8:1 schwanken kann. Entspricht den USP-Standards. Enthält mikrokristalline Zellulose als Filler. Kann außerdem Laktose, Natrium, Chlorid, Stärke, Saccharose oder Glukose enthalten.

8. Deutschlands Thyreogland (jetzt SD Extrakt) aus München, Klösterl-Apotheke, Waltherstraße, 80337 München, Telefon 089-54343211.

1 Gran Armour = 100 µg Levothyroxin = 40 µg Thyreogland.

Klare Gelatinkapseln mit losem Pulverinhalt. Eventuell Magnesiumstearat als Filler. Auf dem Etikett Angaben zu der 25 µg Tablette (25 µg T4 und ungefähr 6 µg T3). Mir wurde außerdem folgendes zugesendet: Die Klösterl-Apotheke München bietet vier verschiedene Potenzen an: 25 µg T4 + 5,9 µg T3; 50 µg T4 + 11,8 µg T3; 75 µg T4 + 17,8 µg T3; 100 µg T4 + 23,7 µg T3. Die 75 µg-Tablette entspricht recht genau 2 Gran Armour. Zusätzlich wird den Kapseln die Aminosäure Tyrosin als Filler zugesetzt. Fordern Sie die Broschüre der Apotheke an, denn dies ist meines

Wissens nach bezüglich einer Substitution mit natürlichen Schilddrüsenhormonen die einzige schriftliche Information, die man in Deutschland einem Arzt tatsächlich vorlegen kann. Ein weiteres in Deutschland erhältliches Schilddrüsenextrakt ist in verschiedenen Granmengen erhältlich. Bezogen wird es von Receptura, Altenhöferallee 3, 60438 Frankfurt a.M.

9. Neuseelands Whole Thyroid:

ein Schilddrüsenextrakt von Pharmaceutical Compounding New Zealand (PCNZ). Website: http://www.pharmaceuticla.co.nz/.

10. NP Thyroid von Acella

Ende 2010 brachte Acella Pharmaceuticals Inc. in Alpharetta, Georgia, (zuvor Brookstone Pharmaceuticals) eine generische Variante natürlicher Schilddrüsenhormone auf den Markt. Zu den inaktiven Bestandteilen gehören Kalziumstearat, Dextrosemonohydrat, Maltodextrin und Mineralöl. Erhältlich zu 30 mg, 60 mg und 90 mg.

Manche Patienten berichten, es sei weniger stark als andere Produkte, sind aber im Großen und Ganzen zufrieden.

11. Nutri-Meds Porcine [Schwein] oder Bovine [Rind] ist ein nicht verschreibungspflichtiges Präparat natürlicher getrockneter Schilddrüse. Die Variante vom Schwein enthält:

• getrocknete Schilddrüse, Konzentrat vom Schwein

• rohes Schweineschilddrüsengewebe 130 mg

• Dikalziumphosphat

• Magnesiumstearat (natürliches Tablettierungsmittel)

Die Variante vom Rind enthält (in der Zusammensetzung von 2011):

• getrocknete Schilddrüse, Konzentrat vom Rind

- Reispulver
- Magnesiumstearat
- Gelatine (von biologisch gehaltenen Tieren)

Weitere Angaben von der Nutri-Meds Website:

„Unsere Drüsen werden aus Neuseeland und Argentinien importiert, also aus Ländern, die auf eine lange Geschichte in der Freiland-Tierhaltung zurückblicken können. Wir verwenden keine Hormone oder Antibiotika und stehen nicht in Kontakt mit Ländern, in denen BSE-Fälle vorgekommen sind. Die Gelatine, die wir für unsere Kapseln verwenden, stammt von den gleichen Bezugsquellen. Wir verwenden keine USDA-Gelatine, da sie nicht unseren Standards entspricht."

Patienten berichten, dass freiverkäufliche Schilddrüsenprodukte, darunter auch Nutri-Meds bei weitem schwächer sind als alle Markenprodukte, daher muss eine größere Menge eingenommen werden. Es mag sein, dass sie gut sind, wenn man kurzfristig Hilfe sucht. Ob die Präparate auch langfristig hilfreich sind, ist nicht sicher, auch wenn es manche Patienten gibt, die sie mögen.

12. ThyroGold ist ein in den USA freiverkäufliches Produkt aus getrockneter Schilddrüse, das von Dr. John C. Lowe zusammengesetzt wurde. Enthalten sind 300 mg gefriergetrocknetes Rinderschilddrüsenpulver von Weiderindern aus Neuseeland, ebenso 25 mg Coleus Forskohlii (Buntnessel). Viele Patienten mögen es, und manche berichten, dass es sehr stark ist, daher nehmen sie nur eine Kapsel ein. Wenn man mit der Einnahme von Thyro-Gold beginnt, kann das Pulver der Kapsel entnommen und geteilt werden, so dass man eine geringere Menge einnimmt, beispielsweise ¼ der Gesamtmenge, um dann um jeweils ¼ zu steigern.

Erläuterungen zu den Inhaltsstoffen[28] :

Aus den Mitteilungen zu den inaktiven Inhaltsstoffen von Nature-Throid™:

Carnaubawachs – aus den Blattporen der brasilianischen Wachspalme gewonnen. Für die letzte Phase beim Überziehen von Tabletten verwendet (für eine komplette Versiegelung).

Dikalziumphosphat – aus Erz. Gewöhnlich als Bindemittel in Tabletten verwendet (zur Bindung der Inhaltstoffe im Herstellungsprozess).

Hypromellose (Hydroxypropylmethylcellulose) – auf pflanzlicher Zellulosebasis (gewöhnlich Baumwollmischung und/oder Zellstoff). Üblicherweise wird es als Granulationsmittel in Tabletten verwendet (um Volumen und Dichte für eine geeignete Kompression zu gewährleisten) sowie als Anteil einer klaren Überzugslösung (mit PEG).

Kolloidales Siliziumdioxid – aus Erz. Gewöhnlich als natürliches Trocknungsmittel in Tabletten verwendet (gegen Feuchtigkeitseinwirkung).

Laktosemonohydrat – gewöhnlich aus einem Milchprodukt gewonnen. Wird NICHT als separater Inhaltsstoff bei der Zusammensetzung hinzugefügt. Verdünnungsmittelbasis, stammt vom USP-Schilddrüsenpulver (entsprechend USP-Schrift).

Magnesiumstearat – auf pflanzlicher Basis (meist Palmöl). Gewöhnlich als Gleitmittel in den Tabletten verwendet (um eine geeignete Kompression der Tablette zu gewähren).

Mikrokristalline Zellulose – synthetisch hergestellte Fasern (ähnlich den pflanzlichen Fasern). Gewöhnlich als Filler in Tabletten verwendet (um Volumen und Masse zu erzeugen).

Natriumstärkeglycolat – synthetische Stärkemoleküle (ähnlich Kartoffelstärke). Gewöhnlich unterstützt es die Auflösung der Tablette (im Magen).

Polyethylenglycol (PEG) – synthetisch hergestellt. Mit Hydroxypropylmethylcellulose als Teil einer klaren Überzugslösung.

Stearinsäure – auf pflanzlicher Basis (gewöhnlich Palmöl). Üblicherweise wird es als Bindemittel in Tabletten verwendet (bindet die Bestandteile während des Herstellungsvorgangs).

---

28 *www.nature-throid.com/inactive.asp*

Anhang B

Vegetarische Einschränkungen und religiöse Bedenken gegenüber Schweinefleisch

Es werden zwei Hauptbedenken gegenüber der Tatsache, dass es sich bei den natürlichen Schilddrüsenhormonen um ein Produkt vom Schwein handelt, vorgebracht: vegetarische Ernährung und religiöse Vorschriften.

Als Vegetarier verzichtet man bewusst und konsequent auf den Verzehr von Fleisch, Fisch und Geflügel, dementsprechend auch auf sämtliche Produkte, die vom Schwein stammen. Es gibt vielfältige Gründe, sich für eine vegetarische Ernährung zu entscheiden: gesundheitliche Ursachen, religiöse Einstellung oder moralische Bedenken gegenüber Masttierhaltung.

Was den Verzehr von Schweinefleisch betrifft, finden wir religiöse Einschränkungen sowohl im Judentum wie auch im Islam, vereinzelt auch im christlich-orthodoxen Glauben.

In diesen Fällen kann ein Zusatz von synthetischem T3 zu synthetischem T4 eine geeignete Alternative zu der getrockneten Schweineschilddrüse sein. T3-Präparate sind unter dem Namen Cytomel, Cytomal/Ti Tre, Tertroxin und Mexikanisches Cytomel erhältlich oder einfach als Natriumliothyronin.

Diese Präparate werden vom Arzt verschrieben. Obwohl Patienten berichten, es liefere ihnen nicht die gleichen exzellenten Ergebnisse wie natürliche Schilddrüsenhormone, ist es in diesem Fall die beste Wahl anstatt ausschließlich mit einem T4-Monopräparat zu substituieren.

Eine andere Alternative wäre die Einnahme von rezeptfreier getrockneter Schilddrüse vom Rind. Nutri-Meds ist dafür eine beliebte Wahl. Es gibt jedoch auch andere Hersteller, deren Produkte Sie im Internet oder vielleicht in ihrem Reformhaus finden. Solche rezeptfreien Präparate vom Rind wie auch vom Schwein sind recht schwach, daher werden Sie jeweils mehr davon einnehmen müssen als von der verschreibungspflichtigen getrockneten Schweineschilddrüse.

Noch eine Alternative ist der Schritt, den Serene Shick gegangen ist. Serene ist Veganerin und messianische Jüdin. Sie litt unter zahlreichen Hypothyreose-Symptomen und hat sich intensiv informiert. Ihr Fazit war, dass trotz ihrer veganen Haltung natürliche Schilddrüsenhormone das Präparat ihrer Wahl sein musste:

> *Alles deutet darauf hin, dass dies die beste Medikation für diese Art der Erkrankung ist, obwohl die meisten Ärzte lieber synthetische Produkte verschreiben wollen. Armour ist rein natürlich – das sagt mir sehr zu, obwohl es vom Schwein stammt. Sicher passt es nicht wirklich zu meiner Einstellung als Veganerin und messianische Jüdin, aber ich bin zu der Überzeugung gelangt, dass etwas, das dafür sorgt, dass mein Körper / mein Gehirn / mein Kopf besser funktionieren, Priorität haben sollte gegenüber dem Bedürfnis, keine Tierprodukte zu verzehren, und auch gegenüber der Mitzwa in Bezug auf Schwein. Es ist schließlich nur eine verschwindend geringe Menge, und ich fühle mich bereits unglaublich viel besser: Ich kann wieder klarer denken, ich habe mehr Kontrolle über meine Gefühle, und ich kann tatsächlich wieder häufig Freude empfinden! Ich bin mir sehr sicher, dass es Jahwes Wille war, dass ich das entdecke.* [29]

Was das Judentum angeht, kann es sein, dass das Hinunterschlucken von getrockneter Schweineschilddrüse eher akzeptiert wird, als eine sublinguale Einnahme. Auf diese Weise verstößt man möglicherweise nicht gegen etwaige Essensvorschriften. Auch die Tatsache, dass die Verwendung natürlicher Schilddrüsenhormone ein Leben und einen Geist rettet, kann ein ausschlaggebender Grund für eine Akzeptanz sein.

---

29 *www.supernaturalself.com/Hypothyroid.htm*

Anhang C

Erläuterungen zu Laborwerten, und wie Sie Ihre Laborwerte lesen könen

TSH:

Abkürzung für „Thyreoidea stimulierendes Hormon". Leider ist der TSH-Wert zur Diagnose einer Schilddrüsenerkrankung der Liebling des medizinischen Establishments. Medizinische Fachleute sehen in ihm „einen verlässlichen Maßstab für die Schilddrüsenfunktion und eine genaue Richtlinie, um die geeignete Dosis der Schilddrüsenmedikation zu bestimmen". Der Test bestimmt die Menge an TSH, die von der Hirnanhangdrüse ausgestoßen wird, um die Schilddrüse anzuregen.

Der Standard-Normbereich lag früher zwischen 0,5 und 5,0 mU/l. Ein Wert unter 0,5 mU/l deutete auf Hyperthyreose hin, ein Wert über 5,0 mU/l ließ auf Hypothyreose schließen. Im Jahr 2003 sprach die American Association of Clinical Endocrinologists eine Empfehlung für einen neuen Referenzbereich aus, der nun zwischen 0,3 und 3,04 mU/l liegen sollte. Bis heute jedoch verwenden manche Einrichtungen weiterhin die alte Norm. (Auch in Deutschland variieren die zugrundegelegten Normbereiche: Für die einen liegt er zwischen 0,3 und 4,0 mU/l, für andere zwischen 0,3 und 2,5 mU/l. – Anm. der Übersetzerin)

Für das Festlegen eines solchen Referenzbereichs wurde eine Gruppe von Freiwilligen getestet, die als euthyreot eingestuft worden waren, bei denen mit anderen Worten keine Schilddrüsenerkrankung vorlag.

Kritik: Patienten haben wiederholt festgestellt, dass der TSH-Wert um Jahre hinterherhinkt. Selbst wenn offensichtliche Hypothyreose-Symptome vorliegen, dauert es oft lange, bis die Laborwerte den Normbereich übersteigen und eine Schilddrüsenunterfunktion anzeigen. Sobald Sie dann optimal auf natürliche Schilddrüsenhormone eingestellt sind, liegen die Werte unterhalb des Referenzbereichs, obwohl nicht das geringste Anzeichen für Hyperthyreose-Symptome vorliegt.

Vorteil: In der Diagnose einer Hirnanhangdrüsendysfunktion ist die Bestimmung des TSH-Werts tatsächlich hilfreich, insbesondere bei Hypopituitarismus. Wenn dieser Wert bei gleichzeitig geringem fT3- oder fT4-Level sowie vorliegenden Hypothyreose-Symptomen niedrig ist, ist das ein Hinweis darauf, dass die Hypophyse nicht einwandfrei funktioniert.

Freies T3:

„Frei" steht hier für „nicht an ein Protein gebunden und damit verfügbar für die Verwendung sowie die Stoffwechselaktivität". T3 (Triiodthyronin) ist das aktive Schilddrüsenhormon. Wenn nicht substituiert wird, deutet ein hohes Level auf eine Hyperthyreose hin, ein niedriges Level dagegen auf eine Hypothyreose.

Bei Substitution mit natürlichen Schilddrüsenhormonen liegt der fT3-Wert am oberen Ende des Normbereichs, manchmal sogar darüber, während zugleich alle Symptome beseitigt sind (bei starken Nebennieren oder einem adäquaten Cortisolwert, plus gutem Blutdruck und einer guten Herzfrequenzrate). Bei niedrigem Cortisolspiegel liegt der fT3-Wert zwar ebenfalls im oberen Referenzbereich, zugleich aber halten die Hypothyreose-Symptome an, oder der fT3-Wert ist erniedrigt, aber der fT4-Wert ist erhöht, was dann auf ein Übermaß an rT3 hinweist.

Patienten und einige Ärzte empfehlen diesen Test dringend, um wertvolle weitere Informationen zu erhalten.

Freies T4:

„Frei" steht auch hier für „nicht an ein Protein gebunden und damit verfügbar für die Verwendung". T4 (Thyroxin) ist das Speicherschilddrüsenhormon, das bei Bedarf in das aktive Hormon T3 umgewandelt wird. Wenn nicht substituiert wird, deutet ein hohes Level auf Hyperthyreose hin und ein niedriges Level auf Hypothyreose.

Bei Substitution mit natürlichen Schilddrüsenhormonen liegt der fT4-Wert häufig im mittleren Bereich (manchmal höher) bei einem gleichzeitig im oberen Bereich liegenden fT3-Wert, während sämtliche Symptome beseitigt sind.

Patienten und einige Ärzte empfehlen diesen Test dringend, um weitere Informationen zu erhalten.

T3 (wird von Patienten nicht empfohlen):

Solange das Wort „frei" (f) nicht davorgesetzt wird, ist mit „T3" das Gesamt-T3 gemeint oder die Gesamtmenge des verfügbaren und nicht verfügbaren zirkulierenden Schilddrüsenhormons. Der Wert kann bei der Diagnose von Hyperthyreose hilfreich sein, aber Patienten wie auch einige Ärzte halten ihn für die Diagnose einer Hypothyreose für ungeeignet, da nicht ersichtlich wird, welcher Anteil dieser Menge zur tatsächlichen Verwendung zur Verfügung steht. Hinzu kommt, dass Schwangere generell zu einem höheren Gesamt-T3-Wert neigen.

T4 (wird von Patienten nicht empfohlen):

Solange das Wort „frei" (f) nicht davorgesetzt wird, ist mit „T4" das Gesamt-T4 gemeint oder die Gesamtmenge des verfügbaren und nicht verfügbaren zirkulierenden Speicherschilddrüsenhormons, das 99% des T4 ausmacht. Der Wert kann bei der Diagnose von Hyperthyreose hilfreich sein, aber Patienten wie auch einige Ärzte halten ihn für die Diagnose einer Hypothyreose für ungeeignet, da nicht ersichtlich wird, welcher Anteil dieser Menge zur tatsächlichen Verwendung zur Verfügung steht.

Reverses T3 (rT3):

Maß für die inaktive Form des T3. T4 wird normalerweise dann in rT3 umgewandelt, wenn die T4-Menge nicht benötigt wird. Das ist der Fall nach einer Operation oder einem Unfall oder während einer akuten Erkrankung. Bei einer Nebennierendysfunktion jedoch, einem niedrigen Ferritin-/Eisenwert, niedrigem B 12-Wert und anderen chronischen Störungen kann das T4 übermäßig in rT3 konvertieren, das dann mit dem T3 um dieselben Zellrezeptoren konkurriert. Es wird empfohlen, den rT3-Wert zugleich mit dem fT3-Wert zu untersuchen, um das Verhältnis bestimmen zu können. Siehe Kapitel 12.

TPO/Anti-TPO oder Antikörper gegen Antithyreoidale Peroxidase:

Maß für die Antikörper, die die thyreoidale Peroxidase angreifen, ein Enzym, das bei der Produktion von Schilddrüsenhormonen sowie der Umwandlung von T4 in T3 beteiligt ist. Hilft mit dem unten erläuterten TgAK-Wert bei der Diagnose von Hashimoto. TPO-Antikörper kommen auch bei Morbus Basedow vor, dann aber in kleineren Mengen.

TgAK/Thyreoglobulin Antikörper:

Maß für die Antikörper, die das Schlüsselprotein der Schilddrüse angreifen, das Thyreoglobulin, das bei der Produktion der Schilddrüsenhormone T4 und T3 eine entscheidende Rolle spielt. Zusammen mit dem Anti-TPO hilft es bei der Diagnose von Hashimoto.

Manche Patienten stellen fest, dass der eine Antikörperwert normal sein kann und nur der andere abweicht, daher wird die Bestimmung beider Werte, sowohl des TPO als auch des TgAK dringend zur Diagnose von Hashimoto empfohlen.

T3-Resin-Aufnahme/T3RU (wird von Patienten nicht empfohlen):

Dieser Wert bestimmt das Level der das Schilddrüsenhormon bindenden Proteine im Blut. Kann gemeinsam mit anderen Tests für eine Diagnose von Hyperthyreose verwendet werden. Bei einem Verdacht auf Hypothyreose jedoch halten Patienten und einige Ärzte diesen Test für überflüssig und reine Geldverschwendung..

Freier Thyroxinbindungsindex (FTI oder T7) (wird von Patienten nicht empfohlen):

Neben der T4- und der T3-Aufnahme bestimmt auch dieser Test, welche Menge an Schilddrüsenhormonen frei und ungebunden ist. Die Bestimmung dieses Wertes wurde durch die Untersuchung des fT4-Levels ersetzt.

Patienten und einige Ärzte halten diesen Test bei einem Verdacht auf Hypothyreose für überflüssig und reine Geldverschwendung.

TRH:

Abkürzung für Thyreotropin (TSH) freisetzendes Hormon. Im Körper wird das TRH durch den Hypothalamus freigesetzt, um die Hirnanhangdrüse zum Ausstoßen von TSH zu stimulieren. Bei diesem Test wird überprüft, ob infolge der Anregung durch das TRH der TSH-Wert ausreichend steigt. Wenn der TSH-Wert übermäßig steigt, nachdem das TRH angeregt wurde, impliziert dies eine vorliegende Hypothyreose. Wenn zu viele Schilddrüsenhormone vorhanden sind, ruft das angeregte TRH kein Steigen des TSH hervor. Der Testwert reagiert also sehr empfindlich und ist damit bei einer beginnenden Hyperthyreose frühzeitig aussagekräftig.

Der Test findet auch bei Krebspatienten Anwendung, um festzustellen, ob sie ausreichend medikamentiert sind oder um die Funktion der Hirnanhangdrüse zu bestätigen.

Die Bestimmung dieses Wertes ist selten geworden, da Mediziner der Überzeugung sind, sie durch die Untersuchung allein des TSH-Werts ersetzen zu können.

TSI:

Abkürzung für Thyreoidea stimulierendes Immunoglobulin, das auf eine Hyperthyreose vom Typ Morbus Basedow sowie auf eine Basedow-Ophthalmopathie oder prätibiales Myxödem (vorstehende Augen) hindeutet. Anstatt das Gewebe zu zerstören, reagieren die TSI-Antikörper mit den TSH-Rezeptoren und regen damit die Schilddrüse zu einer stärkeren Produktion an.

Manche Hashimoto-Patienten haben einen erhöhten TSI-Wert, ohne unter Morbus Basedow zu leiden.

Schilddrüsenscan oder Radioiodaufnahme:

Diese Untersuchung wird meist vom Arzt angefordert, wenn eine Vergrößerung der Schilddrüse vorliegt. Das erstellte Bild ermöglicht es, Knoten oder Entzündungen zu beurteilen.

Es gibt zwei verschiedene Methoden: Bei der einen wird die Schilddrüse bildlich dargestellt, bei der anderen, der Radioiodaufnahme, führen Sie Ihrem Körper eine Dosis radioaktiven Iods zu. In diesem Verfahren wird dann die Menge bestimmt, die von der Schilddrüse absorbiert wird. Diese Menge entspricht der Hormonmenge, die die Schilddrüse produziert.

Über eine Szintigraphie, ein Bildgebungsverfahren, kann festgestellt werden, ob es sich bei einer Auffälligkeit um einen sogenannten heißen oder einen kalten Knoten handelt (aufgrund des Ergebnisses kann zur Diagnose eines eventuellen Krebsbefalls über das weitere Vorgehen entschieden werden). Heiße Knoten sind in der Regel nicht bösartig.

Kritik: Manche Patienten haben das Gefühl, eine Szintigraphie ist zu viel des Guten, wenn sie doch offensichtlich unter Hashimoto leiden, bei dem der Hormonmangel mit geeigneten Dosen natürlicher Schilddrüsenhormone substiutiert werden kann und dessen Symptome bei vielen Betroffenen außerdem durch den Verzicht auf Gluten erleichtert wird.

Ultraschall:

Bei diesem Test werden Schallwellen hoher Frequenz verwendet, um ein Bild der Schilddrüse und eventueller Knötchen zu erstellen.

Ein Arzt kann daran ablesen, ob ertastete Knötchen fest oder flüssig gefüllt sind, außerdem kann er ihre Größe messen. Krebs lässt sich auf diese Weise nicht verifizieren.

Kritik: Manche Patienten haben das Gefühl, eine Szintigraphie ist zu viel des Guten, wenn sie doch offensichtlich unter Hashimoto leiden, bei dem der Hormonmangel mit geeigneten Dosen getrockneter Schilddrüse substiutiert werden kann und dessen Symptome bei vielen Betroffenen außerdem durch den Verzicht auf Gluten erleichtert wird.

Schilddrüsen-Nadelbiopsie:

Bei diesem Test wird mit einer sehr feinen Nadel durch die Haut etwas Gewebe aus der Schilddrüse entnommen, um festzustellen, ob ein kalter Knoten bösartig oder gutartig ist. Dieser Test wird als sicher und leicht durchführbar eingeschätzt und ist eine effektive Methode, um einen Krebs zu verifizieren.

Wie empfohlene Schilddrüsen-, Nebennieren- und weitere damit zusammenhängende Laborwerte zu lesen sind:

24-Stunden Cortisolspeicheltest: Bei gesunder Nebennieren- funktion ergeben sich folgende Werte:

8 Uhr: am oberen Rand des Normbereichs
11 Uhr: im oberen Viertel
16 – 17 Uhr: mittlerer Bereich
23 – 24 Uhr: im unteren Bereich.

In den ersten Stadien einer Nebennieren-/HPA-Dysfunktion werden Sie sehr hohe Werte erhalten. Anschließend, wenn die Nebennieren ins Strauchelnr geraten, wird sich eine Mischung aus hohen und niedrigen Werten ergeben. In späteren Stadien sind alle Werte niedrig.

AB (Antithyroglobulin) Test for Hashimotos:
Generally, if this is above the range, you've got the autoimmune thyroid disease Hashi's. It the result is below the "less than" mark, or in the range provided, you may be fine, but you need to have done the other antibody test, TPO, as well. If either are below or "in" the range, but moving up, time to support your immune system. (See Chapter 8.)

ACTH Stim: Das Cortisollevel wird sich im Verlauf dieses Stimulationstests verdoppeln, wenn die Nebennieren gesund sind.

Aldosteron: Ein Nebennierenhormon, das an der Regulierung des Natrium-, wie auch des Kaliumlevels im Körper beteiligt ist. Liegen Ihre Werte im mittleren oder unteren Bereich, also zwischen 4,0 und 31,0 ng/dl, müssen Sie davon ausgehen, dass Ihre Nebennieren möglicherweise nicht ausreichend produzieren, da gesunde Nebennieren Werte im oberen Bereich hervorrufen.

Dieser Test wird am besten morgens durchgeführt, die letzten 24 Stunden vor dem Test sollten Sie auf Salz verzichten. Frauen wird empfohlen, die erste Woche nach ihrer Periode als Zeitpunkt zu wählen, da ein steigendes Progesteronlevel auch zu einer Steigerung des Aldosteronwerts führen kann. Der Mittelwert liegt bei 17,5 ng/dl. Der Test sollte bei einer akuten Erkrankung nicht durchgeführt werden (als Reaktion auf eine Krankheit sinkt das Aldosteronlevel), ebenfalls dann nicht, wenn Sie gerade intensivem Stress ausgesetzt sind (der Aldosteronwert steigt in diesem Fall) oder direkt im Anschluss an exzessiven Sport (auch dann steigt der Aldosteronwert). Während der Schwangerschaft kann es zu doppelt hohen Aldosteronwerten kommen.

Antikörper (Antithyroglobulin)-Test bei Hashimoto: Allgemein gilt, dass, wenn dieser Wert den Normbereich übersteigt, Sie unter der Autoimmunkrankheit Hashimoto leiden. Liegt der Wert unter- oder innerhalb des Referenzbereichs, ist möglicherweise alles in Ordnung, dennoch muss auch der andere Anti körpertest durchgeführt, also das TPO bestimmt werden. Wenn beide Werte unterhalb des oder in dem Normbereich liegen, aber eine tendenzielle Steigerung festzustellen ist, benötigt Ihr Immunsystem Unterstützung (siehe Kapitel 8);

B12: Ein optimaler B 12-Wert liegt im oberen Referenzbereich. Ein Wert, der nur innerhalb des Normbereichs liegt, ist nicht optimal. Werden Ihre Werte nach dem Referenzbereich 180 – 900 pg/ml beurteilt, beträgt ein gesundes Level mindestens 800 pg/ml. Im Bereich zwischen 500 – 800 pg/ml kann die Einnahme von B 12 als Lutschtabletten förderlich sein, insbesondere Methylcobalamin. In Studien hat sich gezeigt, dass Patienten mit Laborwerten unter 350 pg/ml sehr wahrscheinlich ebenfalls Symptome entwickeln, woran man dann einen ernstzunehmenden, seit Jahren unentdeckten Mangel erkennen kann. Manche Mediziner meinen, der B 12-Referenzbereich sei zu niedrig angesetzt; in Japan liegt die untere Grenze bei 500 pg/ml.

Zusätzlich kann ein Urintest zur Bestimmung der Methylmalonsäure, genannt UMMA (Urin-Methylmalonsäure), durchgeführt werden, der sehr empfindlich ist. Wenn der Wert hoch ausfällt, liegt eindeutig ein Vitamin B 12-Mangel vor.

DHEA: Die Mutter aller Steroide und Sexualhormone. Ein DHEA- Wert oberhalb des mittleren Bereichs ist gut, ein Ergebnis von 8 ng/ml jedoch kann darauf hindeuten, dass die Nebennieren ein Problem kompensieren müssen.

Ferritin plus sämtliche Eisentests: Liegt der Ferritinwert unter 50 µg/l, sind alle Level zu niedrig, und es kann zu Problemen kommen. Wenn die Werte noch weiter sinken, ist eine Anämie die Folge, bei der es zu Symptomen kommt, die denen einer Hypothyreose ähneln: Depressionen, Schmerzempfinden, Erschöpfung. Liegen die Werte im 50er-Bereich, geht es bergauf. Es wäre optimal, mindestens 70 – 90 µg/l zu erreichen. Bei zu hohen Werten kann eine Hämochromatose vorliegen, eine Genkrankheit, bei der zu viel Eisen absorbiert wird, oder die hohen Werte sind auf eine Entzündung zurückzuführen, eine Lebererkrankung, Alkoholsucht, Diabetes, Asthma oder verschiedene Krebsarten. Männer weisen meist einen höheren Wert auf als Frauen, ohne dass eines der genannten Probleme vorliegt.

Da eine Entzündung einen sogenannten normalen Ferritinwert erzeugen kann, werden weitere Eisenwerte benötigt: Der Serumeisenwert sollte idealerweise bei 110 µg/l liegen, bei Männern höher. Der TIBC-Spiegel sollte im unteren Viertel liegen, die prozentuale Sättigung liegt optimal zwischen 25 und 45%, bei Männern gilt eher der obere Wert. Siehe Kapitel 13 für weitere Details.

Folat: Auch Folsäure genannt, ein B-Vitamin, dessen Wert bei Hypothyreosepatienten erniedrigt sein kann. Folsäure ist wichtig für die pränatale Entwicklung, ebenso für die Gesundheit der Blutzellen. Folsäure ist mit B 12 zusammen dafür zuständig, Proteine zu erzeugen und sie zu verarbeiten.

Freies T3: Bei optimaler Dosierung natürlicher Schilddrüsenhormone wird der Wert des freien T3, insofern keine Hypothyreose-Symptome vorliegen und bei gesunder Nebennierenfunktion, meist im oberen Bereich liegen.

Wenn Sie natürliche Schilddrüsenhormone einnehmen (insbesondere wenn die Dosis weniger als 3 Gran beträgt) und der fT3-Wert bei anhaltenden Hypothyreose-Symptomen oder sogar Hyperthyreose- Symptomen (Angst, Schwanken) erhöht ist oder oberhalb des Normbereichs liegt, ist dies ein Hinweis auf eine Nebennierendysfunktion oder einen niedrigen Ferritin-/Eisenwert.

Falls keine Schilddrüsenmedikation eingenommen wird: 1) Wenn der fT3-Wert hoch ist, kann dies auf Hashimoto hindeuten, wodurch die beiden Antikörpertests erforderlich werden, oder Morbus Basedow, der den TSI-Test bedingt. 2) Wenn der fT3-Wert sich bei vorliegenden Hypothyreosesymptomen im mittleren Bereich oder tiefer befindet, kann eine Hypothyreose vorliegen, unabhängig davon, wie niedrig der TSH-Spiegel ist. 3) Wenn der fT3-Wert niedrig und der fT4-Wert hoch ist, muss das rT3-Verhältnis bestimmt werden. (Siehe Kapitel 12)

Freies T4: Bei optimaler Dosierung natürlicher Schilddrüsenhormone wird dieser Wert bei hohem fT3-Spiegel und gesunder Nebennierenfunktion meist im mittleren Bereich liegen oder leicht darüber. Bei idealer Therapie können Patienten mit T3-Substitution Werte aufweisen, die leicht oberhalb des Normbereichs liegen.

Kalium (in den Erythrozyten größerer Anteil als im Serum):
Allgemein liegt ein guter Kaliumwert im oberen Normbereich. Bei zu hohen Werten liegt eine Hyperkalämie vor; bei zu niedrigen Werten eine Hypokalämie. Bei niedrigem Aldosteronspiegel kann der Kaliumwert zunächst ansteigen und anschließend fallen.

Magnesium (eher Erythrozyten-Magnesium als Serum):
allgemein sollte das RBC-Magnesium-Ergebnis im mittleren Bereich oder leicht darüber liegen.

Natrium: Gesunde Level liegen im mittleren Bereich und manchmal darüber.

Renin: Wird in Verbindung mit dem Aldosteron getestet. Liegt das Renin im oberen Normbereich bei gleichzeitig niedrigem Aldosteronwert, können die Nebennieren die Ursache sein. Liegen beide Hormonwerte im unteren Bereich, ist die Hypophyse das Problem. Renin wird immer zusammen mit Aldosteron getestet, um feststellen zu können, ob die Nebennieren (primäre Nebennieren- Insuffizienz) oder die Hirnanhangdrüse (sekundäre Nebennieren- Insuffizienz) der Auslöser ist.

Reverses T3 (rT3): Dieser Test muss zeitgleich mit dem fT3-Wert durchgeführt werden. Anschließend wird das Verhältnis der beiden Werte bestimmt, indem der rT3-Wert durch den fT3-Wert dividiert wird. Zu hohe Werte liefern ein Verhältnis von höchstens 19. (siehe Kapitel 12)

Thyreoidea-Peroxidasetest (TPO) bei Hashimoto: Allgemein gilt: Wenn dieser Wert über dem Normbereich liegt, deutet dies auf die autoimmune Schilddrüsenerkrankung Hashimoto hin. Liegt das Ergebnis unterhalb des unteren Normwerts, ist möglicherweise alles in Ordnung, dennoch muss auch der andere, bereits oben erwähnte Antikörpertest (Antithyroglobulin) durchgeführt werden (siehe Kapitel 8).

TIBC (Totale Eisenbindekapazität): Mit diesem Test wird die Fähigkeit eines anderen, in der Leber produzierten Proteins, des Transferrins, überprüft, Eisen im Blut zu transportieren. Der Test wird verwendet, um eine Anämie oder einen geringen Eisenwert zu bestimmen. Liegt keine chronische Erkrankung vor und der Wert ist hoch, sind Sie möglicherweise anämisch.

TSH: Als der TSH-Test entwickelt wurde, legte man einen Referenzbereich fest, der einer gesunden Schilddrüsenfunktion entsprechen sollte. Theoretisch gilt also, dass, wenn der TSH-Wert höher als dieser Bereich ist, irgend etwas das TSH stimuliert, ein wenig zu aktiv auf die Schilddrüse einzuwirken. Dieses Etwas ist eine erkrankte, hypothyreote Schilddrüse.

Leider jedoch ist dieses Diagnoseverfahren nicht unproblematisch. Erstens können die Werte sozusagen normal sein, obwohl dennoch eindeutige Hypothyreose-Symptome vorliegen. Warum? Da der TSH- Test nicht bestimmen kann, ob alle Zellen und das Gewebe die freigesetzten Schilddrüsenhormone tatsächlich empfangen. Manche vielleicht ja (daher der normale TSH-Wert), manche vielleicht nicht (daher die eindeutigen Symptome). Zweitens können bei Hashimoto die Laborwerte zwischen Hypo- und Hyperthyreose schwanken und der gemessene Wert repräsentiert vielleicht nur die Mitte dieser Schwankung.

Am besten eignet sich der TSH-Wert zur Diagnose eines Hypophysen-, nicht eines Schilddrüsenproblems. Ein sehr niedriges TSH-Level bei gleichzeitig niedrigem fT3-Wert deutet auf eine Störung der Hirnanhangdrüse hin.

Vitamin D (25-Hydroxivitamin D): Das Ziel sollten mindestens 60 – 80 ng/ml sein: 80 – 100 ng/ml werden als krebsvorbeugende Menge eingeschätzt. Viele Patienten leiden unter Vitamin D-Mangel aufgrund von Verdauungsstörungen, da sie nicht diagnostiziert oder mindertherapiert sind und außerdem möglicherweise unter Zöliakie und Glutenintoleranz leiden.

T7, Gesamt-T3, Gesamt-T4, Aufnahme oder andere Schilddrüsenwerte: „Geldverschwendung!", meinen viele Schilddrüsenpatienten.

Anhang D

Testkits für Laborwertmessungen, und wie man sich auf einen Test vorbereitet

Hinweis: Der erste Teil des folgenden Kapitels betrifft hauptsächlich Patienten in den USA. In Deutschland sind zum Zeitpunkt der Veröffentlichung dieses Buches keine einschränkenden Bestimmungen für das Verwenden von Speicheltests bekannt. Da Tests in Deutschland gewöhnlich von Ärzten angefordert werden, erkundigen Sie sich bei einem nahegelegenen Labor, ob vor Ort Probeentnahmen möglich sind oder konsultieren Sie Ihren Arzt. – Anm. der Übersetzerin)

Das Schöne an diesen Testkits ist, dass man den jeweiligen Test einfach zu Hause durchführen kann, alternativ können Sie [in den USA] eines der empfohlenen Labore aufsuchen. Die meisten Tests sind nicht verschreibungspflichtig.

Sie können die Ergebnisse zur weiteren Analyse an Ihren behandelnden Arzt weiterreichen. In Bezug auf die Nebennieren empfehle ich Ihnen dringend, Kapitel 5 und 6 zu lesen, um selbst urteilen zu können. Zu jedem genannten Labor habe ich einen Kommentar verfasst. Hinweis: Sowohl in Kalifornien, als auch in New Jersey und New York gab es in jüngster Zeit Einschränkungen, was die Verwendung von Speicheltests betrifft. Versichern Sie sich bitte, ob diese zur Zeit Ihrer Lektüre noch aktuell sind. (Die medizinische Verordnung von Kalifornien sieht vor, dass eine ärztliche Aufforderung vorliegen muss. New York untersagt sowohl das Testen und Versenden solcher gesammelter Proben als auch das Mitteilen der Werte durch das Labor an den Patienten.) Manche Bestimmungen konnten in Zusammenarbeit mit Laboren umgangen werden. Kontaktieren Sie eines der Labore, um Näheres über die für Sie gültigen Bestimmungen in Erfahrung zu bringen.

> **Hinweis:** *Was die Bestimmung des Sexualhormonprofils (Östrogen, Progesteron und Testosteron) angeht, können Speicheltestwerte verwirrend sein. Insbesondere für Frauen, die lokal Cremes verwenden, können die Ergebnisse verzerrt sein. Auch den Speichelwerten zur Bestimmung von Schilddrüsenantikörpern bringen wir kein Vertrauen entgegen, da Bluttests in manchen Fällen ein Vorhandensein nachwiesen, während im Speichel keine Hinweise zu finden waren.*
>
> *Für die Bestimmung des Cortisolwerts scheinen die Speichelwerte, wenn die Proben über Nacht versendet werden, Aussagekraft zu besitzen. (Für New York und Kalifornien gilt oben Gesagtes.)*

Der Speichel sollte immer über Nacht versendet werden. Lange Versandzeiten können zu einer Zersetzung der Speichelprobe und zu Ergebnissen führen, die nicht zu den vorliegenden Symptomen passen.

1. HEALTHCHECK USA:

Laborkits speziell für Leser dieses Buches. Geben Sie den Discount-Code, dadurch erhalten Sie einen weiteren Nachlass von 10% auf die bereits niedrigen Preise! Sie können einen Cortisolspeicheltest wählen oder einen Bluttest in einer der LabCorp-Einrichtungen überall in den USA durchführen lassen. *http:// blog.healthcheckusa.com/other-information/stop-the-thyroid-madness/.*

2. DIRECT LABS:

Laborkits speziell für Leser dieses Buches. WICHTIGER HINWEIS zu dieser Seite: Scrollen Sie rechtsneben dem gelben „Add to Cart" bis ganz nach unten, um die angebotenen Produkte zu sehen. Kein Cortisolspeicheltest. *http://www.directlabs. com/Default.aspx?alias=www.directlabs.com/sttm*

3. MY MED LAB:

Laborkits speziell für Leser dieses Buches. Sie können zwischen einem Cortisolspeicheltest (4 – 6 Proben in 24 Stunden) und einem Bluttest bei LabCorp wählen. *https://sttm. mymedlab.com/products/325.*

Weitere US-Labore u.a.: ZRT, Vitamin Research Products, Canary Club, EconoLabs.

4. Deutschland:

Speicheltests und hilfreiche Website: *http://www. hormonselbsthilfe.de/.*

5. Finnland:

Testkits von Genova Diagnostics zu beziehen über MDD Terveyspalvelut: *http://www.mdd.fi/.*

6. GROSSBRITANNIEN LAB 21:

Klicken Sie für Speicheltests auf Chemical Biochemistry: *http://www. lab21.com/healthcare/index.php#.*

7. GROSSBRITANNIEN RED APPLE CLINIC:

Schilddrüse, Nebennieren und weiteres. *www.redappleclinic.co.uk.*

8. Kanada: Patienten können bei Rocky Mountain Analytical bestellen. *www.rmalabcom.*

9. AUSTRALIA HEALTHSCOPE (ehemals Analytical Reference Laboratories (ARL))

In Melbourne, Victoria, Australien. Telefon 1300 53 688. Dort können Sie den Namen eines Arztes oder Naturheilkundlers erfragen, der deren Tests verwendet. http://www. healthscopepathology.com.au/

HINWEIS: Verschiedene der oben genannten Labore verwenden den Begriff „Cortisolbelastung" und eine Nummer. Bei der Cortisolbelastung handelt es sich um einen kombinierten Wert aus allen 4 Cortisolspeichelwerten, die sich an diesem untersuchten Tag außerhalb der nächtlichen Ruhephase ergeben haben. Dieser Wert sagt Ihnen, ob Sie mehr oder weniger produzieren als der Durchschnitt.

Zu den Referenzbereichen: Es kann sein, dass die verwendeten Bereiche der einzelnen Labore voneinander abweichen, daher vergleichen Sie Ihre Werte unbedingt mit dem dort gültigen Normbereich.

Hier können Sie Iodbestimmungstests bestellen:

1. Hakal Research Labs: unter 877-238-1779 oder
2. FFP Labs: 838-684-3233 oder 877-900-5556.

Vorbereitung auf einen Labortest

- **Schilddrüse:** Am Tag vor dem Test kann das Schilddrüsenmittel eingenommen werden, nicht jedoch am Morgen der eigentlichen Blutentnahme.

- **Cortisolspeichel-oder-bluttest:** In den zwei Wochen vor dem Test dürfen keine Cortisolpräparate oder Nebennierenmedikamente und entsprechende Kräuter eingenommen werden.

- **Aldosteron:** mindestens 24 Stunden kompletter Verzicht auf Salz. Bleiben Sie mindestens eine Stunde lang in Bewegung, bevor Sie den Test durchführen lassen. Frauen: Lassen Sie den Test an Tag 2 oder 3 Ihres Menstruationszyklus' durchführen oder gleich nach dessen Ende, möglichst gegen 8 Uhr morgens; niemals sollte der Test nach 10 Uhr morgens durchgeführt werden. Bei der Blutentnahme aufrecht sitzen. Lassen Sie zeitgleich Ihre Natrium- und Kaliumwerte bestimmen.

- **Elektrolyte (Kalium, Magnesium, Natrium, Kalzium usw.):** In manchen Empfehlungen heißt es, man solle am Tag zuvor auf genannte Elektrolyte verzichten; andere meinen, ein Verzicht am eigentlichen Untersuchungstag reiche aus. Was den Kaliumtest angeht, erinnern Sie die Laborangestellten daran, auf den Stauschlauch zu verzichten, da eine verlängerte Stauung einen falsch hohen Kaliumwert ergeben kann.

- **B12:** Für diesen Bluttest müssen Sie nüchtern sein.

- **Ferritin/Eisen:** Nehmen Sie mindestens 12 – 24 Stunden vor der Untersuchung keine Eisenpräparate oder eisenreiche Nahrung zu sich. Manche Ärzte empfehlen, fünf Tage lang auf Eisen zu verzichten.

- **Vitamin D:** Für diesen Test müssen Sie nüchtern sein.

- **Sexualhormone:** Wenn Sie bereits Hormone einnehmen, machen Sie den Test 12 Stunden nach der letzten Einnahme. Verzichten Sie vor dem Test auf die Hormone. Wenn Sie topische Hormone (auf der Haut) oder sublinguale Hormone verwenden, sollten Sie den Bluttest gegenüber dem Speicheltest vorziehen.

Anhang E

Wie Sie einen guten Arzt finden

Mit einer „Nadel in einem Heuhaufen" kann man am besten umschreiben, wie schwierig es ist, einen Arzt zu finden, der sich gut mit Schilddrüsen- und Nebennierentherapie auskennt. Es gibt so gut wie keinen Arzt, der nicht einige dieser Fehler, wenn nicht gar alle begangen hat:

- Anfordern von für die Diagnose von Hypothyreose ungeeigneten Tests, wie Bestimmung des TSH und des Gesamt-T4

- Betrachten der Laborwerte und ihrer Referenzbereiche als sakrosankt

- Verschreiben von T4-Monopräparat

- Unwissenheit gegenüber der Effizienz von natürlichen Schilddrüsenhormonen

- Unwissenheit gegenüber Nebennierendysfunktion oder deren Therapie

- Missachten Ihrer eigenen Kenntnis des Körpers, in dem Sie leben

- Verschreiben anderer Medizin, mit der die mangelhafte Schilddrüsenbehandlung nur ein Pflaster aufgedrückt bekommt

- Überweisen an andere Ärzte, als wäre die Antwort auf Ihre anhaltenden Probleme ein Mysterium oder bedürfte eines „Spezialisten" wie eines Endokrinologen

Aber mit ein wenig Mühe können Sie einen Arzt finden, der so gut wie alles korrekt beherrscht, wie in Kapitel 3 (Was Schilddrüsenpatienten gelernt haben: Die Bibel unserer Erfahrung) beschrieben. Oder zumindest können Sie einen Arzt finden, der offen ist demgegenüber, was Sie aus diesem Buch und der Erfahrung hunderttausender von Patienten gelernt haben.

Ein guter Arzt ist jemand, der bereit ist, natürliche Schilddrüsenhormone zu verschreiben; er bestimmt den fT3- und den fT4-Wert sowie beide Antikörper; er dosiert in erster Linie nach den Symptomen und nutzt die Laborwerte nur als zusätzliche Information; er achtet auf die Symptome einer Nebennierendysfunktion und behandelt sie adäquat, bevor er die Dosis natürlicher Schilddrüsenhormone erhöht; und er ist ein Arzt, der bereit ist, mit Ihnen im Team zu arbeiten – der sein Wissen mit dem Ihrigen kombiniert.

Wie finden Sie einen guten Arzt? Wählen Sie einen der im Folgenden in zufälliger Reihenfolge genannten Wege.

1) Fragen Sie einen Apotheker: Eine vielversprechende Möglichkeit ist es, den Besitzer (nicht nur die Angestellten) einer großen Apotheke zu befragen, welcher Arzt seines Wissens nach natürliche Schilddrüsenhormone verschreibt. Die meisten Apotheker sind sehr freundlich und werden Ihnen Auskunft erteilen. Zögern Sie nicht, zu mehr als einer Apotheke zu gehen. Schauen Sie sich nach einer Apotheke um, die Medikamente selbst anfertigt. Suchen Sie in den Gelben Seiten oder geben Sie auf Google den Namen Ihrer Stadt und „Apotheke eigene Herstellung" ein. Ärzte, die an Apotheken mit eigener Herstellung verweisen, neigen auch dazu, natürliche Schilddrüsenhormone zu verschreiben!

2) Schauen Sie sich auf den Websites guter Ärzteverbände um: für die USA: Besuchen Sie die Website des American College for Advancement in Medicine auf *www.acam.org/*, oder die Website von Functional Medicine *www.functionalmedicine. org/*, oder suchen Sie nach einem zertifizierten Umweltmediziner: *www.aaemonline.org/*.

3) Suchen Sie nach Ärzten, die sich nach Broda Barnes fortgebildet haben: Ärzte, die über eine Fortbildung nach Broda Barnes verfügen, wissen, wie wichtig die Einnahme von natürlichen Schilddrüsenhormonen ist! www.brodabarnes.org/. Wenden Sie sich per E-Mail an info@BrodaBarnes.org, vielleicht kann man Ihnen dort bei Ihrer Suche behilflich sein. Möglicherweise wird jedoch für diese Auskunft eine Gebühr erhoben.

4) Finden Sie einen Osteopathen: Allgemein sind Osteopathen als Alternativmediziner natürlichen Heilmitteln gegenüber etwas offener eingestellt. www.osteopathic.org/

5) Fragen Sie in Laboren nach, die Speicheltests durchführen: Ein Arzt, der einen Speicheltest in Auftrag gibt, ist möglicherweise etwas offener gegenüber natürlichen Schilddrüsenhormonen und vielleicht auch gegenüber Cortisol.

6) Holen Sie sich Patienten-Feedbacks ein: Treten Sie auf Yahoo oder Facebook Schilddrüsengruppen bei, und schauen Sie sich die Empfehlungen anderer Patienten an, was gute Ärzte angeht. Möglicherweise finden Sie dort sogar eine private Auflistung.

7) Konsultieren Sie ältere Ärzte: Manche älteren Ärzte haben während ihres Studiums möglicherweise noch von der bis in die 1960er Jahre erfolgreich verwendeten getrockneten Schilddrüse gehört und sind eventuell offen dafür, sie zu verschreiben.

WICHTIG: *Kein Arzt wird perfekt sein. Durch die einseitige medizinische Ausbildung, die Zulassungsstellen, Pharmazeutische Vertreter, mangelhafte Fortbildungen hat jeder so seine Fehler. Egal, wie gut Ihr Arzt aussieht, welchen Eindruck er macht, es kommt darauf an, dass Sie ihm durch Ihr Wissen als Ihr eigener, bester Fürsprecher entgegentreten. Seien Sie freundlich, aber bestimmt, wenn es um das geht, was gut für Sie ist. Verschwenden Sie nicht Ihre Energie. Es ist Ihr Körper und auch Ihr Wissen.*

Unten stehende Briefe können Sie verwenden und nach eigenem Geschmack oder Bedarf abändern. Der zweite sollte entsprechend Ihrem Anliegen gekürzt werden.

1. Musterbrief (wenn Sie eventuell einen neuen Arzt gefunden haben)

Sehr geehrter Herr Dr./Sehr geehrte Frau Dr. _____,

ich bin auf der Suche nach einem Arzt, der es mir ermöglicht, selbst aktiv am Aufbau meiner Gesundheit beteiligt zu sein, und der mich und sich als Team betrachtet, in das sowohl er sein Wissen einbringt, als auch ich das meine. Ich beschäftige mich bereits seit einer Weile mit Schilddrüsentherapie-Möglichkeiten und verfüge über Informationen zu Problemen aufgrund niedriger Corisolwerte und wie man damit umgeht. Darüber hinaus kenne ich meinen Körper sehr gut und verstehe so gut wie kein anderer, womit er sich besser fühlt.

Im besonderen wünsche ich mir jemanden, der mich dabei unterstützt, meine Schilddrüse folgendermaßen zu behandeln:

1) Substitution mit natürlichen Schilddrüsenhormonen zur Behandlung meiner Hypothyreose

2) Dosierung entsprechend den Symptomen, nicht entsprechend den Laborwerten

3) Nach dem, was ich in Erfahrung bringen konnte, würde ich gerne folgende Laborwerte bestimmen lassen: fT3 und fT4, TSH nur, um ein Problem mit der Hypophyse zu diagnostizieren; beide Antikörperwerte, um Hashimoto auszuschließen, Ferritin und die anderen Eisenwerte, B 12, Vitamin D, plus weitere Werte, die Sie zur Beurteilung meines Gesundheitszustandes benötigen.

4) Verwendung von Hydrocortison, um nötigenfalls meinen niedrigen Cortisolspiegel zu therapieren, und spezielle Methoden, um festzustellen, ob die physiologische Dosis für mich geeignet ist.

Ich würde mich sehr freuen, wenn wir entsprechend den oben genannten Punkten gemeinsam mein bislang mindertherapiertes Leiden mildern könnten. Unten meine Kontaktdaten. Zu einem Telefonat bin ich jederzeit bereit.

Mit freundlichen Grüßen,

2. Musterbrief (an Ihren behandelnden Arzt, wenn Sie meinen, Sie könnten weiter mit ihm/ihr zusammenarbeiten): muss eventuell gekürzt werden

Sehr geehrter Herr Dr., sehr geehrte Frau Dr._____,

Seitdem meine Unterfunktion mit _____ substituiert wird, habe ich weiterhin folgende Hypothyreose-Symptome: (siehe Auflistung der Symptome in Kapitel 1) Ich weiß, dass Sie mir eine Erhöhung der Dosis oder weitere verschreibungspflichtige Medikamente anbieten, um meine anderen Symptome in den Griff zu bekommen. Ich weiß auch, dass Sie eventuell empfehlen werden, ich solle zusätzlich Cytomel einnehmen.

Aber, Herr Dr./Frau Dr._____, ich würde gerne zu natürlichen Schilddrüsenhormonen wechseln, einem Medikament, das in den USA von der FDA zugelassen ist, den strikten Richtlinien des Arzneibuchs der USA genügt und das Patienten bereits erfolgreich eingenommen haben, bevor das T4-Monopräparat so breite Verwendung fand. Natürliche Schilddrüsenhormone geben mir genau das, was meine eigene Schilddrüse mir liefern sollte - T4, T3, T2, T1 und Calcitonin.

Ich halte das für sehr sinnvoll. Ich habe gehört, dass manche Ärzte meinen, natürliche Schilddrüsenhormone seien nicht reglementiert, in ihren Werten schwankend, unzuverlässig oder veraltet. Aber ich kenne zahlreiche Patienten, die festgestellt haben, dass das nicht stimmt! Sie geben an, dass sie sich mit natürlichen Schilddrüsenhormonen VIEL besser fühlen als bei einer Substitution mit T4.

Ich weiß, dass, wenn ich beginne, natürliche Schilddrüsenhormone einzunehmen, ungefähr ein Gran (60 – 65mg) eine sichere Ausgangsdosis ist. Nach 1 – 2 Wochen werde ich dazu übergehen, meine Dosis alle paar Wochen um ein halbes Gran zu erhöhen. Dabei werde ich aber entsprechend den Symptomen vorgehen und NICHT entsprechend dem TSH-Referenzbereich, denn das TSH ist schlicht ein Hypophysenhormon und daher nicht in der Lage, eine Aussage über das Level meiner Schilddrüsenhormone zu treffen, wenn meine Unterfunktion zusätzlich bereits mit Schilddrüsenhormonen substituiert wird.

Sobald ich meine Dosis auf ungefähr 3 Gran erhöht habe, möchte ich jede Dosierung 4 – 6 Wochen beibehalten, damit sich das T4 in meinem System aufbauen kann, und damit ich genauere Laborwerte und eindeutigere Symptome bekomme.

Was die Laborwerte angeht, würde ich es vorziehen, mein fT3- sowie mein fT4-Level zu beobachten. Patienten, deren Unterfunktion mit natürlichen Schilddrüsenhormonen substituiert wird, berichten, dass, wenn sie sämtliche Symptome beseitigen konnten, sie ein fT3-Level im oberen Normbereich hatten, einen mittleren fT4-Wert und ein unterdrücktes TSH, ohne dabei Hyperthyreose-Symptome aufzuweisen.

(Wenn solche Labortests anstehen, werde ich mein Schilddrüsenpräparat vorher NICHT einnehmen, damit meine T3-Werte genau bestimmt werden können.) Ich werde die Tabletten auch auf zwei oder mehr Einnahmen splitten, damit ich das direkte T3 über den Tag verteilt erhalte.

Ich würde zudem gerne meine Nebennieren mithilfe eines 24-Stunden-Speicheltests überprüfen anstatt durch eine Blutentnahme oder einen Urintest. Über einen Speicheltest erhalte ich die Werte von verschiedenen entscheidenden Tageszeiten innerhalb eines 24-Stunden-Zeitraums. Auch eine Bestimmung meiner Ferritin- und Eisenwerte halte ich für sinnvoll, da ein geringer Ferritinwert weit verbreitet zu sein scheint und mir Probleme bereiten wird, wenn ich versuche, die Dosis natürlicher Schilddrüsenhormone zu erhöhen.

Schließlich hoffe ich, dass Sie und ich ein Team bilden können, denn ich lebe in meinem Körper und habe mein eigenes Wissen von seinem Zustand. Wenn Sie auf diese Weise mit mir zusammenarbeiten können, bin ich mir sicher, dass wir ein gutes Team sein werden.

Mit freundlichen Grüßen,

Anhang F

Wie Sie die Werte Ihres Cortisolspeicheltests lesen können

Folgende Informationen wurden von Bob Harvey, einem Schilddrüsen-, Nebennieren- und Hypopituitarismus-Patienten, auf hervorragende Weise zusammengestellt. Die Inhalte basieren auf Ergebnissen des DiagnosTech Labors. Es gibt weitere Labore, die von Patienten verwendet werden. Vereinzelte Werte stammen im Folgenden auch von den Genova Laboren sowie von ZRT. Aufgrund dieser Informationen hoffen wir, Ihnen, während Sie weiterhin eng mit Ihrem behandelnden Arzt zusammenarbeiten, ein besseres Verständnis Ihrer Cortisolspeichelwerte und der verschiedenen Stadien Ihrer Nebennierendysfunktion vermitteln zu können. **Dieser Anhang ist nicht als Empfehlung für die Speichelwertbestimmung eines spezifischen Labors gedacht.

****

Auf seiner Website schreibt Dr. Lam: Die beste Möglichkeit, die Gesundheit der Nebennieren zu überprüfen, ist es, das Level des freien Schlüsselhormons der Nebennieren, beispielsweise Cortisol, und das DHEA zu bestimmen. Dabei wird ein Speicheltest bevorzugt, da er die Menge an freien, zirkulierenden Hormonen und nicht nur die Menge an gebundenen Hormonen misst, die gewöhnlich über einen Bluttest bestimmt werden.

Das erste Labor, das das Cortisollevel anhand einer Speichelprobe bestimmte, war DiagnosTech. Auf dessen Website findet sich eine Auflistung derjenigen Ärzte, die mit diesem Labor zusammenarbeiten, und wenn Sie (in den USA) Schwierigkeiten haben, einen Arzt in Ihrer Nähe zu finden, kann dort ein Laborkit bestellt werden.

Im Gegensatz zu einer einzelnen, morgendlichen Blutentnahme zeigt der DiagnosTech-Speicheltest die Cortisolmenge zu vier verschiedenen Tageszeiten an. An den Werten interessiert Sie:

1. die Quantität des Cortisols, große oder geringe Mengen
2. der Rhythmus. Er sollte so normal wie möglich sein.

In der ersten Abbildung ist das Cortisollevel leicht erhöht. Einer Theorie von Dr. Hans Selye zufolge, ist eine Cortisolerhöhung die erste Reaktion des Körpers auf Stress.

Die durchgezogene schwarze Linie zeigt, dass die Cortisolmenge der untersuchten Person morgens und abends über den Normalwerten liegt. Das Labor druckt die Werte von diesen vier bestimmten Zeitpunkten im Vergleich zu den Normwerten aus

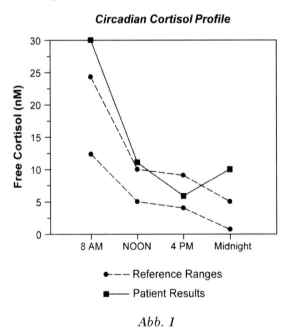

Abb. 1

Rhythmus Freies Cortisol
7 – 8 Uhr   31 erhöht 13 – 24 nM
11 – 12 Uhr 11 erhöht   5 – 10 nM
16 – 17 Uhr 5 normal   3 – 8 nM
23 – 24 Uhr 9 erhöht   1 – 4 nM

Cortisolbelastung: 56   23 -42 nM

Der Begriff „Cortisolbelastung" in Abb. 2 bezeichnet den Gesamtwert aus allen vier Cortisolproben des Tages. Der Wert der untersuchten Person liegt bei 56 nM und damit oberhalb des Referenzbereichs (22 – 46 nM).

Das bedeutet nicht unbedingt, dass diese Person mehr Energie hat – viele Menschen mit einem hohen Cortisollevel beschreiben im Gegenteil Symptome wie Erschöpfung, Angstzustände und Schlaflosigkeit (ähnlich den Symptomen bei niedrigen Cortisolwerten). Ein hoher Cortisolspiegel kann die Konversion von T4 (der „Speicherform" des Schilddrüsenhormons) in T3 (die „aktive Form" des Schilddrüsenhormons) hemmen.

Die DiagnosTech-Laboratorien verwenden ein Gitter mit den Werten 1 - 7. Die Ergebnisse der untersuchten Person liegen trotz des erhöhten morgendlichen und abendlichen Cortisolspiegels im „normalen" Feld, da dieses Gitter nur die Werte vom Mittag und Nachmittag berücksichtigt und deren Durchschnittswert bestimmt, der dann in die Graphik eingetragen wird.

Sehen Sie, dass der Durchschnitt aus den Cortisolwerten vom Mittag und von der 16 Uhr-Probe das schwarze Quadrat oben in das „normale" Feld bringen würde? Der Wert ist ein wenig erhöht, liegt aber immer noch im Normbereich

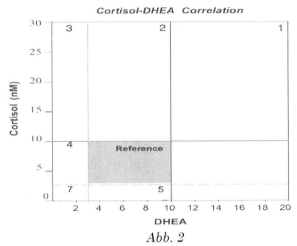

Abb. 2

In der Mittagszeit und am Nachmittag ist der Cortisolwert besonders stabil. Um diese Uhrzeit wird auch das DHEA bestimmt. Die Laboranalyse unten besagt, dass die Korrelation zwischen Cortisol und DHEA im (normalen) Referenzfeld liegt, zu bestimmten Tageszeiten kann aber weiterhin ein besonders hoher oder niedriger Cortisolwert vorhanden sein.

Mit Blick auf die große Grafik weist die Person ein hohes Cortisollevel und keinen normalen Rhythmus auf.

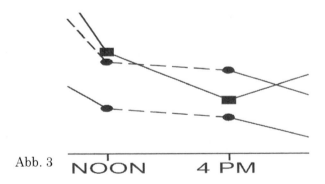

Abb. 3

DHEA Dehydroepiandrosteron

Gesamtwert 4 Normal Erwachsene (M/W): 3 - 10 ng/ml

Abb. 3 zeigt: die Cortisol-DHEA-Korrelation liegt   in dem
Referenzfeld   .   Personen, deren Werte in diesem Feld
liegen, zeigen gewöhnlich ausgewogene   Durchschnitt-
scortisol-/DHEA-Werte über den Tag.

Auch wenn der Wert in der Referenzzone liegt, schließt das
nicht hohe oder   niedrige Cortisolwerte zu einer anderen
Zeit im zirkadianen Profil aus.

Wir wollen uns nun ein anderes Beispiel, das einer Person
mit erhöhtem Cortisolwert, anschauen.

Der Gesamtcortisolwert liegt bei 87nM im Vergleich zum
Normbereich (22 – 46 nM). Das Cortisollevel der untersuchten
Person ist also fast DOPPELT so hoch wie der höchste Wert im
Normbereich!

Das DHEA dieser Person ist leicht erhöht, und wenn Sie sich
das Gitter unten anschauen, werden Sie sehen, dass das schwarze Quadrat rechts außerhalb des Optimums, aber immer noch im
Normalbereich liegt.

Ziekadianes Cortisolprofil

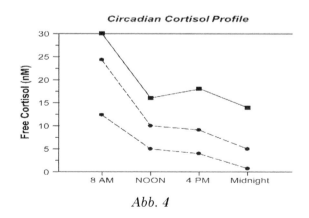

Abb. 4

Rhythmus Freies Cortisol
     7 – 8 Uhr 39 erhöht 13 – 24 nM
    11 – 12 Uhr 16 erhöht   5 – 10 nM
    16 – 17 Uhr 18 erhöht   3 – 8 nM
    23 – 24 Uhr 14 erhöht   1 – 4 nM
Cortisolbelastung: 87   23 – 42 nM
DHEA 8 normal Erwachsene   (M/W): 3 – 10

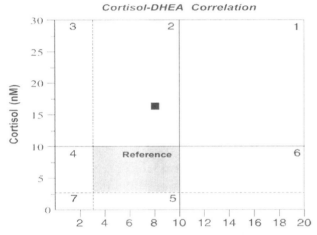

Venn der Mittags- und der 16 Uhr-Cortisolwert gemittelt werden, liegt das schwarze Quadrat deutlich über dem Referenzfeld

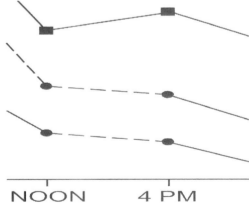

DiagnosTech bezeichnet das Feld, in dem in diesem Fall das schwarze Quadrat liegt, als „Feld 2". Laut untenstehender Legende zu der Graphik entspricht Feld 2 dem Fall „angeglichen mit Sturz des DHEA". Was bedeutet das?

Wäre der DHEA-Wert dieser Person höher, dann läge das schwarze Quadrat in „Feld 1". Die Definition für Feld 1 lautet „an Stress angepasst", das heißt, der Körper reagiert auf die Herausforderung. Gesunde Nebennieren reagieren auf Stress, indem sie mehr Cortisol ausstoßen, der DHEA-Wert wird auf ähnliche Weise ansteigen. In obigem Beispiel, in dem es zur Erläuterung heißt „angeglichen mit Sturz des DHEA", entspricht der Cortisolwert der Stress-Situation, das DHEA aber kann den erhöhten Ausstoß nicht aufrecht erhalten. Befände sich der DHEA-Wert unterhalb des Normbereichs, läge das schwarze Quadrat in Feld 3.

Auf seiner Website erläutert Dr. Lam die Nebennierenreaktion auf Stress, die mit der „Alarmphase", einem erhöhten Cortisollevel, beginnt.

Dr. Lams Website erklärt gut, wie die Hormone Cortisol und DHEA mit Pregnenolon zusammenhängen. In Stresszeiten benötigt der Körper mehr Cortisol. Wenn dieser Bedarf anhält, wandert mehr Pregnenolon Richtung Cortisol – und es wird weniger DHEA produziert.

ERLÄUTERUNG CORTISOL-DHEA-KORRELATION
1. **angeglichen an den Stress**
2. **angeglichen mit Sturz des DHEA**
3. **schlecht angeglichen Phase I**
4. **schlecht angeglichen Phase II**
5. **nicht angeglichen, geringe Speicher**
6. **Hoher DHEA-Wert**
7. **Nebennierenerschöpfung**

Schauen Sie sich nun noch einmal das DiagnosTech-Gitter mit den 7 Feldern an. Können Sie sich vorstellen, dass die Person bei 1 ausreichend DHEA produziert, und dass dieser Wert dann in 2 und 3 absinkt? Der Cortisolwert ist immer noch hoch, aber der DHEA-Wert fällt.

Bei fortlaufender Nebennierenerschöpfung bezieht sich Dr. Lams Website auf die „Resistenzphase". Er sagt dazu: „Während die Cortisollevel am Morgen, Mittag oder Nachmittag oft niedrig sein können, ist der nächtliche Cortisolwert gewöhnlich normal." Vorliegender DiagnosTech-Wert ist ein Beispiel für den Fall, dass das morgendliche Cortisol gesunken ist. Wir wissen nicht, ob die Nebennierenerschöpfung der betreffenden Person durch Stress ausgelöst wurde, aber es würde zu Dr. Lams Erklärung passen: „Bei chronischem oder starkem Stress werden die Nebennieren letztlich nicht in der Lage sein, mit der Cortisolforderung des Körpers mitzuhalten. Daher wird die Cortisolausschüttung von einem hohen Level zurück auf ein normales Level fallen, während der ACTH-Wert hoch bleibt. Bei hohem ACTH-Wert und anhaltender Nebennierenerschöpfung wird aufgrund der Überbeanspruchung der Nebennieren weniger Cortisol produziert."

ACTH ist die Abkürzung für das adrenocorticotropine Hormon, das von der Hirnanhangdrüse produziert wird und die Nebennieren dazu anregt, mehr Cortisol herzustellen. Ein morgendlicher Bluttest würde für die ACTH-Level ein vollständigeres Bild liefern.

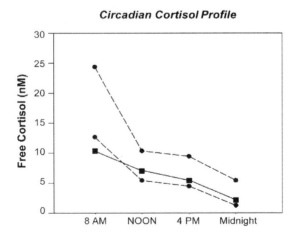

Circadian Cortisol Profile

Abb. 7

Wenn das ACTH-Level hoch, der Cortisolwert aber niedrig ist, sind die Nebennieren das Problem. Wenn der Wert aber ein niedriges ACTH-Level herausstellt, könnte die Person an einer Form von Hypopituitarismus leiden. Auf seiner Website erklärt Dr. Lam weiter, dass die DHEA-Level in dieser Phase der Nebennierenerschöpfung weiter fallen, diese Person wäre ein Beispiel dafür. Das Ergebnis „2" fällt aus dem Rahmen des DHEA-Normbereichs (3 – 10). Sehen Sie, dass aus diesem Grund das kleine schwarze Quadrat auf die linke Seite neben den Referenzbereich gerutscht ist?

Rhythmus Freies Cortisol
    7 – 8 Uhr 10 niedrig 13 – 24 nM
    11 – 12 Uhr 7 normal 5 – 10 nM
    16 – 17 Uhr 4 normal 3 – 8 nM
    23 – 24 Uhr 2 normal 1 – 4 nM
Cortisolbelastung: 23   23 – 42 nM
DHEA 2 niedriger DHEA-Wert
        Erwachsene (M/W): 3 – 10

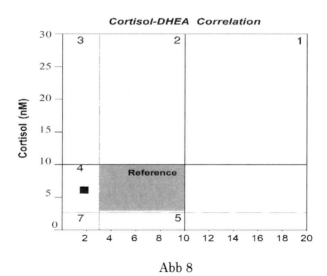

Abb 8
Wenn der DHEA-Wert weiter sinkt, wandert das schwarze Quadrat nach links.

Warum liegt der Cortisolwert dieser Person im Referenzbereich? Wie oben bereits gesagt, verwendet DiagnosTech den
Durchschnitt der Mittags-/Nachmittagswerte, um die Lage des
schwarzen Quadrats zu bestimmen.

Dieses Ergebnis stammt von einem Verwandten, der über
Symptome einer Nebennierenerschöpfung klagte, insbesondere
darüber, dass er müde erwachte, Verlangen nach Kaffee und
Süßigkeiten hatte und sich immer nach 18 Uhr am besten fühlte.

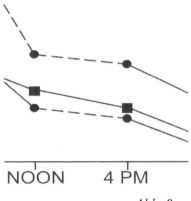

Abb. 9

Auf den ersten Blick sieht dieser Wert gar nicht so schlecht
aus. Die Cortisolbelastung liegt bei 23 nM bei einem Normbereich von 23 – 42 nM. Doch bei der Entscheidungsfindung, was
zu tun ist, spielen auch die Symptome eine Rolle. Dr. Lam erklärt: „Bei einer Nebennierenerschöpfung sind die Nebennierenhormone niedrig, aber liegen immer noch im „Normbereich"
und sind nicht tief genug, um eindeutig eine Addison-Krankheit
entsprechend normalen Bluttests nachweisen zu können. Die
Menge der Nebennierenhormone kann auf die Hälfte des Optimums reduziert sein und immer noch als „normal" bezeichnet
werden. Ein solches „normales" Level an Nebennierenhormonen
heißt nicht, dass keine Nebennierenerschöpfung vorliegt. Der
Durchschnittsarzt wird nicht über die Bedeutung einer sub-
klinischen Nebennierenerschöpfung unterrichtet. Diese Ärzte
lassen sich durch Bluttests in die Irre führen, die eigentlich
nicht sensibel genug sind, um eine subklinische Nebennieren-

Funktionsstörung beurteilen zu können. Dadurch werden Patienten, deren Nebennierenfunktion getestet wurde, als „normal" eingestuft, aber in Wirklichkeit funktionieren die Nebennieren nur suboptimal, und es liegen eindeutige Symptome vor, da der Körper um Hilfe und um Aufmerksamkeit schreit.

„Von einer Nebennierenerschöpfung sind mehr Menschen betroffen als von der Addison-Krankheit. Im Gegensatz zu letzterer ist sie jedoch nicht anerkannt und hat sich geradezu zu einer Epidemie großen Ausmaßes entwickelt."

Mein Verwandter wertete seine Ergebnisse aus sowie die Tatsache, dass auch seine Schilddrüsenhormone ein sehr niedriges Level aufwiesen. Er wollte keine Schilddrüsensubstitution einnehmen, ohne die Nebennieren zunächst zu unterstützen.

Er befolgte Dr. Peatfields Dosierungsanweisung für Hydrocortison (Cortef). Sofort stellte er eine Verbesserung fest, und es geht ihm jetzt wirklich gut. Es ist ihm auch gelungen, ein Rezept für getrocknete Schilddrüse zu bekommen. Seitdem hat sich sein Zustand noch weiter verbessert, und die Körpertemperatur hat sich normalisiert.

✳✳✳

Hier ein Beispiel für einen niedrigen Cortisolwert:

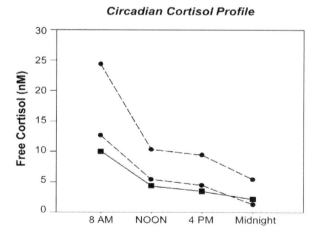

Abb. 10

DiagnosTech benutzt den Durchschnitt aus dem Mittags-
und dem Nachmittagswert für die Positionierung des schwarzen
Quadrats. Das DHEA liegt im Normbereich. Das Ergebnis dieser
Person befindet sich am Rand von Feld 5, wie unten erläutert.

In diesem Beispiel ist die Cortisolausschüttung der betreffenden Person eindeutig erniedrigt. Die Cortisolbelastung (der
Kombinationswert) liegt bei 18 nM (Normbereich 23 – 42 nM).
Es heißt, ein solcher Wert ergebe sich häufig bei Stress – doch
in Wirklichkeit kann man ohne weitere Laborwerte nicht genau
sagen, was den vorliegenden Zustand ausgelöst hat.

Rhythmus Freies Cortisol
     7 – 8 Uhr 10 erniedrigt 13 – 24 nM
    11 – 12 Uhr 4 erniedrigt 5 – 10 nM
    16 – 17 Uhr 2 erniedrigt 3 - 8nM
    23 - 24 Uhr 2 normal 1 - 4 nM
Cortisolbelastung: 18   22 – 46 nM

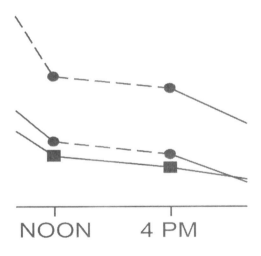

Abb. 11

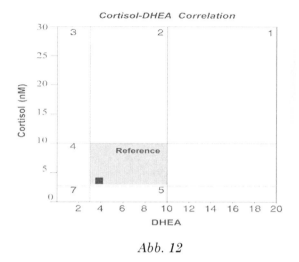

Abb. 12

DHEA   Gesammelter Wert 4 normal (M/W): 3 – 10 ng/ml

Die Abbildung zeigt eine Cortisol-DHEA-Korrelation in: Feld 5 – nicht angeglichen, geringer Speicher   Dieses Feld ist gleichbedeutend mit einer suboptimalen   Cortisolausschüttung und reflektiert eine Schwächung der Nebenniere oder einen leeren Speicher. Die verringerte Forderung nach Pregnenolon als Vorstufe von Cortisol kann eine   normale DHEA-Produktion ermöglichen. Das ist meist das Ergebnis   eines chronischen und fortgeschrittenen Vorhandenseins von Stressfaktoren.

Hier geben wir ein Beispiel für einen noch geringeren Cortisolwert:
Die betreffende Person hat an drei der zugrundeliegenden Tageszeiten nicht messbare Cortisolwerte und eine Cortisolbelastung von nur 8 nM(Normbereich 23 – 42 nM).
Aufgrund des Durchschnitts aus dem Mittags- sowie dem Nachmittagswert müsste das schwarze Quadrat am untersten Rand liegen, da beide Werte nicht messbar waren. Weil jedoch das DHEA im Normbereich lag, wird das schwarze Quadrat in Feld 5 angeordnet.

Die Erläuterung zu Feld 5 lautet „Nicht angeglichen, niedriger Speicher". Man muss davon ausgehen, dass die Person Stress ausgesetzt war. Wären die Nebennieren dem Stress „angeglichen", würden sie hohe Cortisolmengen ausschütten. Der Cortisolwert ist aber gering, also sind die Nebennieren „nicht angeglichen".

Circadian Cortisol Profile

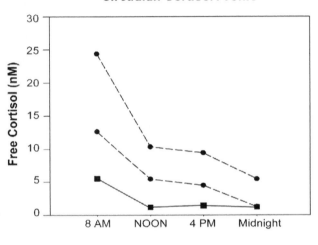

Abb. 13

Rhythmus Freies Cortisol
    7 – 8 Uhr 5 erniedrigt 13 – 24 nM
    11 – 12 Uhr < 1 erniedrigt 5 – 10 nM
    16 – 17 Uhr < 1 erniedrigt 3 – 8 nM
    23 – 24 Uhr < 1 erniedrigt 1 – 4 nM
Cortisolbelastung 8   23 – 42
DHEA 4 normal Erwachsene (M/W): 3 – 10k

„Geringer Speicher" bedeutet, dass, falls die betreffende Person krank würde, oder erhöhtem Stress ausgesetzt wäre, keine Reserven vorhanden wären, um das erforderliche Cortisol, das der Körper benötigt, auszuschütten. Dr. Jefferies äußert sich in seinem Buch *Safe uses of Cortisol (Sichere Verwendung von Cortisol)* zu diesem Thema.

***

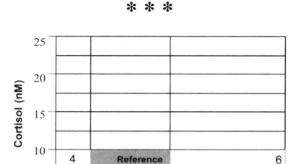

Abb. 14

ERLÄUTERUNG CORTISOL-DHEA-KORRELATION

1. angeglichen an den Stress
2. angeglichen mit Sturz des DHEA
3. schlecht angeglichen Phase I
4. schlecht angeglichen Phase II   5. nicht angeglichen, geringer Speicher
6. hohes DHEA
7. Nebennierenerschöpfung

Man könnte vermuten, dass Feld 6 schlechter ist als Feld 5, aber das ist nicht zwingend der Fall.

Die betreffende Person hat eine beinahe perfekte, mittige „Cortisolbelastung" von 30 nM (22 – 46 nM), aber das DHEA-Level ist um einiges erhöht.

Man kann hier gut erkennen, wie das DHEA das schwarze Quadrat weit nach rechts abgedrängt hat, und wenn die mittäglichen und nachmittäglichen Cortisolmengen in den Normalbereich fallen, ergibt dies eine Lage in Feld 6.

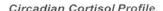

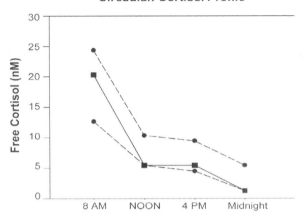

Rhythmus Freies Cortisol
- 7 – 8 Uhr 20   normal 13 – 24 nM
- 11 – 12 Uhr 5   normal 5 – 10 nM
- 16 – 17 Uhr 4   normal 3 – 8 nM
- 23 – 24 Uhr 1   normal 1 – 4 nM

Cortisolbelastung: 30   22 – 46 nM

DHEA   19   erhöhtes DHEA Erwachsene (M/W): 3 – 10

Es gibt sowohl Beispiele für Laborwerte mit niedrigerem Cortisolwert, bei denen das schwarze Quadrat in Feld 6 lag, als auch solche, bei denen das Cortisollevel so niedrig ist, dass das Quadrat in dem Bereich „unter 6" landet, der nicht mehr numeriert ist.

Ein hoher DHEA-Wert ist problematisch. Dr. Peatfield sagt dazu: „Hohe Cortisol- und DHEA-Level deuten darauf hin, dass die Nebennieren unter Stress stehen. Manchmal beginnt der Cortisolwert, schwindend gering zu werden, wenn die Erschöpfung einsetzt, während das DHEA noch angemessen vorhanden ist. Weniger häufig ist das DHEA-Level stark erhöht – eine Reaktion auf die Stimulation durch das ACTH, während gleichzeitig das Cortisol nur schwach darauf antwortet. Wenn beide Werte wechselhaft sind, ist das ein Hinweis auf Belastung und unausgewogene Reaktion."

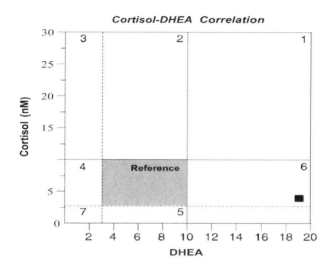

Abb. 16

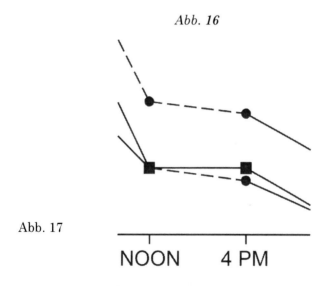

Abb. 17

Wir wollen uns ein weiteres Beispiel ansehen. Die betreffende Person weist insbesondere mittags einen niedrigen Cortisolwert auf, genau zu der Zeit also, auf die DiagnosTech bei der Positionierung des schwarzen Quadrates sein besonderes Augenmerk richtet.

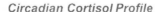

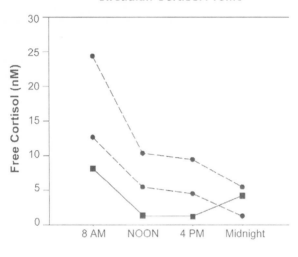

Abb. 18

Rhythmus Freies Cortisol
    7 – 8 Uhr   8   erniedrigt 13 – 24 nM
    11 – 12 Uhr   1   erniedrigt   5 – 10 nM
    16 – 17 Uhr   1   erniedrigt   3 - 8nM
    23 – 24 Uhr   3   normal   1 – 4 nM
Cortisolbelastung: 13   23– 42 nM

Da der DHEA-Wert unterhalb des Normbereichs lag, wird das schwarze Quadrat in Feld 7 angeordnet.

Das Labor erklärt einen niedrigen Cortisol- sowie DHEA-Wert damit, dass eine Einnahme von Steroiden dies verursacht habe. Die Anwendungshinweise, die dem DiagnosTech beigelegt sind, warnen davor, dass die Einnahme von Hydrocortison, Isocort usw. die Ergebnisse verzerren kann. Daher sollte der Test VOR der Einnahme durchgeführt werden.

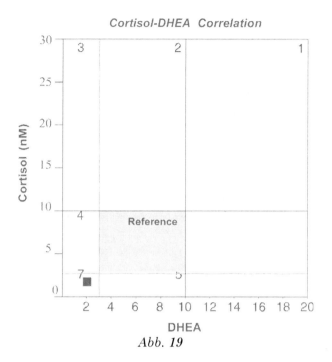

Abb. 19

DHEA Dehydroepiandrosteron
Sammelwert 2 erniedrigtes DHEA Erwachsene(M/W): 3 –
10 ng/ml

    In der Abbildung 30 liegt die Cortisol-DHEA-Korrelation
in: Feld 7 – Nebennierenerschöpfung   Dieses Feld
entspricht einer Erschöpfung oder Hemmung der   Nebennieren durch offenkundige Defizite in der Cortisol- und/
oder   DHEA-Produktion. Betroffene mit unterdrückter
Hirnanhangdrüsenfunktion, bedingt durch eine exogene
Steroidüberdosierung zeigen ebenfalls Ergebnisse in Feld 7.

    Bei dieser Person war das DHEA-Level sehr stark erniedrigt.
Betroffene, die an Hypopituitarismus leiden, weisen oft niedrige
DHEA-Werte auf, daher kann man dies nicht immer einfach mit
„Stress" oder Nebennierenerschöpfung begründen.***

Wir wollen uns ein weiteres Beispiel für Feld 7 anschauen. In Feld 7 sind nicht unbedingt immer alle Werte erniedrigt.

Aufgrund des niedrigen morgendlichen Cortisolwertes, beträgt das Gesamtlevel dieser Person 28 nM und liegt damit im Normbereich (23 – 42nM). Das DHEA liegt jedoch unterhalb des Referenzbereichs.

Wie gelangt das schwarze Quadrat nun in das Feld 7 Die Ursache liegt darin, dass DiagnosTech hierzu den Durchschnittswert aus den Mittags- und Nachmittagsergebnissen verwendet

Circadian Cortisol Profile

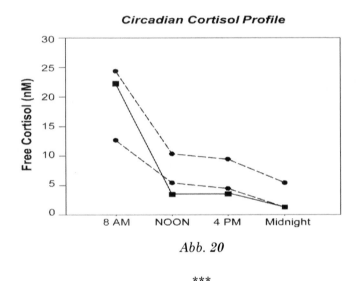

Abb. 20

***

Diese Person weist morgens einen niedrigen Cortisolwert auf, den restlichen Tag über sind die Werte normal. Dr. Lam bespricht einen solchen Fall auf seiner Website und gibt an, dass es sich um eine Nebennierenerschöpfung handelt.

Die durchschnittlichen Cortisollevel aus dem Mittags- sowie dem Nachmittagswert passen in den Normbereich. Auch das DHEA-Level passt in diesen Bereich, also entspricht das Feld dem Zustand „normal". Die Cortisolbelastung jedoch liegt mit 19 nM unterhalb des Referenzbereichs (22 – 46 nM). Der Cortisolrhythmus ist gegenüber dem normalen Rhythmus „abgeflacht". Diese Person ist von einer Nebennierenerschöpfung betroffen.

Rhythmus Freies Cortisol

   7 – 8 Uhr 22 normal 13 – 24 nM

   11 – 12 Uhr 3 erniedrigt 5 – 10 nM

   16 – 17 Uhr 2 erniedrigt 3 - 8 nM

   23 – 24 Uhr 1 normal 1 – 4 nM

Cortisolbelastung: 28   23 – 42 nM

DHEA 2 erniedrigt Erwachsene (M/W): 3 – 10

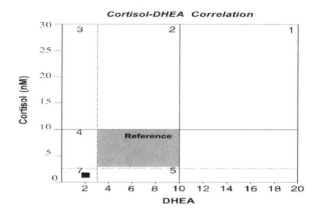

Abb. 21

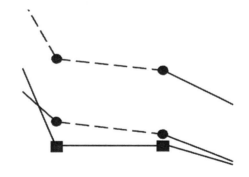

Abb. 22

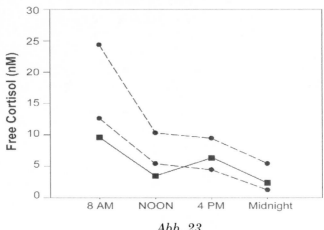

Abb. 23

✱✱✱

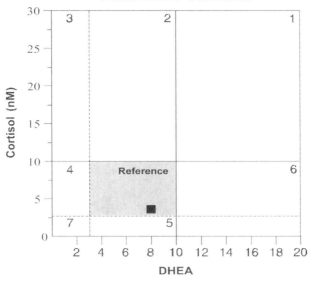

Abb. 24

Rhythmus Freies Cortisol
    7 – 8 Uhr 9 erniedrigt 13 – 24 nM
    11 – 12 Uhr 3 erniedrigt 5 – 10 nM
    16 – 17 Uhr 5 normal 3 - 8 nM
    23 – 24 Uhr 1 normal 1 - 4 nM
Cortisolbelastung: 19   23 – 42 nM
DHEA 8 normal Erwachsene (M/W): 3 – 10

Hier geben wir Ihnen als weiteres Beispiel den Fall einer Person, die aufgrund von Symptomen Nebennierenprobleme vermutete. Die Laborwerte sahen folgendermaßen aus:
Der Durchschnittswert aus den Mittags- und Nachmittagswerten liegen im Normbereich, das DHEA ist in Ordnung. Das Gesamtcortisollevel jedoch (die Cortisolbelastung) liegt darunter.

Circadian Cortisol Profile

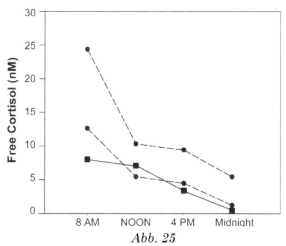

Abb. 25

In unten heißt es < 0,3. Unter DiagnosTech.com finden Sie dazu folgenden Kommentar:
Addison-Krankheit: < 1 nM (unabhängig von der Uhrzeit)
Wegen des Seitenaufbaus kommt man nicht über einen direkten Link zu dieser Stelle; klicken Sie auf „Tests & Panels", „Conceptual Framework" und schließlich „Test Specifications". Den gleichen Kommentar findet man auch in dem Handbuch zu Ne-

bennierenstress, das Ärzten zur Verfügung gestellt wird, auf S. 36. Ich persönlich würde nie eine Addison-Krankheit diagnostizieren, solange nicht weitere Tests durchgeführt worden sind.

Dennoch ist es auffällig, wenn zu irgendeiner Tageszeit die Cortisolmenge so stark sinkt, dass sie nicht mehr messbar ist. Und, wie die Ärzte berichten, hat die betroffene Person in unserem Beispiel keine „Nebennierenreserve": Die Nebenniere ist mit dem aktuellen Cortisolbedarf überfordert. Wie soll sie dann im Krankheitsfall oder in Stress-Situationen wie einer schrecklichen Nachricht, einem Autounfall usw. zusätzliches Cortisol produzieren?

Es wäre ein großer Fehler, nur auf den Referenzbereich zu achten und das Ergebnis dieses Betroffenen als „normal" zu bezeichnen. Sie müssen den Cortisolrhythmus hinzuziehen, die produzierte Gesamtcortisolmenge sowie die Symptome des Patienten, die möglicherweise auf eine Nebennierenerschöpfung hindeuten (u.a. sollte der Blutdrucktest im Stehen durchgeführt werden usw.) (siehe Kapitel 5).

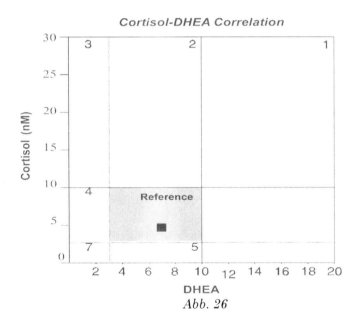

Abb. 26

Rhythmus Freies Cortisol
  7 – 8 Uhr 8   erniedrigt 13 – 24 nM
  11 – 12 Uhr 7   normal 5 – 10 nM
  16 – 17 Uhr 2   erniedrigt 3 - 8 nM
  23 – 24 Uhr < 0,3   normal 1 – 4 nM
Cortisolbelastung: 17   23 – 42 nM
DHEA 7 normal Erwachsene (M/W): 3 – 10

***

Dieses Ergebnis ist grenzwertig.
Man sieht, dass die Cortisolbelastung am unteren Rand des
Normbereichs ist, der DHEA-Wert liegt unter dem Normbereich.

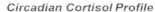

Circadian Cortisol Profile

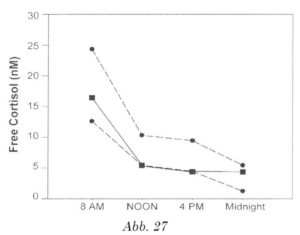

Abb. 27

Rhythmus Freies Cortisol
  7 – 8 Uhr 16   normal 13 – 24 nM
  11 – 12 Uhr 5   normal 5 – 10 nM
  16 – 17 Uhr 3   normal 3 - 8 nM
  23 – 24 Uhr 3   normal 1 – 4 nM
Cortisolbelastung: 27   23 – 42 nM

DHEA 2 normal Erwachsene (M/W): 3 – 10

Diese Person hat eine Probe eingereicht, weil sie aufgrund ihrer Symptome eine Nebennierenerschöpfung vermutete. Das ist ein Beispiel dafür, inwiefern das Gittersystem von DiagnosTech hilfreich sein kann. Die Cortisolmengen am Mittag und am Nachmittag liegen im Normbereich (genaugenommen liegen sämtliche Werte im Normbereich). Aber der DHEA-Wert ist niedrig, und der Theorie von Dr. Selye, Dr. Lam, Dr. Peatfield und anderen zufolge ist dies ein Hinweis darauf, dass die Nebennieren erschöpft sind.

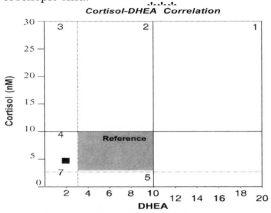

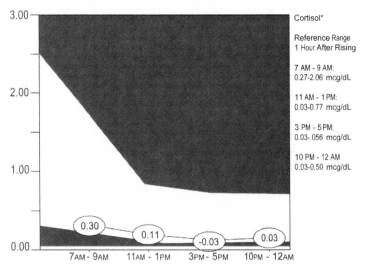

Bislang haben wir uns auf die Laborwerte von DiagnosTech konzentriert – aber auch andere Labore führen solche Tests durch. Eines der bekanntesten ist Genova (ehemals Great Smokies Diagnostic Laboratories).

Mein Arzt hatte Packungen von Genova in seiner Praxis, und als ich ihm sagte, ich würde gerne meine Nebennieren untersuchen lassen, gab er mir eine dieser Packungen.

Ich war mir sehr sicher, dass ich eine Nebennierenerschöpfung hatte. Seit 21 Jahren, seit einer schweren viralen Erkrankung (Epstein Barr), litt ich bereits unter Symptomen einer chronischen Erschöpfung.

Bei Genova reicht der Normbereich bis nah an den Nullwert heran. Um 16 Uhr war mein Cortisolwert beinahe nicht mehr messbar, und dennoch lag ich nach dieser Grafik noch im Normbereich, der Cortisolwert erscheint also „normal".

Die Cortisolbelastung wird überhaupt nicht erwähnt. Auf folgende Weise werden bei Genova Labs die DHEA-Level dargestellt. Mein Wert lag leicht unterhalb der Mittellinie.

Hormone	Reference Range		Reference Range
DHEA 7am - 9am		(120)	14-277 pg/mL
DHEA / Cortisol Ratio x 10,000		(400)	35-435

Abb. 30

Wir können nun meine nicht oder fast nicht messbaren Werte mit den folgenden Ergebnissen einer Frau bei DiagnosTech vergleichen. Sie hatte seit mehreren Jahren eindeutige Symptome einer Nebennierenerschöpfung. Nach dieser Bestimmung bekam sie von ihrem Arzt ein Rezept für Cortef.

Ihre Cortisolbelastung entspricht mit 11 nM nur etwa der Hälfte des unteren Wertes des Normbereichs (23 – 42 nM). Ihre niedrigsten Werte waren zu jeder Tageszeit 2, wir haben auch DiagnosTech-Beispiele mit 1 gesehen und manche mit nicht messbaren Leveln (die durch < angegeben werden). Auf die Art, wie DiagnosTech die Cortisolergebnisse darstellt, fällt der Vergleich mit dem „Normbereich" leicht: Wenn der Wert niedrig ist, können Sie leicht einschätzen, WIE niedrig er ist.

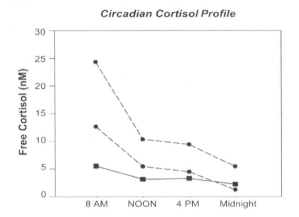

Abb. 31

Rhythmus Freies Cortisol

      7 – 8 Uhr 5   **erniedrigt** 13 – 24 nM

     11 – 12 Uhr 2   **erniedrigt** 5 – 10 nM

     16 – 17 Uhr 2   **erniedrigt** 3 - 8 nM

     23 – 24 Uhr 2   **normal** 1 – 4 nM

Cortisolbelastung: 11   23 – 42 nM

DHEA 3 grenzwertig Erwachsene (M/W): 3 – 10

Ich persönlich bin der Meinung, dass der Genova-Bereich allgemein zu grob ist und niedrige Cortisollevel dadurch nicht leicht auszuwerten sind. Ich habe zweimal dort angerufen, um das zu besprechen, ich habe bei jedem, zu dem der Empfang mich durchgestellt hat, Nachrichten hinterlassen, habe aber nie einen Rückruf bekommen.

Die Cortisol-DHEA-Korrelation von DiagnosTech erscheint mir auf jeden Fall nützlicher zu sein als das ermittelte DHEA-Cortisol-Verhältnis von Genova. Ich kann auf einen Blick erkennen, ob das Cortisollevel hoch oder niedrig ist, ich kann sehen, ob das DHEA-Level hoch oder niedrig ist.

Das Verhältnis beider Werte ist klar und übersichtlich dargestellt.

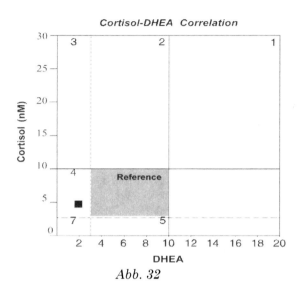

Abb. 32

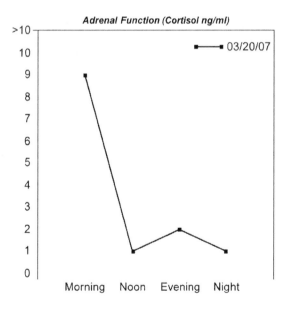

Abb 33

Wir wollen uns nun ein Beispiel aus den ZRT Laboratories ansehen.

Ein Mitglied hat uns erlaubt, seine Werte zu verwenden. (Persönliche Informationen wurden entfernt.) Beschrieben wurden Symptome einer Nebennierenerschöpfung. Nach Erhalt der Laborwerte entschied er sich, seine Nebennieren mit Isocort zu therapieren.

Hormontest/ im Bereich/nicht im Bereich /Einheit /Bereich

Estradiol (Speichel)	1,0 pg/ml	0,8-2,2
Progesteron (Speichel)	26 pg/ml	12-100
Testosteron (Speichel) 80 pg/ml	44-148	(altersabhängig)
DHEAS (Speichel)	8,5 ng/ml 2-23	(altersabhängig)
Cortisol morgens (Speichel)	9,0 ng/ml	3,7-9,5
Cortisol mittags (Speichel)	1,1L ng/ml	1,2-3,0
Cortisol abends (Speichel)	2,2H ng/ml	0,6-1,9
Cortisol nachts (Speichel)	0,5 ng/ml	0,4-1,0
fT4 (Bluttropfen)	2,5 ng/dl	0,7-2,5
fT3 (Bluttropfen)	2,1L pg/ml	2,5-6,5
TSH (Bluttropfen)	1,8 uU/ml	0,5-3,0
TPO (Bluttropfen) 2247 H IE/ml	0-150	(70-150 Grenzwert)

Bei dieser Person ist ein wechselhafter Tagesrhythmus erkennbar, dennoch erscheint die Cortisolproduktion allgemein adäquat. Einen Kommentar von ZRT zur Cortisolbelastung kann ich nicht finden. Ein positiver Aspekt an ZRT ist, dass der Patient einen Fragebogen ausfüllen muss, zudem werden in der Auswertung anschließend sowohl die Symptome als auch die Cortisolmessungen berücksichtigt.

KONVERSIONSWEGE
Von Cholesterin zu den Hormonen

DAS CHOLESTERI

↓

geht mit Hilfe der Schilddrüsenhormone zu:
PREGNENOLON

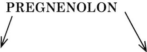

1) PROGESTERON   oder   2) DHEA
wandelt sich um in

↓

a) ALDOSTERON, oder
b) CORTISOL, oder
c) ANDROSTENEDION, oder
d) TESTOSTERON

↓

ANDROSTENEDION

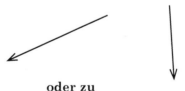

oder zu

1) den ÖSTROGENEN   2) TESTOSTERON
und PROGESTERON

(das auch von den Ovarien   (das such von den
stammen kann)   Hoden stammen Kann)

Glossar

ACTH-Stimulationstest (STIM):
Test, der das Cortisollevel vor und nach einer Injektion synthetischen ACTHs misst.

Adaptogene:
Verschiedene Kräuter, die den Körper bei der Stressbewälti gung unterstützen und die Nebennieren stärken.

Addison-Krankheit:
Erkrankung der Nebennierenrinde, meist bedingt durch eine autoimmune Zerstörung, wodurch vermindert Cortisol produziert wird.

Adrenaler Dummkopf:
So sollten Patienten ihren Arzt nennen, wenn er meint, die einzigen Nebennierenprobleme die es gibt seien Addison und Cushings.

Aldosteron:
Steroid, das von den Nebennieren produziert wird und für die Regulierung von Natrium und Kalium zuständig ist.

Antidepressiva:
Medikamente zur Behandlung von Depressionen.

Antikörper:
Blutproteine, deren Produktion vom Immunsystem als Reaktion auf eine Störung im Körper veranlasst wird.

Antithyroglobulin:

Antikörper, die sich gegen das Protein Thyroglobulin wenden, das bei der Produktion von Schilddrüsenhormonen eine wichtige Rolle spielt.

Autoimmun:

Bezieht sich auf eine Störung des Immusystems, die dasselbe dazu veranlasst, sich gegen die eigenen Zellen sowie das eigene Gewebe zu wenden. Zu Autoimmunerkrankungen gehören Zöliakie, Hashimoto, Diabetes Typ 1, Lupus erythematodes, rheumatoide Arthritis usw.

Armour:

Markenname eines natürlichen Schweineschilddrüsenpräparats, hergestellt von den Forest Laboratories.

B12:

Vitamin, das die Gesundheit der Nerven und roten Blutkörperchen unterstützt.

Blödsinnig:

Wie der TSH-Labortest Hypothyreose nachweisen soll.

Bleich:

wird das Gesicht eines Patienten, wenn der Arzt ihm sagt, der TSH-Wert sei zu niedrig.

Calcitonin:

Schilddrüsenhormon, das zu hohe Kalziumlevel im Serum verhindert und die Knochen kräftigt.

CFS:

Abkürzung für Chronisches Erschöpfungssyndrom (englisch: Chronic Fatigue Syndrome), ein Zustand, den viele Betroffene eher für eine minder- oder untherapierte Hypothyreose halten.

Corticosteroid:
Klasse von Nebennierensteroidhormonen, die wie Cortisol anti-inflammatorisch (entzündungshemmend) wirken.

Cortisol:
Corticosteroidhormon, das von den Nebennieren produziert wird, auch Stresshormon genannt; bei gesunden Personen erreicht es am frühen Morgen seinen Höchstwert, am niedrigsten ist das Level zur Schlafenszeit.

Cushing-Syndrom:
Störung der Nebennieren, durch die es zu vermehrter Cortisolproduktion und körperlichen Veränderungen kommt.

Cytomel (Liothyronin-Natrium):
Markenname des synthetischen T3-Präparats von Jones Pharma.

Deiodinase (oder 5'-Deiodinase):
Enzyme aus dem peripheren Gewebe, hauptsächlich der Leber, die die Konversion von T4 in T3 unterstützen, indem sie ein Iodatom aus dem äußeren T4-Ring entfernen. Wird ein Iodatom aus dem inneren Ring entfernt, entsteht rT3.

Denis-Wilson-Syndrom:
Zustand hoher rT3-Level und geringer Körpertemperatur, benannt nach Dr.med. Denis Wilson, der die Krankheit als erster beschrieb.

Depp:
So beschreiben Schilddrüsenpatienten ihren Arzt, wenn er ihnen sagt, natürliche Schilddrüsenhormone seien veraltet.

DHEA:
Von den Nebennieren sekretiertes Hormon, Vorstufe von Testosteron.

D.O.
Abkürzung für Doktor der Osteopathie.

Elektroschocktherapie (EST):
Behandlung durch Stromeinwirkung, von der man meint, sie
reduziere Depressionen.

Eltroxin:
Markenname eines synthetischen T4-Präparats (Levothyroxin, Thyroxin).

Endokrine Drüsen:
Drüsen, die Hormone in das Blut hinein sekretieren. Dazu
gehören die Hirnanhangdrüse, das Pankreas, die Gonaden
(Keimdrüsen), die Schilddrüse sowie die Nebennieren.

Endokrinologe:
Facharzt für das Endokrine System (Hormonsystem).

Euthyreot:
Mit normaler Schilddrüsenfunktion.

Ferritin:
Eisenspeicherprotein.

Fibromyalgie:
Zustand, der durch Schmerzen in Muskeln und Gelenken
gekennzeichnet ist. Desweiteren treten Symptome wie Erschöpfung, Schlafstörungen und Depressionen auf.

Florinef (Fludrocortisonacetat):
Verschreibungspflichtiges Corticosteroidmedikament mit leicht
glukocorticoider Potenz und stärkerer mineralcorticoider Potenz, das
bei niedrigen Aldosteronleveln verwendet wird.

Freies-Thyroxin-Index (FTI oder F7):
Gibt an, wieviel T4 im Verhältnis zum thyroxinbindenden

Globulin vorhanden ist; dieser Test wird als veraltet betrachtet.

Gereizt:

reagiert eine Patientin, wenn ein weiterer Arzt sie für „normalwertig" erklärt.

Getäuscht:

So fühlen sich Schilddrüsenpatienten, wenn sie herausfinden, dass all die Antidepressiva, Cholesterinmittel und anderen Medikamente nicht nötig gewesen wären, wenn sie auf natürliche Schilddrüsenhormone eingestellt worden wären.

Getrocknete Schilddrüse:

Eine andere Bezeichnung für natürliche Schilddrüsenhormone.

Glucocorticoid:

Ein Nebennieren-Steroidhormon, dessen größten Anteil Cortisol ausmacht.

Glycyrrhizinsäure:

Molekül der Süßholzpflanze, das die Lebensdauer des Cortisols verlängert, indem es dasjenige Enzym hemmt, das das Cortisol in den Nieren deaktiviert.

Hashimoto:

Autoimmunerkrankung der Schilddrüse, die zu einem Kropf führen kann und Schwankungen zwischen Hyperthyreose und Hypothyreose verursacht.

Hepatitis:

Ein Blutvirus, der die Leber schädigt; oft durch intravenösen oder nasalen Drogenkonsum verursacht, kann auch beim Tätowieren oder ungeschütztem Geschlechtsverkehr übertragen werden.

Hirnanhangdrüse:
Kleine Drüse an der Hirnbasis, die andere Drüsen stimuliert, darunter die Schilddrüsen und die Nebennieren.

Hydrocortison (HC):
Synthetisches Cortisolpräparat.

Hyperthyreose:
Zustand erhöhter Schilddrüsenfunktion und dadurch bedingt vermehrter Schilddrüsenhormone.

Hypophyse:
Kleine Drüse an der Unterseite des Gehirns, die stimulierende Botenstoffe an andere Drüsen sendet, darunter die Schilddrüse sowie die Nebennieren.

Hypothalamus:
Kleine Drüse im Gehirn, die die Hypophyse dazu veranlasst, die Nebennieren und die Schilddrüse zu stimulieren.

Hypothyreose:
Zustand nicht ausreichender Schilddrüsenfunktion und verminderter Schilddrüsenhormone.

Insulin:
Pankreashormon, das es den Zellen ermöglicht, Blutzucker (Glukose) aufzunehmen.

Iod:
Natürlich vorkommendes Schlüsselhormon für eine gute Gesundheit, hauptsächlicher Bestandteil der Schilddrüsenhormone.

Iodtest:
Urintest zur Bestimmung des Iodlevels.

Isocort:
Beliebtes, rezeptfreies pflanzliches Präparat zur Unterstützung der Nebenniere.

Kalium:
Essentielles Mineral in zahlreichen Nahrungsmitteln. Chemische Ähnlichkeit mit Natrium, gleicht die Natriumlevel aus.

Knötchen:
Kleiner oder anormaler Knubbel, wie er auch auf der Schilddrüse vorkommen kann, meist gutartig, 10 % sind kanzerös.

Kohlenhydrate:
Organischer Bestandteil in Lebensmitteln, der Energie liefert. Hierzu zählen Einfachzucker (Monosaccharide) wie Glukose oder Vielfachzucker (Polysaccharide) wie Zellulose oder Stärke.

Kropf:
Vergrößerung der Schilddrüse.

L-Thyroxin:
Anderer Name für T4.

Levothroid:
Markenname des synthetischen T4 von den Forest Laboratories.

Levothyroxin:
Oberbegriff für alle synthetischen T4-Monopräparate.

Levoxyl:
Markenname eines synthetischen T4-Monopräparats von King Pharmaceuticals.

Liothyronin:
Oberbegriff für synthetische T3-Monopräparate.

Lithium:
Verschreibungspflichtiges Medikament zur Therapie bipolarer Störungen, hemmt die Schilddrüsenfunktion.

Medrol (Methylprednisolon):
Verschreibungspflichtiges synthetisches Cortisolpräparat, mit dem Entzündungen behandelt und die Symptome bestimmter Störungen verbessert werden.

Melatonin:
Ein Hormon, das unseren Tag-Nacht-Rhythmus reguliert. Ein erhöhter Melatoninspiegel verursacht Schläfrigkeit

Mineralcorticoid:
Klasse von Nebennieren-Steroidhormonen, die wie Aldosteron die Natriumretention (Zurückhaltung) fördern und den Flüssigkeitshaushalt ausbalancieren.

Mistkerl:
So haben Patienten ihren Arzt innerlich genannt, wenn er ihre bei T4- Substitut

Mitralklappenprolaps (MKP):
Eine meist gutartige Fehlbildung des Herzens, bei der sich die Herzklappen in den Vorhof wölben und es zu einer leichten Insuffizienz kommen kann.

Morbus Basedow:
Hyperthyreose oder Überaktivität der Schilddrüse.

Mülleimer:
Dorthin haben viele Patienten ihr synthetisches T4 geworfen, nachdem sie zu natürlicher Schilddrüse gewechselt waren.

Myxödem:
Haut- und Gewebeverdickungen sowie Schwellungen, die durch Hypothyreose hervorgerufen werden.

Nature-Throid:
Ein Markenname für natürliche Schweineschilddrüsenhormone von den RLC Laboratories, ehemals Western Research Laboratories.

Naturheilkunde:
Alternativmedizin mit holistischem Ansatz. Homöopathie, Kräuterheilkunde, Akupunktur, Aromatherapie und weitere Verfahren werden unter diesem Begriff zusammengefasst.

Natürliche Schilddrüsenhormone:
Getrocknete und pulverisierte Schweineschilddrüse, die genau das enthält, was auch die menschliche Schilddrüse produziert – T4, T3, T2, T1 und Calcitonin.

Nebennieren:
Kleine Drüsen auf den Nieren, die hauptsächlich für die Stressbewältigung verantwortlich sind, aber auch weitere wichtige Funktionen übernehmen. Sie produzieren Cortisol, Adrenalin, Aldosteron und DHEA, außerdem Östrogen, Progesteron, Testosteron und weiteres.

Nebennierendysfunktion:
Ausdruck, mit dem sämtliche Probleme, die die Nebennieren betreffen können, zusammengefasst werden. Dazu gehören Wechsel zwischen hohen und niedrigen Cortisolwerten ebenso wie dauerhaft erniedrigte Werte. Zeitweise kann auch ein niedriges Aldosteronlevel hinzukommen.

Nebennierenerschöpfung:
Aufgrund einer erschöpften Nebennierenfunktion kommt es zu niedrigen Cortisolleveln und manchmal einem erniedrigten Aldosteronspiegel.

Nincompoop (Vollpfosten):
> So hat eine Patientin ihren Arzt genannt, als er dachte, es
> sei völlig in Ordnung, sie sechs Wochen lang bei einem Gran
> natürlicher Schilddrüsenhormone zu belassen, bevor die
> Dosierung erhöht wurde.

Nutri-Meds:
> Markenname der nicht verschreibungspflichtigen Form
> natürlicher Rinder- oder Schweineschilddrüsenhormone.

Oroxin:
> Australischer Markenname für synthetisches T4, ebenso Eu-
> troxsig.

Osteopathie:
> Medizinischer Ansatz, der die Rolle des muskuloskeletalen
> Systems für Gesundheit und Krankheit betont.

Osteoporose:
> Kalziumabbauende Knochenerkrankung, die die Knochen
> schwächt und brüchig macht.

Östrogen:
> Steroid, das hauptsächlich als weibliches Hormon agiert und
> als Östradiol, Östriol oder Östron auftritt.

Östrogendominanz:
> Zustand, bei dem das Level des weiblichen Hormons Östro-
> gen im Verhältnis zu dem Progesteronlevel erhöht und unop-
> poniert ist.

Palpitation:
> Abweichendes Herzklopfen; plötzlich stärker.

Phosphatidylserin (PS):
> Ein Phospholipid. Die Hälfte der Gesamtmenge findet sich in
> den Gehirnzellen; als Ergänzungsmittel wird es aus Soja ex-

trahiert. Es soll die Leistungsfähigkeit des Gehirns steigern und zugleich hohe Cortisollevel senken.

Pregnenolon:
Steroidhormon, auch Prohormon genannt.

Primäre Nebennierenerschöpfung:
Erschöpfte Nebennierenfunktion, die zu einem niedrigen Cortisollevel führt.

Progesteron:
Steroidhormon, das während der Menstruation und der Periode eine Rolle spielt.

Prozentuale Sättigung:
In unserem Fall Labortest, der das Serumeisen misst, geteilt durch das TIBC (Gesamt-Eisen Bindekapazität). Ist die Sättigung niedrig, deutet dies auf Eisenmangel.

Radioiodtherapie (RIT):
Verwendung von radioaktivem Iod in der Therapie von Hyperthyreose, zur Reduktion der Schilddrüsenaktivität. Wird für überflüssig erachtet und wegen seiner potentiellen Nebenwirkung von immer mehr Schilddrüsenpatienten zugunsten blockierender Medikamente abgelehnt.

Renin:
Protein, das als Reaktion auf erniedrigte Salzlevel von den Nieren freigesetzt wird.

Reverses T3:
Die inaktive Form des T3, entsteht aus der T4-Umwandlung, wenn der Körper seinen T4-Spiegel senken muss.

Schilddrüse (Thyreoidea):
Schmetterlingsförmige Drüse, die eine entscheidende Rolle für die Energielevel und eine gute Gesundheit spielt.

Schilddrüsenhormonresistenz:
Syndrom schlechter Zellreaktion auf Schilddrüsenhormone, wodurch der betroffene Patient höhere Dosen benötigt, um den gleichen Effekt zu erzielen, den er ohne diese Resistenz mit niedrigen Dosen erreichen sollte.

Sekundäre Nebennierenerschöpfung:
Erschöpfte Nebennierenfunktion, hervorgerufen durch Hypopituitarismus. Versagen, ACTH auszuschütten, um die Nebennieren zur Produktion anzuregen.

Selen:
Spurenmineral, das wichtig ist für eine gute Gesundheit und das die Umwandlung von T4 in T3 fördert.

Serumeisen:
Kleine Menge zirkulierenden Eisens, von dem Protein Transferrin gebunden.

Stoffwechsel:
Chemische Reaktionen, durch die Energie erzeugt wird.

Stop the Thyroid Madness:
Ein Ausdruck, der von der Autorin und Website-Gründerin Janie Bowthorpe geprägt wurde, um eine Revolte für eine bessere Schilddrüsentherapie zu beschreiben.

Subklinische Hypothyreose:
Bezeichnung für eine milde Form der Hypothyreose, aber meist die Diagnose eines Arztes, der sich allein auf den TSH-Wert verlässt, anstatt auf die Symptome zu achten.

Synthroid:
Eine Form von synthetischem T4, das von den Abbott Laboratories hergestellt wird.

T3:
Aktive Form des Schilddrüsenhormons, auch Triiodothyronin genannt.

T4:
Speicherform des Schilddrüsenhormons, auch Thyroxin genannt.

T4-Monopräparat:
Name für ein Medikament, das nur Thyroxin enthält, z.B. Synthroid, Levoxyl, Eltoxin, Oroxin usw.

Testosteron:
Steroidhormon, das in den Hoden und Ovarien sekretiert wird.

Thyreoidperoxidase (TPO AK):
Enzym, das wichtig ist für die Bildung von Schilddrüsenhormonen.

Thyreoiditis:
Eine andere Bezeichnung für Hashimoto oder Schilddrüsenentzündung.

Thyrotropin freisetzendes Hormon (TRH, Thyreoliberin):
Hormon, das vom Hypothalamus ausgestoßen wird, um die Hirnanhangdrüse anzuregen.

Thyroxin:
Name des Schilddrüsenspeicherhormons T4.

Thyroxin-bindendes Globulin-Test:
Misst das Level der Schilddrüsenhormon-bindenden Proteine.

TIBC:

Gesamteisen-Bindekapazität. Misst die Fähigkeit des Proteins Transferrin, Eisen zur Leber, zum Knochenmark und zur Milz zu transportieren. Steigt an, wenn der Eisenwert niedrig ist.

Triiodothyronin:

Name des aktiven Schilddrüsenhormons T3.

TSH:

Thyreoidea stimulierendes Hormon, von der Hirnanhangdrüse sekretiert, um die Schilddrüse anzuregen.

Unithroid:

Markenname des synthetischen T4 von Jerome Stevens Pharmaceuticals.

Westhroid:

Markenname der natürlichen Schilddrüsenhormone von den RLC Laboratories, Inc. (ehemals Western Research Labs).

Quellen

Akademie für Osteopathie:
http://www.academyofosteopathy.org

Alevizaki, Maria, Emily Mantzou, Adriana T. Cimponeriu,
Calliope C. Alevizaki und Dimitri A. Koutras: TSH ist möglicherweise kein guter Wert, um die Schilddrüsenhormon-Substitution-
stherapie zu bestimmen. 20. Juni 2005, *www. springerlink. com/
content/ y28n557300582h33/*

American Association of Clinical Endocrinologists
(Amerikanische Vereinigung klinischer Endokrinologen):
www.aace.com/

American College for Advancement in Medicine: Ärztesuche
Armour. *www.acam.org/dr_search/index.php*

Arem, Ridha, Dr.med. The Thyroid Solution: A Mind Body
Program for Beating Depression and Regaining Your Emotional
and Physical Health (Die Schilddrüsenlösung: Ein Geist-und-Kör-
per- Programm, mit dem Sie Ihre Depressionen bekämpfen und
Ihre emotionale und körperliche Kraft zurückerlangen). New York:
Ballantine Books, 2000

Armour Produktinformationen: *armourthyroid.com*

Barnes, Broda O., M.D., & Lawrence Galton: Hypothyroidism:
the Unsuspected Illness (Hypothyreose: Die unerwartete Krankheit). New
York : Harper & Row, 1976 *www.BrodaBarnes.org*

Chatzipanagiotou, S, J.N. Legakis, F. Boufidou, V. Petroyianm,
C. Nicolaou: Prevalence of Yersini plasmid- encoded outer protein
(Yop) class-specific antibodies in patients with Hashimoto's thy-
roiditis. (Verbreitung hochspezifischer plasmidkodierter Polypep-

tide, den Yersinien-Antigenen (YOP), bei Hashimoto-Patienten 2001 *www.blackwell-synergy.com/doi/pdf/10.1046/j.1469-0691.2001.00221.x?cookieSet=1*

Brownstein, David, M.D. Overcoming Thyroid Disorders (Schilddrüsenstörungen besiegen): West Bloomfield, MI. Medical Alternatives Press. 2002

Celiac Sprue Association (Vereinigung zöliake Sprue): *www.csaceliacs.org/*

Cytomel Produktinformationen: Website: *www.kingpharm.com/*

Derry, David, Dr.med: E-Mail an Janie Bowthorpe 2006

Derry, David, Dr.med. Breast Cancer and Iodine: How to Prevent and How to Survive Breast Cancer (Brustkrebs und Iod: Wie Sie Brustkrebs verhindern und bekämpfen). Trafford Publishing, 2001

DiagnosTechs, Inc: *www.diagnostechs.com/main.htm*

Direct Laboratory Services, Inc: Website: *www.directlabs.com/*

Durrant-Peatfield, Barry, M.B., B.S., LR.C.P., M.RCS: The Great Thyroid Scandal and How to Survive It (Der große Schilddrüsenskandal, und wie Sie ihn überleben). London, UK Barons Down Publishing, 2002.

Durrant-Peatfield, Barry, M.B., B.S., LR.C.P., M.RCS: Your Thyroid and How to Keep It Healthy (Ihre Schilddrüse, und wie Sie sie gesund halten). London, UK, Hammersmith Press Limited; 2. revidierte Auflage

Encyclopedia Britannica: George Redmayne Murray *www.britannica.com/eb/article-9054362/George-Redmayne-Murray*

Endocrine Web: *www.endocrineweb.com/hypo1.html*

Erfa, Kanadisches Schilddrüsepräparat. *www.erfa-sa. com/thyroid_en.htm*

Genova Diagnostics: *www.gdx.net/home/*

Goodman, Louis S., and Alfred Gilman: The Pharmacological
   Basis of Therapeutics (Die pharmazeutische Basis in der Therapie).
   Toronto: The MacMillan Company, 1941, 1970, 2006

HealthCheck USA. *www.healthcheckusa.com/*

Heinrich, Thomas, W, MD, Garth Graham, Dr.med.:
   Hypothyroidism Presented as Psychosis: Myxedema
   Madness Revisited (Hypothyreose als Psychose:
   Myxödeme Psychose). Primary Care Companion Journal of
   Clinical References 261 Psychiatry 2003:5. *www. psychiatrist.com/
   pcc/pccpdf/v05n06/v05 n0603.pdf*

Holmes, Diana, Tears Behind Closed Doors (Tränen hinter
   verschlossenen Türen), 2. Auflage: Wolverhampton, UK: Normandi
   Publishing Ltd, 2002

Honeyman-Lowe, Gina, and John C. Lowe: Your Guide to
   Metabolic Health (Ihr Leitfaden für einen gesunden Stoff wechsel).
   Lafayette, CO: McDowell Health-Science Books, 2003

Jorde, R., J. Sundsfjord. Serum TSH Levels in Smokers and
   Non-Smokers: The 5th Tromsø Study (Serum-TSH bei Rauchern und
   Nichtrauchern: Fünfte Tromsøer Studie). Exp Clin Endocrinol Dia-
   betes 2006; 114: 343-347 DOI: 10.1055/s-2006-924264. *www.thieme-
   connect.com/ejourals/abstract/eced/ doi/10.1055/s-2006-924264*
Kendall, Edward C. Journal of Biological Chemistry:

Lam, Michael, Dr.Med., *www.drlam.com/A3R_brief_in_ doc_
   format/adrenal_fatigue.cfm*

Levoxyl Produktinformationen: *www.levoxyl.com*

Lowe, John D. DC: *www.drlowe.com*

Lowe, John D., DC. Addenda to: Four 2003 Studies of Thyroid
   Hormone Replacement Therapies: Logical Analysis and Ethical Im-
   plications (Anhang zu: Vier Studien aus dem Jahr 2003 zur Schil-
   ddrüsenhormonsubstitution: Logische Analyse und ethische Implikationen, 2003). *www.drlowe.com/frf/ t4replacement/addenda.
   htm*

Natural Thyroid Hormone Users (Benutzer natürlicher Schild drüsenhormone) Yahoo-Gruppe: *health.groups.yahoo.com/group/ NaturalThyroid-Hormones*

Nature-Throid Produktinformationen: *www.rlclabs.com*

Nebennierenerschöpfung: *http://adrenalfatigue.org/*

Nobelpreis Informationen: *http://nobelprize.org/*

Northrup, Christiane, Dr.med.: *www.drnorthrup.com/*

NPTech Clinical Laboratory: *www.pathlab.com.au/*

Pathlab: *www.pathlab.com.au/*

Rack, SK and EH Makela: Hypothyroidism and depression: a therapeutic challenge (Hypothyreose und Depressionen: eine therapeutische Herausforderung). The Annals of Pharmacotherapy: Vol. 34, Nr. 10, S. 1142-1145, 2000 Harvey Whitney Books Company. *www.theannals.com/cgi/content/ abstract/34/10/1142*

Red Apple Clinic, Ltd: *www.redappleclinic.co.uk*

Rind, David, Dr.med.: *www.drrind.com*

Rousset, Bernard A. Ph.D., John T. Dunn, Dr.med.: Thyroid Hormone Synthesis and Secretion, Chapter 2 (Schilddrüsenhormone – Synthese und Sekretion, Kapitel 2), *www. thyroidmanager.org/Chapter2/2-frame.htm, 13 April 2004*

Shomon, Mary, David M. Derry Dr.med., Ph.D: Rethinking the TSH Test: An Interview with David Derry, M.D., Ph.D. (Neue Überlegungen zum TSH-Test: Ein Interview mit David Derry, Dr.med.), *www.thyroid-info.com/articles/david-derry.htm*

Simoni, Robert D., Robert L. Hill, und Martha Vaughan. The Isolation of Thyroxine and Cortisone: the Work of Edward C. Kendall. (Die Isolation von Thyroxin und Cortison: das Werk von Edward C. Kendall), J. Biol. Chem., Vol. 277, Ausgabe 21, 10, 24. Mai, 2002

Sriprasit Pharma Co. Ltd: *www.sriprasit.com/en/us/index.asp*

Swartout, Hubert O., Dr.med., DNB, Ph.D.:
Modern Medical Counselor (Moderner medizinischer Berater), Washington, DC Review and Herald Publishing Association 1951

Synthroid Produktinformationen: *www.synthroid.com*

Thyroxin: *http://en.wikipedia.org/wiki/Thyroxine*

United States Pharmacopia: *www.usp.org/aboutUSP/*

Unithroid Produktinformationen: *www.unithroid.com*

Westhroid Produktinformationen: *www.rlclabs.com*

Wilson, James L. ND. Adrenal Fatigue, The 21st Century
Stress Syndrome (Nebennierenerschöpfung: Das Stress-Syndrom des 21. Jahrhunderts): Petaluma, CA. Smart Publications; 1.Auflage, 2002

Ybarra, T. R. Britons Discover Synthetic Thyroxin
(Die Briten entdecken synthetisches Thyroxin): New York Times, 12. Dez., 1927

ZRT Laboratory: *www.zrtlab.com/*

Weitere Informationsquellen

Neben diesem bahnbrechenden Buch von Patienten für Patienten gibt es einige weitere Informationsquellen, durch die Sie nützliche Details erhalten und in denen Sie das bereits Gelernte bestätigt finden werden. Da gerade Wissen der Schlüssel für eine bedeutende Veränderung ist, finden Sie im Folgenden eine Auflistung eben solcher Quellen.

Um eines der angegebenen Bücher zu bestellen, gehen Sie bitte auf die STTM-Website, und klicken Sie auf den Titel: http://www.stopthethyroidmadness.com/books-on-thyroid/

ZUR WEITEREN LEKTÜRE:

Recovering With T3: My Journey with Hypothyroidism to Good Health Using the T3 Thyroid Hormone (Genesung durch T3: Meine Reise von Hypothyreose zu einer guten Gesundheit mit dem T3-Hormon) Von Paul Robinson

Der britische Schilddrüsenpatient Paul Robinson hat dieses exzellente Buch zur T3-Therapie anhand eigener Erfahrung sowie anhand von Forschungsergebnissen zusammengestellt. Zudem präsentiert er einen einzigartigen Weg, wie durch eine frühmorgendliche Einnahme von T3, das sogenannte T3-zirkadiane Protokoll, die Nebennierenfunktion gefördert werden kann. Das Vorwort wurde von Dr. John C. Lowe verfasst.

Your Thyroid and How to Keep it Healthy (Ihre Schilddrüse, und wie Sie sie gesund halten) Von Dr. Barry Durrant-Peatfield. Bachelor der Chirurgie (MB BS), Lizenziat des Royal College of Physicians (LRCT), Mitglied des Royal College of Surgeons (MRCS)

Zweite Auflage von Peatfields The Great Thyroid Scandal and How to Survive it (Der große Schilddrüsenskandal, und wie man ihn überlebt), gespickt mit wertvollen Informationen über die Schilddrüse, zu Über- und Unterfunktion, Iod, weiblichen Hormonen und Testosteron sowie zu den Nebennieren.

Safe Uses of Cortisol (Sichere Verwendung von Cortisol)
Von William McK. Jefferies, Dr. med., Mitglied des American College of Physicians (FACP)

> Dieses Buch eignet sich für den "Nebennieren-Schüler", der gerne mehr erfahren möchte – sehr empfehlenswert! Es beinhaltet therapeutische Empfehlungen und wichtige Aspekte zu Cortison oder Cortisol für Patienten mit chronischen Allergien, Autoimmunerkrankungen und chronischer Erschöpfung. Eine unendlich wertvolle Informationsquelle.

Pets at Risk: From Allergies to Cancer, Remedies for an unsuspected Epidemic (Haustiere in Gefahr: Von Allergien zu Krebs, Mittel gegen eine unerwartete Epidemie).
Von Alfred J. Plechner, Dr. Vet. med., und Martin Zucker

> Ob Sie es glauben oder nicht, aber dieses veterinärmedizinische Buch über Haustiere enthält Informationen zu Nebennieren, die auf Menschen übertragbar sind. Pechner beschreibt ein Problem im endokrinen sowie im Immunsystem, das u.a. an den Nebennieren für Störungen sorgt und eine medikamentöse Therapie sowie Umstellung der Ernährung erforderlich macht.

Adrenal Fatigue: The 21st-Century Stress Syndrome (Nebennierenerschöpfung: Das Stress-Syndrom des 21. Jahrhunderts)
Von James L. Wilson, Dr. der Naturheilkunde (ND), Dr. der Chiropraktik (DC), Dr. med.

> Ein ansprechendes, leicht lesbares Buch über diejenigen Nebennierenstörungen, die bei Hypothyreosepatienten besonders häufig vorkommen. Das Buch beginnt mit einer Übersicht über die Nebennierenfunktionen und einer Untersuchung, warum sie aufgrund unseres stressvollen, zeitgenössischen Lebenswandels anfällig für chronische Erschöpfung sind. Es folgen Informationen zum Erkennen einer Nebennierenerschöpfung sowie zahlreiche Strategien zur Behandlung.

Why Do I Still have Thyroid Symptoms When my Lab Tests are Normal (Warum habe ich immer noch Hypothyreosesymptome, wenn meine Laborwerte normal sind)
Von Datis Kharrazian

Richtet sich eher an Mediziner als an Patienten. Das Buch liefert zahlreiche nützliche Informationen zu Hashimoto und dem zwingenden Glutenverzicht. Er erklärt, dass der gliadine Anteil des Glutens den Schilddrüsenzellen ähnelt, und dass daher auch der Angriff auf Gluten demjenigen auf die Schilddrüse entspricht. Kharrazian stellt auch seine Erfolge in der Ausbalancierung des Immunsystems vor.

Your Guide to Metabolic Health (Ihr Leitfaden für einen gesunden Stoffwechsel)
Co-Autoren Dr. Gina Honeyman und Dr. John Lowe, DC.

Dieses informative Buch beschreibt den schlechten Stoffwechsel, wozu niedrige Energielevel, Schmerzen, Depressionen, schlechtes Erinnerungsvermögen sowie mangelnde Konzentrationsfähigkeit, Ängste, Unwohlsein usw. gehören, und liefert nützliche Informationen zu den zwei häufigsten Ursachen – unbehandelte oder mindertherapierte Hypothyreose sowie Schilddrüsenhormonresistenz. Weitere Auslöser sind unausgewogene Sexual- und Stresshormonspiegel, Mangelernährung, unausgewogene Ernährung, schlechte körperliche Fitness und weiteres.

Hormones, Health, and Happiness: A Natural Medical Formula for Rediscovering Youth (Hormone, Gesundheit und Glück: Eine naturmedizinische Formel, mit der Sie die Jugend wiederentdecken)
Von Steven F. Hotze, Dr.med.

In einem 8-Punkte-Programm beschreibt Hotze ein neues Modell der Gesundheitsvorsorge, in dem er bioidentische Hormone und andere natürliche Behandlungsmethoden verwendet. Dieses Modell ist vollkommen konträr zu dem vorherrschenden medizinischen Vorgehen, bei dem die Symptome der Betroffenen mit den bekannten „Anti"-Präparaten wie Antibiotika, Antihistaminen und Antidepressiva therapiert werden. Diese neue Methode nun wendet sich dagegen den zugrundeliegenden Ursachen der mangelhaften Gesundheit zu.

Hypothyroism: The Unsuspected Illness (Hypothyreose: Die uner-
wartete Krankheit)
Von Broda O. Barnes, Dr. med., und Lawrence Galton
    Dieser leicht lesbare „Pionier", ein Klassiker aus dem Jahr 1976,
erklärt die Schilddrüse: sowohl ihre Funktionsweise als auch Probleme, die aus einer Dysfunktion entstehen können. Vorgestellt
werden desweiteren Fallstudien von Patienten, die häufig als hoff-
nungslose Fälle betrachtet worden waren. Als man erkannte, dass
deren Probleme im Zusammenhang mit Hypothyreose standen,
wurden sie mit Hilfe von Dr. Barnes' simpler aber effektiver Methode, zu der das Messen der Basaltemperatur und die Verabreichung
von natürlichen Schilddrüsenhormonen gehört, geheilt.

Hypothyroidism Type 2: The Epidimic (Hypothyreose Typ 2: die
epidemische)
Von Mark Starr, Dr. med.
    Klare und verständliche Erklärung dafür, warum heute so viele
Menschen trotz „normaler" Blutwerte unter Hypothyreose leiden.
Enthält darüber hinaus Informationen zu Ursache und Behandlung von Fettleibigkeit, Herzinfarkten, Depressionen, Diabetes,
Schlaganfällen, Kopfschmerzen, chronischer Erschöpfung und anderem. In Dr. Starrs Beschreibung der Typ 2-Hypothyreose liefert
er überwältigende Beweise dafür, dass eine Mehrheit der Ameri-
kaner aufgrund von Umweltfaktoren und genetischen Ursachen an
dieser Krankheit leidet.

The Great Thyroid Scandal and How to Survive It (Der große
Schilddrüsenskanda, und wie Sie ihn überleben)
Von Dr. Barry Durrant-Peatfield
    Ein erstklassiger Überblick über die Erkrankung der Schilddrüse
und Behandlungsalternativen mit natürlichen Schilddrüsenextrakten (getrockneter Schilddrüse) sowie Nebennierenunterstützung
wie Cortisol. Das Buch führt Sie Schritt für Schritt durch Diagnose
und Behandlung der Schilddrüsenerkrankungen und deckt auf, wie
wenig die moderne Medizin von Schilddrüsenkrankheiten weiß.

Overcoming Thyroid Diseases (Schilddrüsenstörungen besiegen)
Von Dr. David Brownstein

Dieses Buch orientiert sich holistisch an der Behandlung von Hypothyreose und zeigt, wie ein Therapieplan mit natürlichen Schilddrüsenhormonen, anderen natürlichen Hormonen, Vitaminen, Mineralien, Ernährungsumstellungen und Entgiftung erfolgreich zahlreiche Störungen beseitigen kann. Es enthält außerdem 30 Fallstudien aus seiner eigenen Praxis. Ein Buch voller Hoffnung.

The Hormone Solution: Stay Younger Longer with Natural Hormone and Nutrition Therapies (Die Hormonlösung: Bleiben Sie länger jung mit natürlichen Hormonen und Ernährungstherapie)
Von Thierry Herthoge, Dr. med.

Das Buch präsentiert ein effektives Programm gegen Gedächtnisverlust, Gewichtzunahme, geringe Muskelmasse, Haarausfall und viele weitere Zeichen des Alterns. Es empfiehlt die Verwendung von natürlichen Hormonen zusammen mit einer gesunden Ernährung sowie die Ergänzung um bestimmte Mineralien und Vitamine. Herthoge beschreibt die 15 wichtigsten Hormone im Körper und wie jedes einzelne dazu beiträgt, die anderen wiederherzustellen.

The Thyroid Solution: A Mind-Body Program for Beating Depression and Regaining Your Emotional and Physical Health (Die Schilddrüsenlösung: Ein Geist-und-Körper-Programm, mit dem Sie Ihre Depressionen bekämpfen und Ihre emotionale und körperliche Kraft zurückerlangen)
Von Arem Ridha, Dr.med.

Untersucht die Grundlagen der Schilddrüsenerkrankung, darunter auch Diagnose und Therapie. Der Fokus liegt auf der Rolle der Schilddrüse im Kognitiven und bei Emotionen.Es erklärt den Zusammenhang zwischen Stress und einer unausgeglichenen Schilddrüse; wie eine unausgeglichene Schilddrüse die Emotionen, das Sexualleben und den sozialen Umgang beeinflusst; wie man mit den Effekten umgeht. Da Schilddrüsenstörungen in der Hauptsache Frauen betreffen, befasst sich ein langer Abschnitt mit gynägologischen Problemen wie Unfruchtbarkeit, Fehlgeburt, Wochenbettdepression, prämenstruellem Syndrom und Menopause.

Thyroid – Guardian of Health (Die Schilddrüse – der Hüter der Gesundheit) Von Philipp G. Young, Dr.med.

Dieses allgemeine Nachschlagewerk untersucht die Auswirkungen, die eine inadäquate Schilddrüsenfunktion auf die Betroffenen hat sowie die Tatsache, dass Hypothyreose oft übersehen wird. Es enthält die Geschichte, sowie häufige klinische Bilder von Hypothyreose, Bluttests und deren Fehleranfälligkeit und geht auf den Beitrag von Umweltfaktoren ein. Auch die Beziehung der Schilddrüse zu den Nebennierenhormonen wird besprochen.

Tears Behind Closed Doors (Tränen hinter verschlossenen Türen) Von Diana Holmes

Dieses Buch behandelt ein ernstes medizinisches Problem (unbehandelte/mindertherapierte Hypothyreose) und ist das Ergebnis der unermüdlichen Anstrengung der Autorin, anderen die körperliche und emotionale Hölle zu ersparen, die sie selbst durchleben musste. Eine sehr persönliche Erzählung, die Trost und Inspiration spenden wird.

Salt: Your Way to Health (Salz: Ihr Weg zur Gesundheit) Von David Brownstein, Dr.med.

Dr. Brownstein entlarvt nicht nur den Mythos über salzarme Ernährung/verringerten Blutdruck, sondern liefert klare und eindeutige Gründe dafür, warum man der täglichen Ernährung unraffiniertes Salz hinzufügen sollte. Er zeigt, weshalb eine geeignete Salzzufuhr wichtig für das Funktionieren des Hormonsystems sowie des Immunsystems ist, wozu auch funktionsfähige Nebennieren gehören.

Could It Be B12? An Epidemic of Misdiagnose (Könnte es das B12 sein? Eine Epidemie von Fehldiagnosen) Von Sally M. Pacholok, registrierte Krankenschwester, und Jeffrey J. Stuart, Osteopathischer Arzt (DO)

Eine lähmende Krankheit sucht Millionen von Amerikanern heim, und Sie könnten einer davon sein ... So beginnt dieses hervorragende Buch über das häufige Problem „Vitamin B12-Mangel". Das Buch beschreibt die verschiedenen Manifestationen eines niedrigen B12-Wertes, darunter auch die Tatsache, dass es MS oder anderen neurologischen Störungen ähneln kann und zudem mentale Probleme, Lernschwierigkeiten, eine gestörte Immunfunktion und weiteres hervorrufen kann. Ein Muss für alle, die bei sich einen B12-Mangel vermuten.

The Metabolic Treatment of Fibromyalgia (Behandlung des Stoffwechsels bei Fibromyalgie) Von John C. Lowe
Dieses gefeierte, umfassende Buch ist randvoll mit exzellenten medizinischen Informationen sowie Forschungsergebnissen und zeigt uns, was für ein intelligenter und gewissenhafter Mensch Lowe war. Sehr detailliert beschreibt er die Behandlungsmethode und wie Patienten, selbst mit „normalen" Laborwerten, auf die Kombination T4 und T3 reagieren. Er gibt wichtige Tipps zu einer richtigen Ernährung, mit der die Therapie unterstützt werden sollte.

WEBSITES
(in zufälliger Reigenfolge):

http://www.drplechner.com/ - Hervorragende Website von Dr. Alfred Plechner zu Nebennierenzustand und –behandlung bei Tieren. In vielen Punkten übertragbar auf den Menschen!

www.drrind.com – Eine unserer Lieblingsseiten, da eine Graphik sowie die Anweisungen zur Temperaturmessung heruntergeladen werden können – ein Muss!

www.drlam.com – Schauen Sie sich unbedingt diese Seite zum Thema Nebennierenerschöpfung an – ein erstklassiger Überblick! Auch der Zusammenhang zwischen Nebennierenerschöpfung, Insulinresistenz und Östrogendominanz wird behandelt. Gute Ernährungstipps bei Nebennierenerschöpfung.

www.thyroid-rt3.com – Website von Nick Foote zu rT3.

www.thyroidmanager.org – Updates und Artikel zu allen Facetten von Schilddrüsenstörungen, außerdem Angaben dazu, wo Sie Belege dafür finden, dass die Menge, die die Schilddrüse täglich produziert, 3 – 5 Gran oder 96 – 110 g T4 entspricht und 10 – 22 g T3.

www.naturalthyroidchoices.com – Website von Stephanie, die ihren Kampf gegen den Schilddrüsenkrebs gewonnen hat. Zusätzlich Informationen zu dem Thema „Kinder und Schilddrüse".

www.breastcancerchoices.org/ - Diese Website stellt einen engen Zusammenhang zwischen der Verwendung von Iod (das Ihre Schilddrüse unterstützt) und der Gesundheit der Brust heraus.

www.drlowe.com – Website von Dr. Lowe, der sich schon lange hauptsächlich mit Schilddrüsenerkrankungen und der Verwendung natürlicher Schilddrüsenhormone beschäftigt. Gute Informationen dazu, warum natürliche Schilddrüsenhormone gut für das Herz sind.

www.drginahoneyman.com – Website von Dr. Honeyman, der Leiterin des Center for Metabolic Health und Coautorin des Stoffwechselbuches von Dr. Lowe.

http://altsupportthyroid.org/ - Gut verständliche Website zum Thema Schilddrüse, auf der auch Informationen zu unterdrücktem TSH gesammelt sind.

www.thyroidresearch.com – Diese gründliche Seite von Edna aus Großbritannien bietet eine Vielzahl an Informationen zu Artikeln und Forschungsergebnissen zur Schilddrüse.

www.tuberose.com/Adrenal_Glands.html - guter Überblick zuden Nebennieren.

www.earthclinic.com – sehr interessante Website mit natürlichen alternativen Behandlungsmitteln, z.B. Apfelweinessig, nach den Erfahrungen Betroffener zusammengestellt.

www.tpa-uk.org.uk – Website britischer Fürsprecher für Schilddrüsenpatienten. Ziel ist es, das Bewusstsein für eine geeignete Diagnose und angemessene Behandlung dieser Erkrankung zu fördern.

www.armourinfo.freeuk.com – britische Sheila Turner-Website mit Informationen, die Sie herunterladen und ausdrucken und so an Ihren Arzt weiterreichen können.

www.convert-me.com/en/convert/length - Wenn Sie Fahrenheit in Celsius (oder andere Maßeinheiten) umrechnen müssen, kann ich Ihnen diese Seite nur wärmstens empfehlen.

www.thyroidscience.com – Die wissenschaftliche Website von Dr. John C. Lowe widmet sich der Wahrheit über die Schilddrüsentherapie.

SELBSTHILFEGRUPPEN (in zufälliger Reihenfolge und NUR für Patienten):

HINWEIS: Folgende Selbsthilfegruppen sind nicht als Ersatz für ein Patientenverhältnis zu einem guten Arzt gedacht. Ihre Intention ist rein informativ. Die Autorin sowie der Herausgeber dieses Buches übernehmen keine Verantwortung für den Inhalt dieser Seiten – die Verantwortung liegt auf Ihrer Seite oder bei Ihnen und Ihrem Arzt.

FACEBOOK-GRUPPEN

STTM, nur Ankündigungen:
https://www.facebook.com/StoptheThyroidMadness

Nebennieren:
https://www.facebook.com/groups/STTMAdrenalsDiscussion/

T3-Monopräparat:
https://www.facebook.com/groups/T3onlySTTMdiscussion/

Patienten in Europa/Australien:
https://www.facebook.com/groups/STTMEuropeAustralia/

Glutenprobleme:
  https://www.facebook.com/groups/STTMGlutenIssues/

Eltern von Kindern mit Hypothyreose:
  https://www.facebook.com/groups/ParentsofHypothyroidChildren/

Ohne Schilddrüse leben:
  https://www.facebook.com/groups/STTMWithoutAThyroid/

ANDERE GRUPPEN

http://health.groups.yahoo.com/group/
  NaturalThroidHormones Diese Yahoo-Gruppe existiert bereits seit 2002. Sie konzentriert sich besonders auf die Verwendung getrockneter Schilddrüse, auch anderer Marken. Sie müssen eine Mitgliedschaft beantragen und genau begründen, warum Sie diese wünschen.

http://health.groups.yahoo.com/group/nthchildren/
  Eine Gruppe speziell für Eltern oder Sorgeberechtigte von Kindern mit Hypothyreose. Sie müssen eine Mitgliedschaft beantragen.

http://health.groups.yahoo.com/group/NaturalThyroiHormonesEUROPE
  Diskussionsgemeinschaft zu dem Thema getrocknete Schilddrüse oder T3. Nur für Europäer.

http://health.groups.yahoo.com/group/thyroidpatientadvocacy/
  Wird von der Fürsprecherin für Schilddrüsenpatienten Sheila betrieben und konzentriert sich speziell auf Großbritannien.

http://www.realthyroidhelp.com
  Website von Foren, die sich auf Schilddrüse und damit zusammenhängende Störungen spezialisieren. Sie müssen sich anmelden, bevor Sie Beiträge verfassen können.

http://health.groups.yahoo.com/group/iodine/
Wird von einem Schilddrüsenkrebspatienten betrieben, der den Krebs besiegen konnte. Diese Gruppe konzentriert sich auf die Verwendung von Iod zur Förderung der Gesundheit.

http://health.groups.yahoo.com/group/thyroidless/
Für diejenigen, die ohne Schilddrüse leben müssen, sei es aufgrund der RIT, durch einen operativen Eingriff oder andere Störungen. Diese Gruppe wird von Sam geleitet, die ihre Gesundheit und ihr Wohlempfinden durch natürliche Schilddrüsenhormone und durch das Unterstützen ihrer Nebennieren wiedererlangt hat.

http://health.groups.yahoo.com/group/atomicwomen/
Eine freundliche Gruppe, in der das I-131 (die RIT) als Therapieform beim Morbus Basedow diskutiert wird.

T-SHIRTS und AUTOAUFKLEBER, mit denen wir auf unsere Botschaft aufmerksam machen:

www.stopthethyroidmadness.com/t-shirt Hier können Sie Pro-Schilddrüse-T-Shirts bestellen, Ihre eigenen Visitenkarten und viele weitere Artikel, mit denen Sie auch an andere Patienten unsere Botschaft weiterreichen können.

Index

Symbols

2-Iod-Molekül, 48
3-Iod-Molekül, 48
24-Stunden Nebennieren-Cortisol-Speicheltest, 58
24-Stunden-Nebennieren-Speicheltest, 61, 98, 108
24-Stunden-Urintest, 93

A

Absorption, xix, 60, 68, 104, 133, 178, 232, 234, 235, 241, 269
ACTH, xxv, 62, 79, 89, 92, 93, 94, 118, 123, 125, 245, 290, 316, 317, 324, 341, 352
ACTH Stim, 62
ACTH-Stimulationstest, xxv, 341
Addison-Krankheit, 86, 87, 89, 92, 318, 319, 331, 332, 341
adrenal, xix, 66, 87, 88, 95, 109, 360, 363, 369
Adrenal-Fatigue, xix
Adrenalin, 82, 85, 90, 104, 114, 140, 243, 349
Adrenocorticotropes Hormon, 89, 245
AEm-AK, 237
AGA, 237
Akne, 246, 254, 255
aktives Hormon, 188
Aldosteron, 82, 95, 96, 101, 102, 139, 141, 142, 143, 290, 293, 301, 341, 348, 349
allergisch, 84, 159, 267
Alopecia Areata, 160
Alopezie, xxvi, 52
altmodisch, 51, 158
Amalgamfüllungen, 89
American Journal of Medicine, 170
Amiodaron, 168
Anämie, 180, 227, 228, 234, 235, 237, 253, 291, 294
Angst, 37, 84, 190, 200, 244, 252, 255, 292
Ängste, 52, 66, 90, 174, 183, 184, 186, 188, 251, 264, 270, 363
Angstzustände, 126, 187, 203, 220, 254, 311
Antibabypille, 169, 254
Antidepressiva, 33, 36, 157, 160, 183, 185, 186, 187, 189, 191, 193, 194, 211, 212, 341, 345, 364
Anti-Endomysium-Antikörper, 237
Anti-Gliadin-Antiköper, 237
Antikörper, 57, 58, 71, 175, 176, 177, 178, 179, 180, 224, 237, 244, 245, 246, 286, 288, 290, 304, 341, 342
Antioxidans, 131, 263, 264, 267, 269
Antithyroglobulin, 290, 294, 342
Anti-TPO, 175, 176, 177, 180, 286
Armour, xvii, xix, xxvii, 44, 45, 46, 53, 55, 68, 84, 87, 152, 153, 154, 159, 192, 193, 194, 195, 196, 197, 205, 249, 250, 251, 253, 255, 256, 257, 272, 276, 277, 282, 342, 355
Aromatherapie, 349
Ashwagandha, 109, 113, 264
Asthma, 171, 292
Atmung, 110, 227
atrophiert, 175
Aufmerksamkeitsspanne, 188
Augenbrauen, 36, 160, 252, 253
außer Atem, 226, 227, 255
Australien, 171, 222, 250, 276, 300, 370
Autoimmunangriff, 79, 176, 178, 180, 191, 235, 236, 243
Autoimmunerkrankung, 58, 89, 160, 165, 174, 176, 177, 180, 235, 237, 242, 345

B

B1, 108
B2, 108, 179, 241, 261, 262
B3, 108, 179, 241
B5, 108, 264

Hat dieses Buch Ihr Leben verändert?

Haben Sie hier Informationen erhalten, die Sie
sonst nirgendwo finden konnten?

Möchten Sie auch anderen diese Informationen
zukommen lassen?

Besuchen Sie bitte die Website des Herausgebers:
www.laughinggrapepublishing.com
und bestellen Sie weitere Exemplare dieses Buches.

Möchten Sie T-Shirts, Autoaufkleber, Tassen,
STTM-Informationskarten und weiteres, besuchen
Sie uns hier:
www.stopthethyroidmadness.com/t-shirt

1 22 Gründe, sich nicht einer solchen Therapie zu unterziehen, finden Sie unter
http://atomicwomen.org/Top20Reasons.htm
2 http://www.frx.com/pi/Armourthyroid_pi.pdf
3 Unter „Anhang A" finden Sie die Inhaltsstoffe dieser Präparate.
4 www.britannica.com/eb/article-9054362 George-RedmayneMurray.
5 S.508
6 S.1479
7 S.1479
8 www.goodhormonehealth.com/Iron%20Deficiency%20and%20 Fatigueaug06.pdf
9 www.thyroidmanager.org/Chapter2/2-frame.htm
10 www.thyroid-info.com/articles/david-derry.htm
11 www.springerlink.com/content/y28n557300582h33/
12 www.drlowe.com/frf/t4replacement/addenda.htm
13 www.fsaam.comv
14 S. 52
15 www.drrind.com
16 www.macses.ucsf.edu/Research/Allostatic/notebook/FAQs-salivcort.pdf
17 Weitere Tipps: www.zrtlab.com/Page.aspx?nid=384
18 www.drnorthrup.com/womenshealth/healthcenter/topic_details.php?topic_id
19 www.thyroidmanager.org/Chapter2/2-text.htm, (Dr. Bernard A. Rousset, PhD. und Dr. John T. Dunn, 13. April 2004)
20 The Journal of Clinical Endocrinology & Metabolism 2005; 90(12):6403-6409
21 http://www.drlowe.com/QandA/askdrlowe/t3.htm
22 http://www.naturalthyroidchoices.com/SaltAdrenal.html.
23 www.elaine-moore.com/gravesdisease/RAI.htm
24 www.armourthyroid.com
25 www.rlclabs.com/
26 www.erfa-sa.com/thyroid_en.htm
27 www.nature-throid.com/inactive.asp
28 www.supernaturalself.com/Hypothyroid.htm
29 www.drlam.com/A3R_brief_in_doc_format/adrenal_fatigue.cfm
30 http://adrenalfatigue.org/doi.php